超声心动图精要

Essential Echocardiography

超声心动图精要

Essential Echocardiography

原　　著　Alisdair Ryding

主　　译　滕一星　吴永全

主　　审　李虹伟　严松彪

译者名单（按姓氏笔画为序）

王　萍　严松彪　吴永全　李虹伟
赵　林　赵树梅　郭春燕　滕一星

北京大学医学出版社

图书在版编目（CIP）数据

超声心动图精要/（英）瑞丁（Ryding, A.）著；
滕一星，吴永全译. —北京：北京大学医学出版社，2009

书名原文：Essential Echocardiography

ISBN 978-7-81116-829-7

Ⅰ. 超… Ⅱ. ①瑞…②滕…③吴… Ⅲ. 超声心动图—研究 Ⅳ. R540.4

中国版本图书馆CIP数据核字（2009）第100486号

北京市版权局著作权合同登记号：图字：**01-2008-2052**

Essential Echocardiography
Alisdair Ryding
ISBN-13: **978-0-443-10323-0**
ISBN-10: **0-443-10323-2**

Authorized Simplified Chinese translation from English language edition published by the Proprietor.
978-981-272-352-9
981-272-352-8

Elsevier (Singapore) Pte Ltd.
3 Killiney Road, #08-01 Winsland House I, Singapore 239519
Tel: (65) 6349-0200, Fax: (65) 6733-1817
First Published **2009**
2009年初版

超声心动图精要

主　　译： 滕一星　吴永全
出版发行： 北京大学医学出版社（电话：010-82802230）
地　　址：（100191）北京市海淀区学院路38号　北京大学医学部院内
网　　址： http://www.pumpress.com.cn
E-mail： booksale@bjmu.edu.cn
印　　刷： 北京画中画印刷有限公司
经　　销： 新华书店
责任编辑： 仲西瑶　**责任校对：** 王怀玲　**责任印制：** 张京生
开　　本： 880mm × 1230mm　1/32　**印张：** 8　**字数：** 251千字
版　　次： 2009年8月第1版　2009年8月第1次印刷
书　　号： ISBN 978-7-81116-829-7
定　　价： 98.00元

译者前言

随着临床医学和超声技术的发展，超声心动图已成为心血管疾病患者最常用的临床检查手段之一。作为临床医生，了解并掌握这项必不可少的检查方法尤为重要。英国Alisdair Ryding等所著本书内容全而不烦、简而不浅、重点突出、通俗易懂、深入浅出，可为超声心动图初学者和临床医生所用。

本书译者皆为长期在临床一线工作的医生，而且均熟练掌握超声心动图技术，医学背景与本书原著者相似，更能了解临床医生所需并准确传达原著者用意。不重高精尖，而重实全简。以期通过译者的辛劳能为更多医生掌握超声心动图技术带来便利。

由于译者水平有限，面对超声心动图技术和语言艺术，常常捉襟见肘，如有不能准确表达原著者本意之处，还望海涵。不足之处还望读者不吝指正！

吴永全

著者前言

本书特为超声心动图的初学者而作。仅凭此书，你就能成为熟练的超声心动图工作者。有关本内容的其他著作或太过繁琐、只是理论指导，或太过简单。因此，我遵循循序渐进的原则，删减不必要的理论说明，而增加实际操作内容。

本书从有关超声工作原理和超声心动图操作方法开始。大多数章节集中在评价特殊的心脏功能方面，系统论述日常临床实践工作中遇到的正常的心脏功能和病理过程的评价。

全书都在强调如何报告您的超声心动图发现，因为这是进行超声心动图检查的最终目的！自测部分将会帮助您加深对这些技术的理解。

Alisdair Ryding

常用缩写

A	Transmitral Doppler atrial diastolic wave	二尖瓣舒张期心房波
A2C	Apical two chamber	心尖二腔
A3C	Apical three chamber	心尖三腔
A4C	Apical four chamber	心尖四腔
A5C	Apical five chamber	心尖五腔
AMI	Acute myocardial infarction	急性心肌梗死
ARVC	Arrhythmogenic right ventricular cardiomyopathy	致心律失常性右心室心肌病
AS	Aortic stenosis	主动脉（瓣）狭窄
ASA	Atrial septal aneurysm	房间隔瘤
ASD	Atrial septal defect	房间隔缺损
ASH	Asymmetric septal hypertrophy	非对称性室间隔肥厚
AVA	Aortic valve area	主动脉瓣面积
bpm	Beats per minute	每分钟心搏次数
BSA	Body surface area	体表面积
CFM	Colour flow mapping	彩色血流成像
CRT	Cardiac resynchronisation therapy	心脏再同步化治疗
CT	Computerised tomography	计算机X射线断层造影术
CW	Continuous wave (Doppler)	连续多普勒
DSE	Dobutamine stress echocardiography	多巴酚丁胺负荷超声心动图
DT	Deceleration time	减速时间
E	Transmitral Doppler early diastolic wave	二尖瓣的舒张早期波
Ea	Annular early diastolic myocardial velocity	二尖瓣环舒张早期运动速度
ECG	Electrocardiography	心电图
EF	Ejection fraction	射血分数
EROA	Effective regurgitant orifice area	有效反流瓣口面积
FO	Foramen ovale	卵圆孔
FS	Fractional shortening	短轴缩短率
HCM	Hypertrophic cardiomyopathy	肥厚型心肌病

HOCM	Hypertrophic obstructive cardiomyopathy	肥厚型梗阻性心肌病
IAS	Interatrial septum	房间隔
ICD	Implantable cardioverter defibrillator	植入型心律转复除颤器
ICE	Intracardiac echocardiography	心腔内超声心动图
IE	Infective endocarditis	感染性心内膜炎
IHD	Ischaemic heart disease	缺血性心脏病
ITU	Intensive therapy unit	重症治疗病房
IVC	Inferior vena cava	下腔静脉
IVS	Interventricular septum	室间隔
IVUS	Intravascular ultrasound	血管内超声
LA	Left atrium	左心房
LAD	Left anterior descending artery	（冠状动脉）左前降支
LGC	Lateral gain compensation	侧向增益补偿
LV	Left ventricle	左心室
LVF	Left ventricular failure	左心室衰竭
LVH	Left ventricular hypertrophy	左心室肥厚
LVID	Left ventricular internal diameter	左心室内径
LVOT	Left ventricular outflow tract	左心室流出道
LVOTO	Left ventricular outflow tract obstruction	左心室流出道梗阻
MI	Myocardial infarction	心肌梗死
MR	Mitral regurgitation	二尖瓣反流
MRI	Magnetic resonance imaging	磁共振成像
MS	Mitral stenosis	二尖瓣狭窄
MV	Mitral valve	二尖瓣
MVA	Mitral valve area	二尖瓣口面积
MVL	Mitral valve leaflet	二尖瓣（前或后）叶
MVP	Mitral valve prolapse	二尖瓣脱垂
PA	Pulmonary artery	肺动脉
PAP	Pulmonary artery pressure	肺动脉压
PASP	Pulmonary artery systolic pressure	肺动脉收缩压
PDA	Patent ductus arteriosus	动脉导管未闭

PE	Pulmonary embolus	肺栓塞
PFO	Patent foramen ovale	卵圆孔未闭
PISA	Proximal isovelocity surface area	近端等速表面积
PR	Pulmonary valve regurgitation	肺动脉瓣反流
PSLAX	Parasternal long axis	胸骨旁（左心室）长轴
PSSAX	Parasternal short axis	胸骨旁（左心室）短轴
PV	Pulmonary valve	肺动脉瓣
PW	Pulse wave (Doppler)	脉冲波（多普勒）
PWT	Posterior wall thickness	左心室后壁厚度
RMVD	Rheumatic mitral valve disease	风湿性二尖瓣病变
RV	Right ventricle	右心室
RVEDP	Right ventricular end diastolic pressure	右心室舒张末压
RVH	Right ventricular hypertrophy	右心室肥厚
RVOT	Right ventricular outflow tract	右心室流出道
RVSP	Right ventricular systolic pressure	右心室收缩压
RWMA	Regional wall motion abnormality	节段性室壁运动异常
RWT	Relative wall thickness	相对室壁厚度
SAM	Systolic anterior motion (of the mitral valve)	（二尖瓣）收缩期前向运动
SBP	Systolic blood pressure	收缩压
SWT	Septal wall thickness	室间隔厚度
TDI	Tissue Doppler imaging	组织多普勒成像
TGC	Time gain compensation	时间增益补偿
THI	Tissue harmonic imaging	组织谐波成像
TR	Tricuspid regurgitation	三尖瓣反流
TOE	Transoesophageal echocardiography	经食管超声心动图
TTE	Transthoracic echocardiography	经胸超声心动图
TV	Tricuspid valve	三尖瓣
VSD	Ventricular septal defect	室间隔缺损
VTI	Velocity time integral	（血流）速度时间积分
WMSI	Wall motion score index	室壁运动积分指数

目　录

什么是超声心动图？

超声心动图是应用特殊的超声设备显示心脏结构和功能的一种检查方法。它的工作原理如同声纳，是根据声波的“反射”原理定位物体的位置，因此可使用“回波”一词。

超声设备使用者不需要详细地掌握超声的物理特性和超声设备的内部工作原理即可进行操作。但为了更好地获得信息，有必要了解这项技术的基本原理及其局限性。

基本原理

超声一般采用超过听力正常值（>20KHz）的高频声波（一般>1.5MHz）。超声探头常采用压电晶体（一种陶瓷材料），当电流通过晶体时，晶体就会发生高频率振动。晶体能将电能转化为超声波，也能将超声波转化为电能。因此，其具有发射和探测声波的双重作用。

超声波的基本物理特性包括波长（λ，相邻两个循环中相同两点的距离，图1.1）、频率（f，每秒循环数）和波速（v，传播的方向和速率）。这些物理特性的关系可以用如下公式表示：$v = f\lambda$。

声波的传播速度由组织的物理特性（密度）决定。声波在软组织，如心肌中的传播速度为1540m/s，在骨组织中传播较快，但在空气中其传播速度明显变慢。声波在物体中传播，当遇到不同组分的交界面时就会发生反射、散射和折射，如同玻璃对光线的作用（图1.2）。如果声波反射到超声探头并被检测到，就可以建立心脏图像。这可通过计算声波传播到心脏后被反射回来的时间而实现：时间越长，结构的距离越远（图1.3）。超声心动图仪器就是连续处理探头得到的数据而反映心脏的活动情况。

一般，心外膜、心包、心内/外膜和瓣膜可明显反射（镜面反射）声波，而心肌会引起散射，血流会导致少量反射。这些信号强度的差异使血流和心肌能够在超声心动图中很容易鉴别开来。

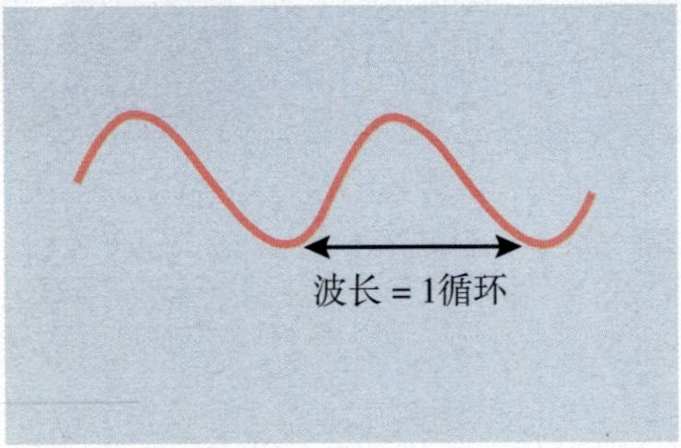

图1.1

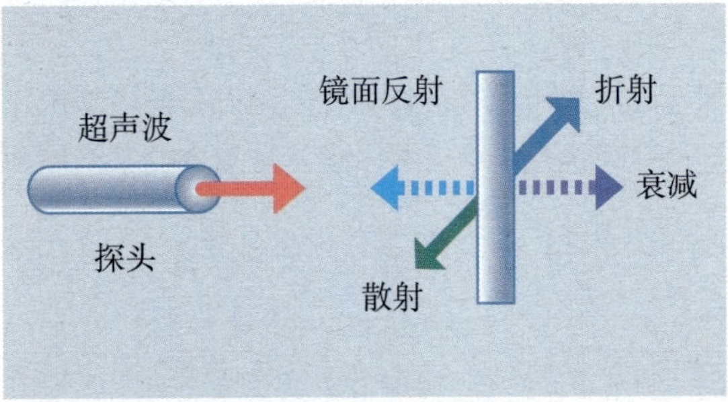

图1.2 超声波与组织间的相互作用。探头（红箭头）发射声波并遇到某种结构（长方形）。声波可被直接反射回来（镜面反射，蓝箭头）、散射（绿箭头）或穿透组织后衰减（紫色箭头）或改变行程（折射，深蓝箭头）。

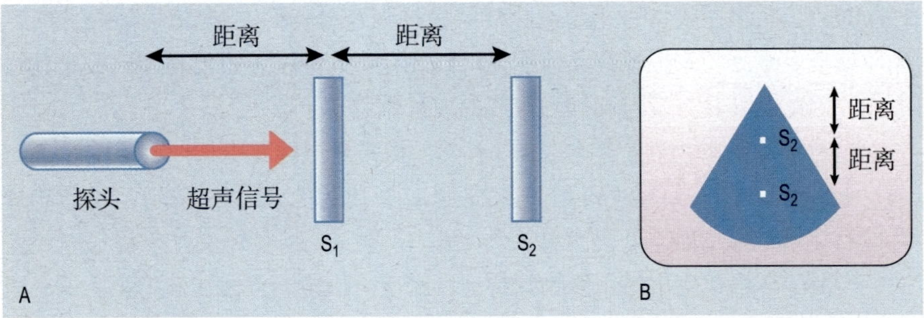

图1.3 分析相对距离。(a) 发射和接收超声信号间的时间差能用于计算结构间距离。超声信号（红色箭头）发射出去，被S2反射回探头所需时间就是被S1反射回探头所需时间的两倍。(b) 在超声屏幕上S1和S2的表示：探头位于三角扇面的顶尖。

超声心动图模式

二维成像

二维成像是最有意义的超声心动图模式，又称为B型超声心动图，即能实时地显示心脏活动情况。有很多方法可以获得二维图像，但大多数现代超声心动图仪是通过在一段时期内循环激活和失活的一系列晶体进行成像。每个循环都会产生一系列构成二维图像的超声曲线（图1.4）。每秒内重复该过程数百次即可获得心脏活动图像。图像质量由扫描线的数量（通常超过100/扇面）和重复频率（帧频通常约100/秒）决定。

M型成像

这曾经是超声心动图的唯一模式。它可以通过一小组晶体产生一束细而窄的超声波，利用探头分析声束以探测结构间的距离。在二维图像的定向引导下，使用M型声束对感兴趣区进行取样测距，脉冲波重复频率每秒可达上千次（图1.5）。M型成像的优点是频率高，对移动结构的空间分辨率非常好，能准确测量心脏活动的时相差异。缺点是图像很难解释，并且需要高超技术才能确保测量的准确性。

多普勒超声

多普勒超声可用于检测血流方向和速度。与其他组织一样，血细胞也可以反射声波。但是由于它们是移动的，所以反射波的波频也会发生变化。这种变化被称为多普勒变化，如同救护车靠近或远离我们时呼啸声发生的改变（图1.6）。当超声频率一定时，回波频率的改变反映了血流方向和速率的变化情况：频率增加提示运动方向朝向探头；移动速率越快，运动速率越快。当然，只有当血流成分的流动方向与声束方向一致时，才能被探测到（图1.7）。如果血流与声束垂直时是探测不到的。多普勒变化与血流速度和方向变化的关系见附录2。

超声心动图仪以三种方式发射或接收多普勒信号：脉冲式、连续式和彩色血流成像。其中脉冲多普勒和连续多普勒合称为频谱多普勒技术。

脉冲多普勒

正如其名，脉冲多普勒间断地发射超声波，并在反射波间隙接收回波。这样就可在某一取样点进行血流分析。这些信息可用速度（y轴）和时间（x轴）图形模式表示。一般情况下，朝向探头的血流曲线在x轴上方（图1.8）。

脉冲多普勒的空间分辨率较好，但速度分辨率较差，一般可探测速度范围限定在1.6m/s左右。速度高于1.6m/s就会发生失真现象，出现反向血流。在图

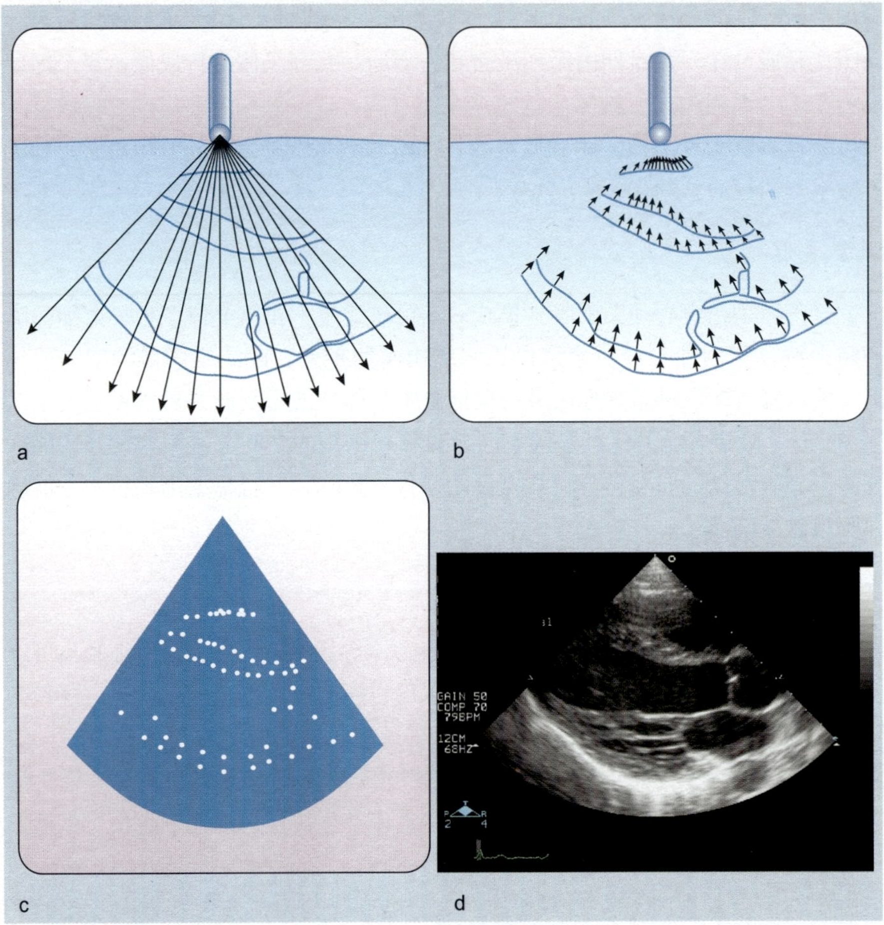

图1.4 二维成像原理。(a) 形似扇形的多束超声波通过胸腔内组织（包括心脏）被发射出去；(b) 在组织/血液交界面，超声波被散射和反射回探头；(c) 每个反射波的位置和时间点形成了二维曲线，从而得到显示心脏活动时相图。很明显，扫描线数量的增加可以改善图像的质量。(d) 实际的二维图像。

像上表现为频谱信号在y轴上“缠绕”（图1.9）。失真速度取决于超声脉冲波重复频率（即每秒的脉冲波数），因为后者决定能检测到的最大多普勒频移，即尼奎斯特频率。此技术的原理非常复杂，但简言之，尼奎斯特频率等于脉冲波重复频率的一半。

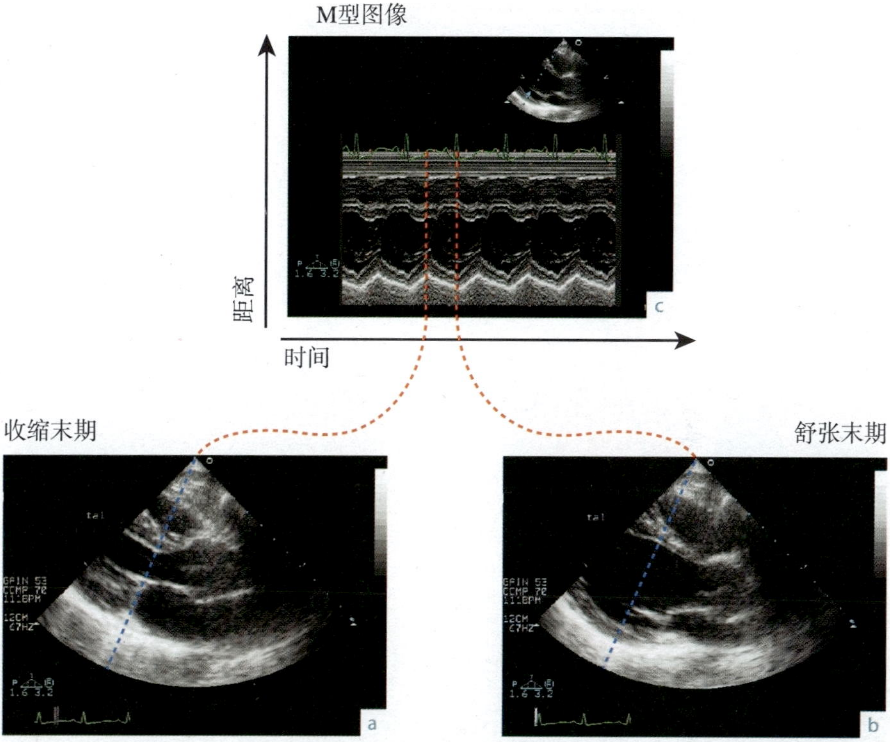

图1.5 M型图像的描记。M型超声心动仪通过单束细窄的超声束以获取结构相对于探头的位置。通常在二维图像引导下定位声束的位置（蓝点线），输出一条距离-时间曲线。M型图像上的心脏收缩和舒张的关系可以通过二维图像上的红线表示。M型超声具有很高的可重复性，所以可记录每个心动周期的多个点。在M型图像上可显示多个心动周期。

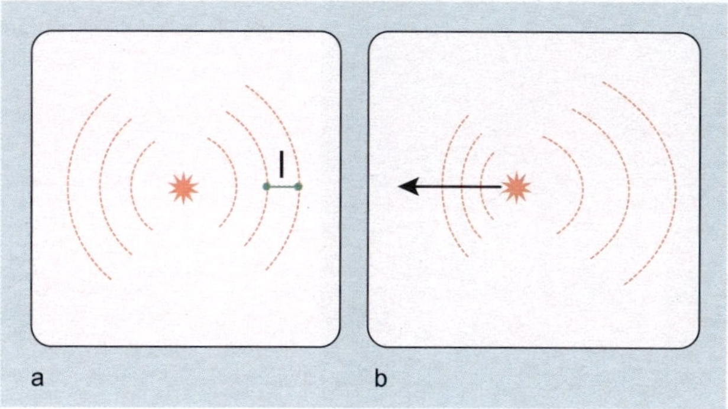

图1.6 多普勒的工作原理。(a) 某一固定声源发射某特定波长（λ，虚线）的声波。(b) 如果声源向左移动，向左的波长就会缩短，频率增加。相反，相反方向的波长明显增加，频率明显下降。

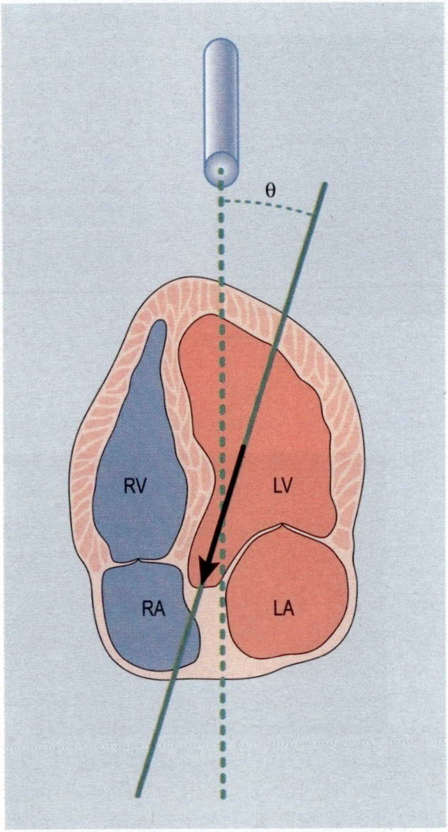

图1.7 多普勒测量角度的影响。心尖五腔切面。黑色箭头代表血流从左心室流出道流出，速度为*v*。绿色虚线代表多普勒超声声束，与血流之间的角度为θ。如果θ小于20°，其对速度测量的影响可忽略不计。RV，右心室；LV，左心室；RA，右心房；LA，左心房。

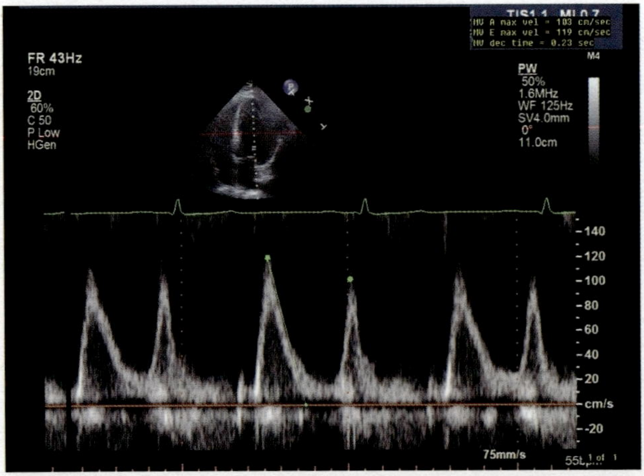

图1.8 脉冲多普勒。脉冲多普勒用来探测跨二尖瓣的血流。注意血流流速低，并且为层流。

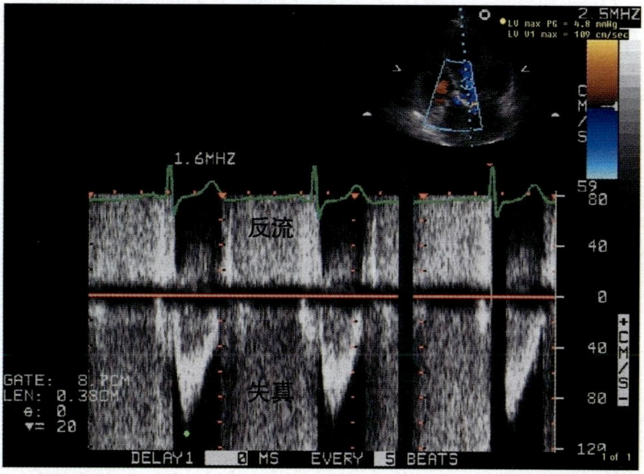

图1.9 失真。脉冲多普勒在收缩期可探测到左心室流出道的前向血流。舒张期主动脉反流速度超过尼奎斯特极限，信号在y轴上下“缠绕”，可误认为前向血流。

当多普勒频移超过尼奎斯特频率时可发生失真现象。通过降低探头频率或减少影像深度（增加脉冲波重复频率）可在一定程度上提高失真速度。

脉冲多普勒除了可用于分析二尖瓣、左心室流出道（LVOT）、右心室流出道（RVOT）、肺静脉和肝静脉的低频血流之外，也用于超声心动图定量分析。如果血流是层流，血流速度一致，多普勒频谱就是一条简单独立的线（图1.8）。与此相反，涡流由多种不同速度和方向的血流组成，多普勒频谱表现为充盈的频谱曲线。

连续多普勒

连续多普勒通过连续发射超声波从而解除了脉冲多普勒受血流速度的限制，但同时也降低了空间分辨率，所以连续多普勒无法测量超声声束中某点的血流速度。例如，连续多普勒无法区别跨主动脉瓣的压差或辨别LVOT梗阻。在二维超声精确定位超声取样点以及在彩色血流多普勒引导下，连续多普勒可获得详细的数据（图1.10）。该技术常规用于测量跨瓣膜及分流压差。

彩色血流成像

从本质上讲，彩色血流成像就是较大面积的脉冲多普勒数据的图像形式表现，通过在感兴趣区中同时采集多个取样容积的脉冲多普勒数据分析而得。不同的色彩代表不同的血流速率和方向。一般情况下，背离探头血流为蓝色，朝向探头血流为红色（BART：blue away, red towards）（图1.11）。血流速度可

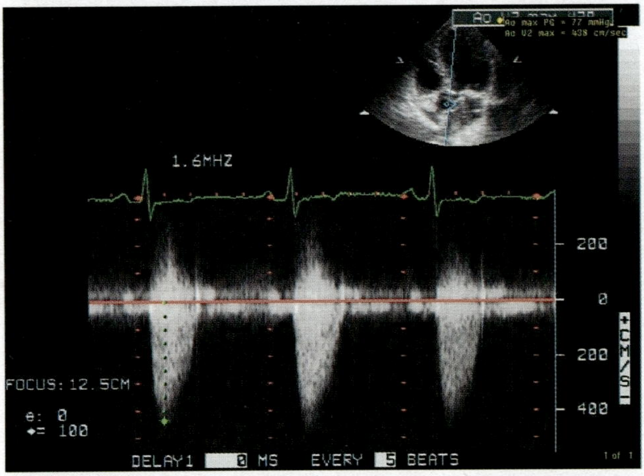

图1.10 连续多普勒。连续多普勒可用于探测严重主动脉瓣狭窄患者的跨主动脉瓣血流速度。该血流为高速涡流，导致出现充盈的频谱曲线。

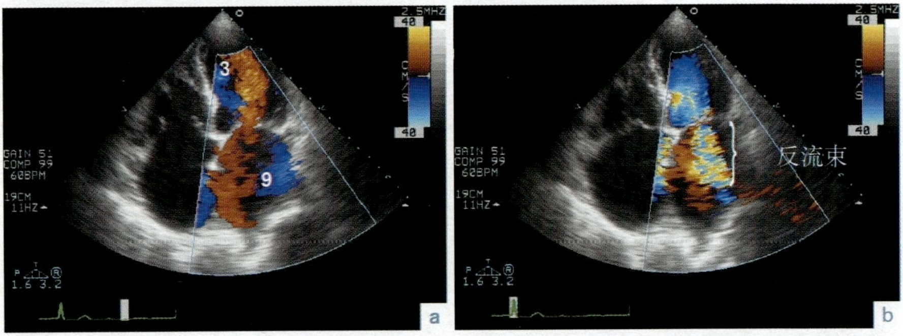

图1.11 彩色血流多普勒。心尖四腔切面。(a) 舒张期，大部分血流从左心房进入左心室，血流朝向探头，在彩色血流多普勒显示为红色。(b) 收缩期，血流快速远离探头（蓝色），通过主动脉瓣出左心室（未见）。此病例存在一束二尖瓣反流，由于高速涡流导致出现失真，显示为蓝色、红色和黄色混合。(3) 左心室；(9) 左心房。

根据标尺中的颜色进行编码。注意彩色图像只是血流速度在电脑上的显示，并不等同于血流容积。

由于彩色血流成像也属于脉冲多普勒技术，所以会受到速度的影响。如果出现失真，血流显示为混合的色彩。这常发生于血流速度高的涡流和瓣膜反流处。

彩色血流成像在探测瓣膜反流、梗阻部位的涡流、分流的定位和放置血流频谱多普勒取样线方面非常有帮助。

组织多普勒成像

目前常用的多普勒技术都为分析血流而设计，但也可用于测量心肌组织运动。与血流运动不同，心肌组织为低速、高幅度的运动。

因为都可根据速度和运动方向进行心肌彩色编码（图1.12a和b），所以彩色组织多普勒等同于彩色血流成像。应用红蓝标尺记录组织运动方向，红色代表运动朝向探头，蓝色代表运动远离探头（BART）。重要的是，它不但可以分析心肌的空间位移，而且还能分析其速度和方向。心肌的速度大小决定红蓝深度。该技术能发现心脏局部功能变化。

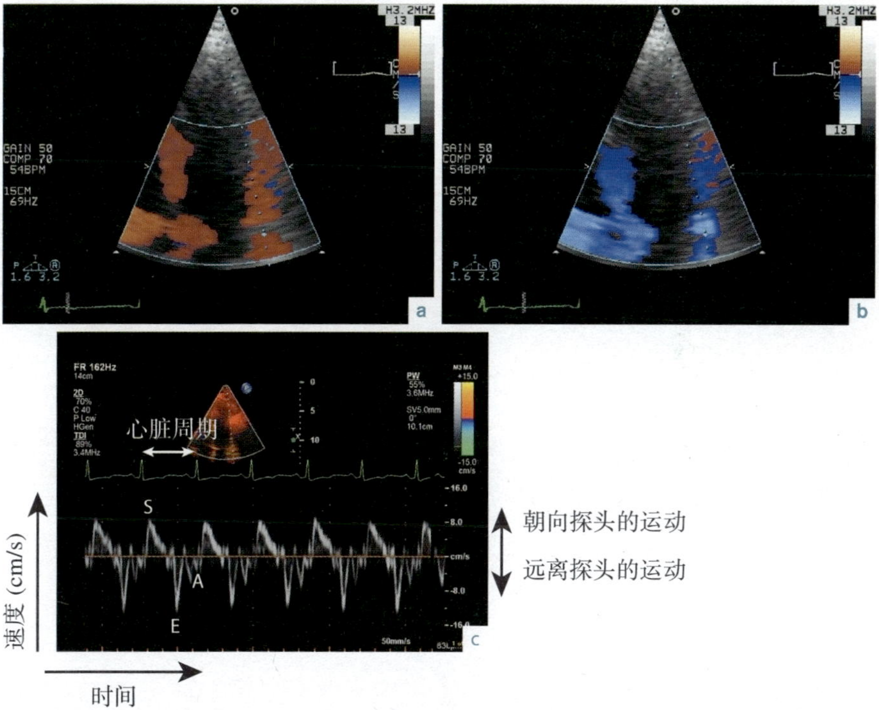

图1.12 组织多普勒成像。(a, b) 组织多普勒彩色成像；(c) 脉冲波频谱组织多普勒。心肌彩色图谱在二维图像中呈现。红色代表朝向探头的运动（收缩期），蓝色代表这离探头的运动（舒张）。可在观察点放置取样容积，以获得组织多普勒成像频谱。(c) 二尖瓣环侧壁的脉冲波组织多普勒成像。数据用心肌速度与时间的几何图像显示。朝向探头的运动在线上方。注意在收缩期（S波）和舒张期（E波和A波）血流速度的复杂改变。

频谱组织多普勒成像分析某一点心肌组织的运动速度，在一定程度上与脉冲多普勒分析某一点取样容积的血流速度相似。取样容积通过二维/彩色组织多普勒成像定位。数据以心肌速度和时间的几何图表示。一般情况下，朝向探头的运动曲线在线上方（图1.12c）。

临床实际工作中，组织多普勒成像常用于分析左心室室壁运动速度。在收缩期，心肌收缩的同时存在内向的加速运动，然后出现收缩末期时的减速，直到静止。在舒张期，心肌放松时，心室充盈引起外向加速运动，然后减速、停止，直到收缩开始。在上述过程中，心肌存在着复杂的加速和减速表现，为左心室收缩和舒张功能提供了丰富的信息。

（赵林译　吴永全校）

2

心脏切面

心脏的解剖结构

我们对心脏结构都有所了解，但是当看到超声心动图上的心脏图像时仍会感到惊讶。一方面是因为看到是心脏的二维图像，另一方面是因为复杂的心脏结构和位置。因此，你需要了解超声心动图的常规知识，包括探头在屏幕顶端时显示的切面，有时图像呈反方向显示。经过一定实践之后，就能够训练你的眼睛来认识图像，这样定位就变得容易了。

假想心脏在胸腔的位置对操作很有帮助，这样能更好地理解超声心动图的各个切面（图2.1）。大血管在中纵隔中央进入或离开心脏底部，心尖部位于乳头的左下方，因而心脏底部是在心尖部上方。假想将一把剑从左胸靠近左乳头处刺入，从右肩穿出，该剑大体上就是顺着心脏长轴的方向。

心腔具有方向性，右心室位于胸腔的前面，如同一只香蕉围绕在左心室的周围。最后面的是左心房。令人称奇的是，在大多数切面中，主动脉瓣和主动脉根部都位于所有结构的中心。

标准超声心动图声窗

由于肋骨和充满空气的肺脏阻碍了超声波传播，使我们只能从胸腔的某些位置上观察心脏。标准的超声心动图声窗位置包括左侧胸骨旁、心尖、肋下、胸骨上以及右侧胸骨旁（图2.2）。通过这些声窗可观察到大多数人的心脏，并且大多数情况下能够获取几乎所有的心脏信息。

为了采集最佳图像，患者应翻向左边，使身体向左侧倾斜45°，左手臂放于头后，右手放在一侧（图2.3）。这种姿势可使患者心脏向前移动，并打开肋间隙。嘱患者呼气并屏气，通过减少肺脏容积、减少呼吸运动的影响而提高胸骨旁切面的图像质量。轻微吸气可改善心尖切面的图像质量。

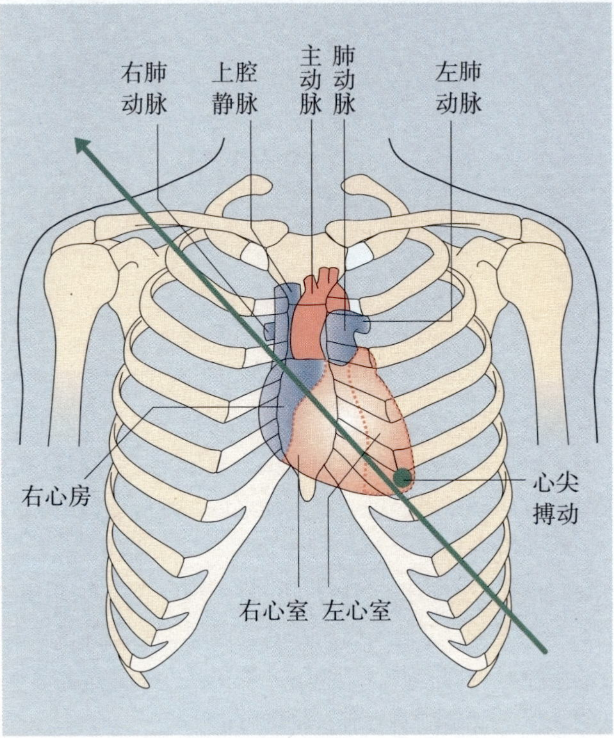

图2.1 心脏在胸腔和中纵隔的位置。心脏长轴约为心尖搏动处与右肩连线的方向。

操作者的位置及操控探头

操作者坐在患者右手边，保持舒适并稳定。伸开右手臂绕过患者，到达胸前的超声声窗。如果操作者需要弯身绕过患者时，应尽量保持脊柱垂直，否则操作者很快会感觉不舒服！

如握笔一样，将探头轻微控制于拇指、示指和中指之间（图2.4）。大多数探头有一个凹槽或标志用于定位，通常使其朝上进行操作。探头放置于胸壁最佳位置之前，应在探头顶端涂抹少量耦合剂。毋需用力压，因为这会使操作者和患者都很不舒服。首次检查很少会得到完美的切面图像，稍微调整探头位置可明显改善图像质量。

当然也可以坐在患者的左手边进行扫描，以减少背部压力。也可选择本科室采用的标准姿势进行操作。

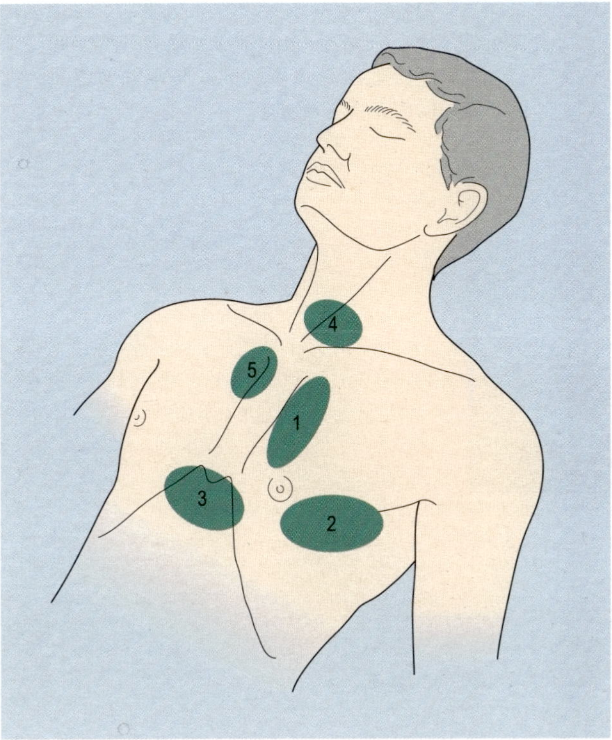

图2.2 标准超声声窗。绿色显示超声声窗的大约位置。在不同肋间测试以获得最佳图像。(1) 胸骨左缘；(2) 心尖；(3) 肋下；(4) 胸骨上；(5) 胸骨右缘。

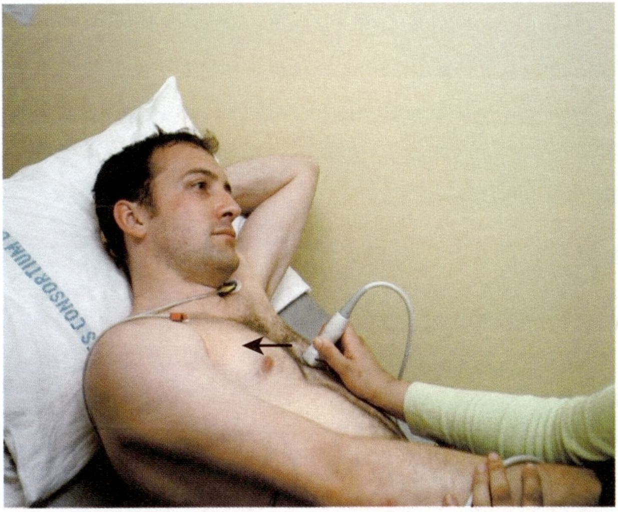

图2.3 患者的体位。为了得到最佳图像，嘱患者左倾45°卧位，左手臂置于头后。如有必要，嘱患者进一步向左翻动。将探头置于合适的位置以便采集胸骨旁长轴切面图像，此时探头标志朝向患者右肩（箭头）。

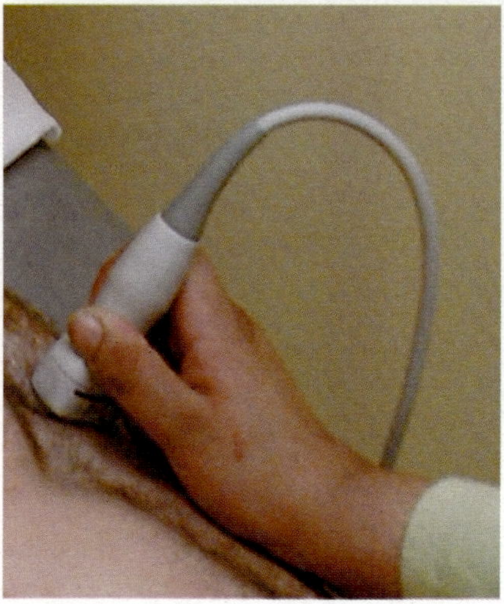

图2.4 操作超声探头。如握笔一样用大拇指、示指以及中指握住探头。将手和探头轻轻地放在患者胸部。轻微调整探头位置以改善图像质量。

标准切面

胸骨旁（左心室）长轴（PSLAX）切面

将探头放置于胸骨左缘第2～4肋间就能采集该切面图像（图2.2和图2.3）。尝试不同肋间隙以取得最佳图像。调整探头使探头标志朝向右肩。

在此切面可观察到很多结构（图2.5），包括二尖瓣、主动脉瓣、左心房以及左心室基底段和中段，但常观察不到左心室心尖部。最理想的图像应该是室间隔垂直于从扫描区域顶部发出的M型取样线。在此切面也可显示右心室中段，向下调整超声探头，使声束从右心房探测到三尖瓣而得到右心图像（图2.6a，右心室流入道切面）；或者向上调整，观察左心室周围的肺动脉瓣和流出道的弯曲部分（图2.6b，RVOT切面）。

胸骨旁（左心室）短轴（PSSAX）切面

在PSLAX切面顺时针旋转探头90°并指向左肩（图2.7）可获得心脏短轴切面。在此切面，可得到PSSAX环形切面，右心室“贴”在一侧（图2.8a）。注意避免斜切面观察，否则图像会有误差。调整心室中段切面以便能看到后组乳头肌。如果左心室呈椭圆形而不是圆形，应先旋转探头而不是改变探头位置。

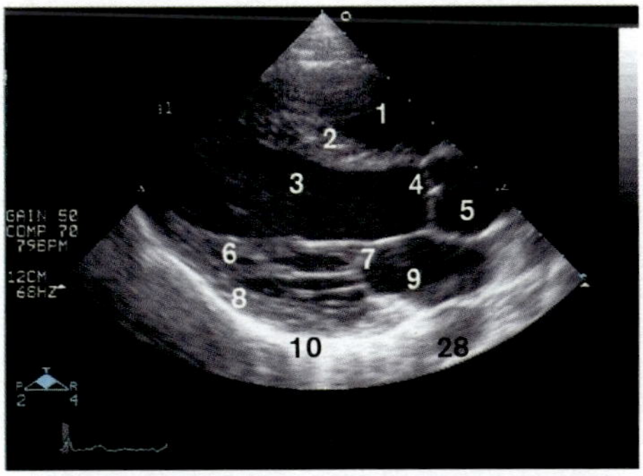

图2.5 PSLAX切面。(1) 右心室腔；(2) 左心室前间隔（室间隔）；(3) 左心室腔；(4) 主动脉瓣；(5) 主动脉根部；(6) 乳头肌；(7) 二尖瓣叶；(8) 左心室后壁；(9) 左心房；(10) 心包；(28) 降主动脉。

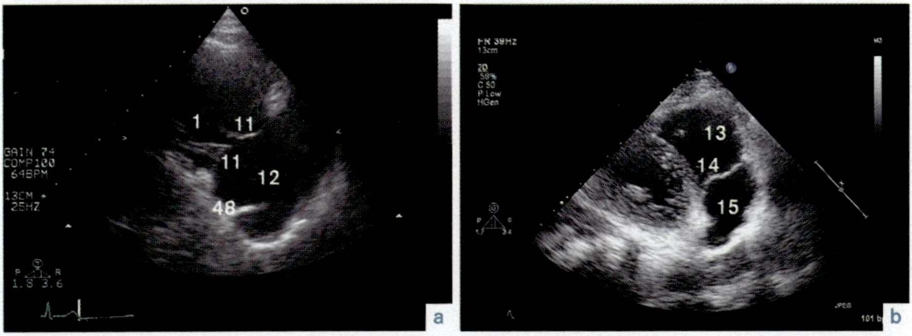

图2.6 改良PSLAX切面。(a) 向下倾斜。右心室流入道切面：(1) 右心室腔；(11) 三尖瓣叶；(12) 右心房；(48) 欧氏瓣。(b) 向上倾斜。RVOT切面：(13) RVOT；(14) 肺动脉瓣；(15) 肺动脉。

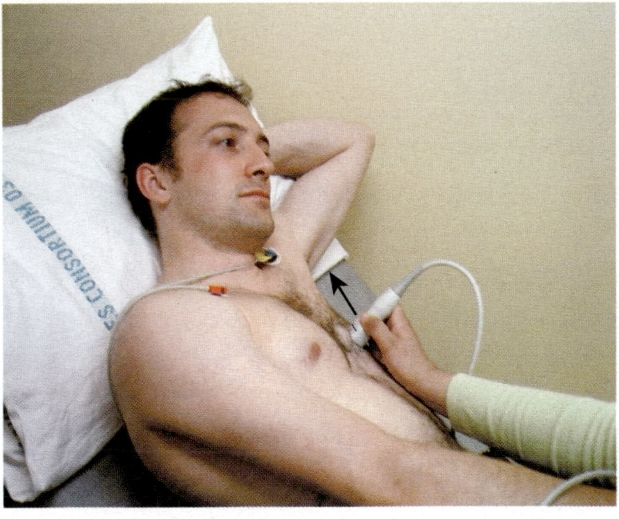

图2.7 PSSAX切面。探头从PSLAX位置顺时针旋转90°，使标志朝向患者左肩（箭头）。

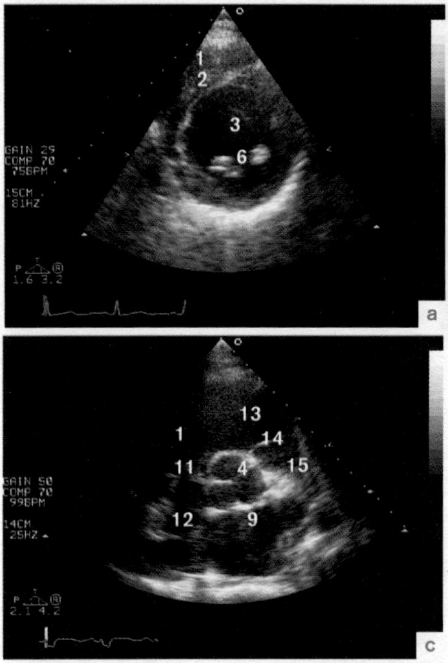

图2.8 PSSAX切面。(a) 心室中段水平：(1) 右心室腔；(2) 室间隔；(3) 左心室腔；(6) 乳头肌。(b) 二尖瓣水平：(1) 右心室腔；(2) 二尖瓣叶。(c) 主动脉瓣水平：(1) 右心室腔；(9) 左心房；(11) 三尖瓣；(12) 右心房；(13) RVOT；(14) 肺动脉瓣；(15) 肺动脉。

沿PSSAX切面向下调整探头，可观察到左心室心尖；如果向相反的方向调整，可观察到二尖瓣（图2.8b）；角度再向上调，可在此切面观察到主动脉瓣、三尖瓣、围绕左心室的RVOT和肺动脉瓣（图2.8c）。

心尖切面

这是另外一个重要的切面。从心尖观察心脏，探头标志指向患者的左边（图2.9）。最佳观察位置不一定位于心尖搏动的位置，而常常需要反复调整。可在不同肋间和位置调整探头以获得最佳图像方向和质量。最常见的错误是探头太高或靠近胸部中央。

心尖四腔（A4C）切面可显示双心室、双心房、二尖瓣和三尖瓣。最理想的图像是室间隔位于屏幕中央，并且不应该出现左心室心尖的短缩（图2.10a）。该切面对二、三尖瓣的多普勒检查和左右心室功能的评价具有重要作用。

心尖五腔（A5C）切面因同时可观察到LVOT而称为五腔切面。轻微上调探头，可同时观察到LVOT和主动脉瓣（图2.10b）。在此切面上对LVOT和主

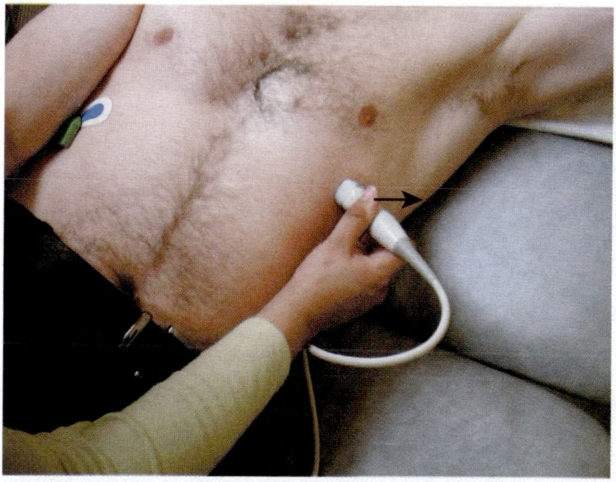

图2.9 心尖声窗。将探头放置于左心室心尖附近。确切位置因人而异，找到能清楚显示左心室且不会“缩短”左心室的最佳位置。探头标志朝向左侧（箭头）。

动脉瓣的多普勒测量非常重要。

心尖二腔（A2C）切面，在标准的A4C切面基础上将探头逆时针旋转90°即可，此时探头标志点朝向左肩。该切面能显示左心室前壁和下壁（图2.10c）。

心尖三腔（A3C）切面需要进一步逆时针旋转探头45°，使探头标志朝向右肩。此切面与PSLAX切面类似，但是方向不同（图2.10d）。

肋下切面

所有患者应常规接受肋下切面检查。在此切面上可观察到胸骨旁切面和心尖切面的结构。对于不能移动的患者，特别是重症监护患者，这可能是唯一能使用的切面。

患者取半卧位，膝盖微屈以放松腹部，探头置于胸骨中央下方（剑突下），探头标志指向左肩（图2.11）。患者吸气并屏气时，观察最佳。

该切面显示偏离轴心的四腔心切面（图2.12a）。轻微向上倾斜探头即可观察到主动脉瓣和LVOT，类似于A5C切面。逆时针旋转探头90°显示左、右心室短轴（图2.12b）。进一步上调探头角度，可观察主动脉瓣横切面以及右心结构（图2.12c）。

旋转探头朝向患者右手边，显示下腔静脉和肝静脉（图2.12d）。调整探头至腹部可观察腹主动脉（图2.12e）。

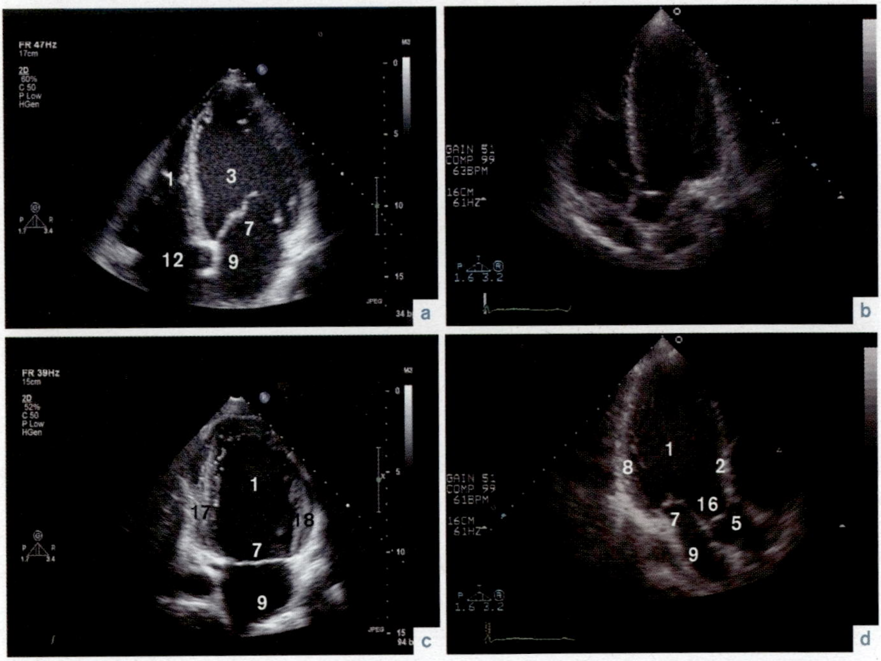

图2.10 心尖切面。(a) A4C切面；(b) A5C切面；(c) A2C切面；(d) A3C切面。(1) 右心室腔；(2) 左心室前间壁（室间隔）；(3) 左心室腔；(5) 主动脉根部；(7) 二尖瓣叶；(8) 左心室后壁；(9) 左心房；(12) 右心房；(16) LVOT；(17) 左心室卜壁；(18) 左心室前壁。

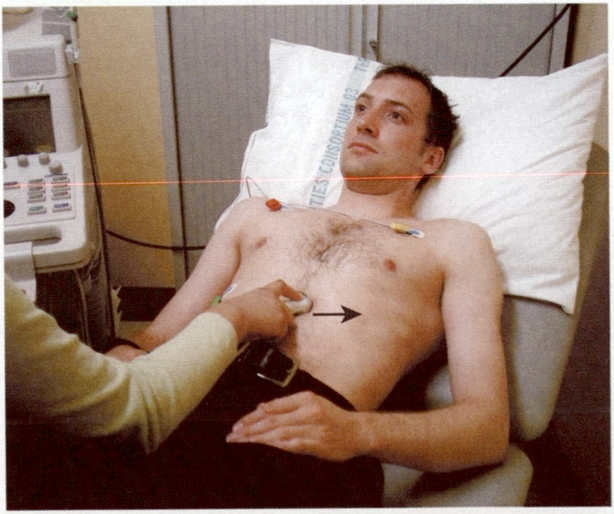

图2.11 肋下切面。将探头放置于剑突下的肋骨与胸骨结合部，指向左肩。调整探头朝向患者左手边。

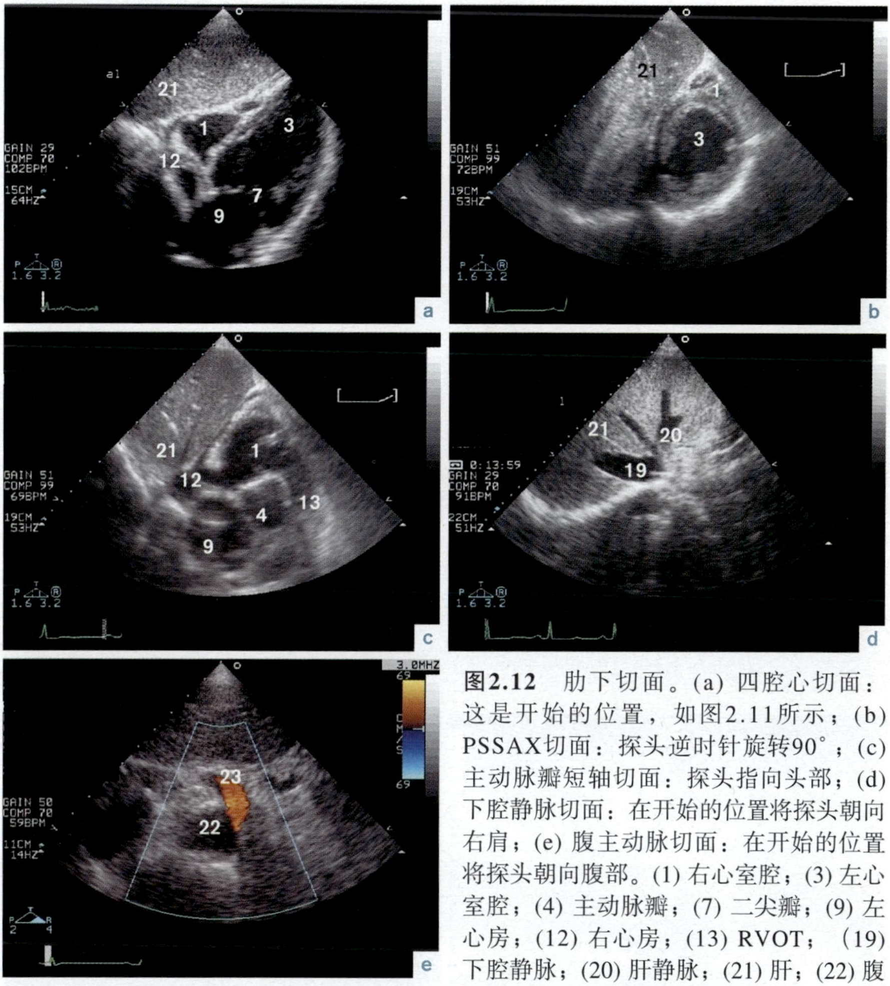

图2.12 肋下切面。(a) 四腔心切面：这是开始的位置，如图2.11所示；(b) PSSAX切面：探头逆时针旋转90°；(c) 主动脉瓣短轴切面：探头指向头部；(d) 下腔静脉切面：在开始的位置将探头朝向右肩；(e) 腹主动脉切面：在开始的位置将探头朝向腹部。(1) 右心室腔；(3) 左心室腔；(4) 主动脉瓣；(7) 二尖瓣；(9) 左心房；(12) 右心房；(13) RVOT；(19) 下腔静脉；(20) 肝静脉；(21) 肝；(22) 腹主动脉；(23) 肠系膜动脉。

胸骨上切面

在此切面可观察到胸主动脉。患者取45°半卧位，头向后仰。探头置于颈部基底段胸骨上窝，将探头标志朝向左肩。在此切面可观察到主动脉弓和降主动脉，调整探头朝向右侧可观察到升主动脉（图2.14a和b）。应用彩色血流成像显示血流有助于鉴别主动脉及其分支。调整探头位置并增加探测深度能够采集短轴切面图像，以便观察左心房后部和肺静脉流入道（图2.14c）。这就是所谓的“蟹”切面，因同时显示左心房和四条肺静脉而得名。

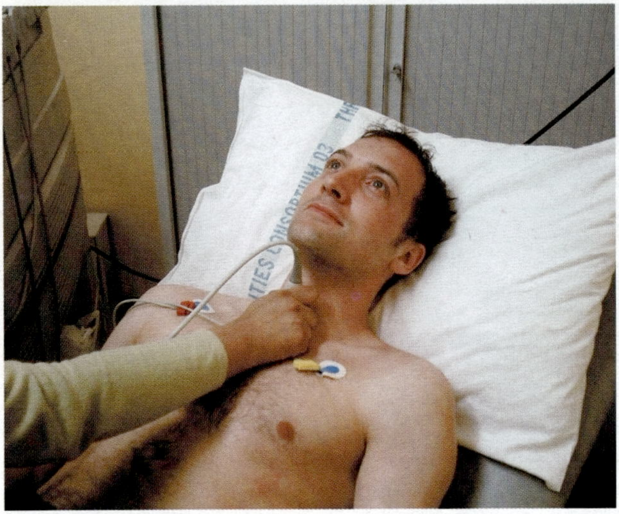

图2.13 胸骨上窝切面。患者取45°半卧位，头向后仰。将探头放置于胸骨上窝，标志朝向左肩以便采集降主动脉图像。

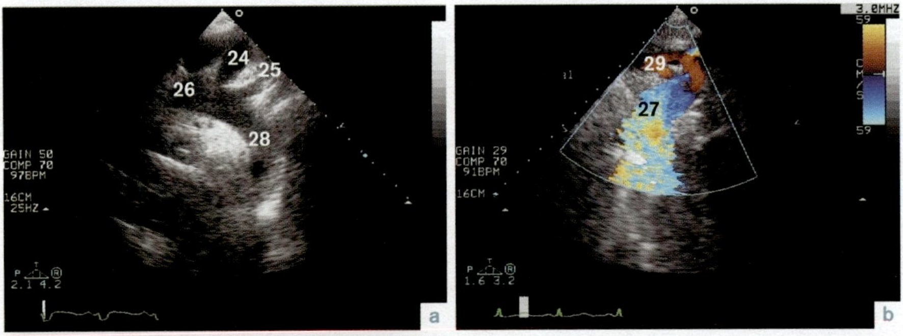

图2.14 胸骨上窝切面。(a) 主动脉弓和降主动脉；(b) 升主动脉；(c) 左心房蟹切面：彩色血流多普勒显示血流从右下肺静脉进入左心房。(9) 左心房；(24) 左颈总动脉；(25) 左锁骨下动脉；(26) 主动脉弓；(27) 升主动脉；(28) 降主动脉；(29) 支气管动脉；(30) 左肺动脉；(31) 右下肺静脉。

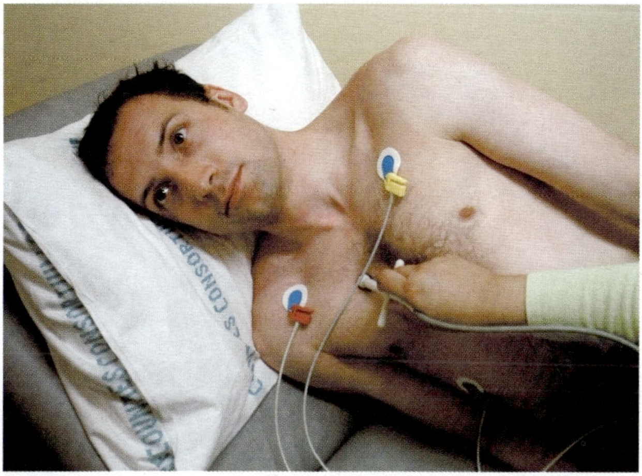

图2.15 胸骨右缘切面。患者取右侧卧位，使心脏和主动脉向前运动。将多普勒专用探头置于右侧第二或第三肋间隙。微调探头可观察到跨主动脉瓣血流情况。

胸骨右缘切面

此切面专用于观察主动脉瓣。在此切面上，取样线能与跨主动脉瓣血流平行，与心尖切面相比，能更准确地估算跨主动脉瓣压差。嘱患者翻向右侧，使心脏和主动脉向前移动（图2.15），探头置于第二或第三肋间。

最好采用特殊的多普勒超声探头，但由于没有二维图像引导很难放置取样线。如果应用多功能探头，应在彩色血流多普勒引导下放置连续多普勒取样线。该切面的二维图像与图2.12b切面类似。

综合考虑

一个完整的超声心动图检查即使不能采集所有切面的图像，也应按照顺序采集大多数切面的图像。通过二维超声能即刻获得有关心脏结构和功能的信息，而其他超声模式（M型超声、多普勒、组织多普勒）可专门用来评价腔室大小、心室功能、瓣膜功能和血流情况。因此，常规切面检查可为其他超声检查提供基础。

万事开头难，尝试任何复杂事情前都要通过掌握基础知识而赢取信心。取得进步后，就可全面了解超声切面图像、形态和操作技术。进一步发展，就能识别所有结构，并根据各种表现建立起自己的知识结构。通过这些学习过程，很快你就会掌握鉴别正常和异常情况的要点，避免漏诊。

（赵林译　吴永全校）

优化图像质量

很多因素都可影响图像质量，包括患者、操作者、超声检查环境以及超声仪器参数设置等等。应尽可能地调整这些因素，以便得到更好的图像。当然，某些因素，如声窗质量较差是不可改变的。如果这样，就只能得到质量较差的图像。即便如此，仍可通过调整某些因素而改善图像质量。

患者的配合

检查之前向患者介绍检查程序，以便得到患者的最佳配合。暴露患者胸部，取走声窗位置的心电图电极片。嘱患者在检查床上取45°半卧位，身体转向左侧（左侧斜位）。如果需要，随时调整位置，确保操作者和患者处于舒适的位置。

嘱患者呼气并屏气常能改善图像质量，这样做能减少肺容积并减少呼吸运动的干扰。

优质的心电图记录有利于图像采集。在双肩以及肋下各放置一个心电图电极片。标准操作应该是右肩（红）、左肩（黄）和肋下（绿）。有时红色和绿色电极片相互交换可能会获得更好的心电图记录。一般情况下，记录一个心动周期即可满足需要，但对于心房颤动、频发期前收缩或心率大于100次/分的心动过速的患者需要至少描记两个心动周期。

检查环境

超声心动图检查应在一个安静、不受干扰的专用房间里完成。灯光应较暗，并配置一张特殊的超声检查床。床上最好配备能调整患者体位的按钮。通常需要使用超声耦合剂以增加皮肤和探头间的接触。

超声仪的调节

即使最简单的超声仪也可通过设置参数和图像处理而在一定程度上进行调

节。操作者应根据不同的患者、不同的切面进行不同的调节。需要调节的参数因所用的模式的不同而不同。

二维图像

探头选择

每台超声仪器都配有几个探头，以确保能选用最佳的探头。因为探头的频率决定着最大分辨率和超声穿透深度，所以探头选择非常重要。分辨率是指声束能够检测到的两个物体之间的最小距离，等于超声波长。例如，标准的3MHz探头在软组织中具有0.5mm的分辨率。为了获取最高分辨率，应使用波长最短、频率最高的探头，但这通常会降低超声的组织穿透力。因此，对成人，探头常在3MHz左右；而对于儿童，探头频率可高达8MHz。在实际工作中，标准的多功能探头能够满足大多数成人超声心动图检查需要，除非患者特别高大或矮小。

扇面深度

调整每个切面的扇面深度，使图像可以显示整个心脏且感兴趣区在图像中央，除非操作者需要关注某个特定结构。如果深度设置过小会遗漏某些深部结构，而深度设置过大会使心脏显示太小不宜观察（图3.1）。

扇面宽度

虽然设置最大的扇面宽度能确保观察到更多的心脏结构，但有时可通过缩小其宽度仔细观察感兴趣的结构。小扇面能够使每秒扫描次数增加（增加了帧频）（图3.2），可改善图像的质量。

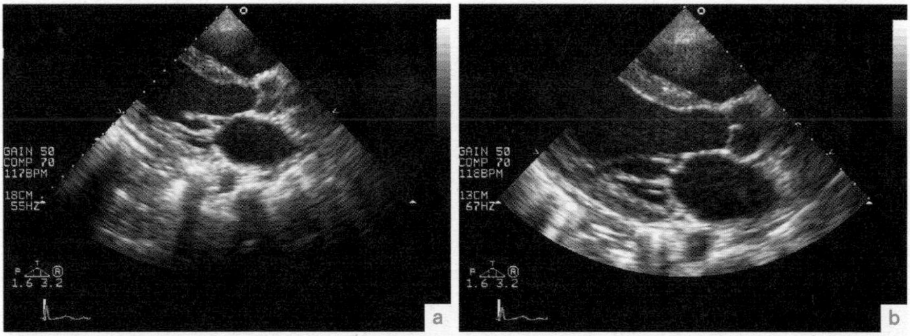

图3.1 调整深度设置。胸骨旁长轴切面。(a) 深度为18cm。与扇面相比，心脏较小。(b) 深度为13cm。心脏充满扇面，可以充分看到后面的结构。

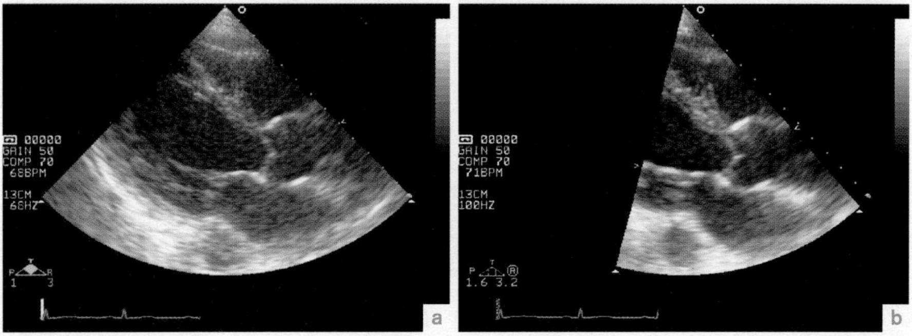

图3.2 调整扇面宽度。胸骨旁长轴切面。通过增加帧频、缩小主动脉瓣周围的扇面以改善图像质量。

增益

探头接收的信号强度决定图像的亮度。声波传播距离决定信号的强度，但后者也受组织的反射特性影响。距离探头越近，图像显示越亮。为了使图像均一，弱信号可通过时间增益补偿放大，后者会放大远处信号的强度（更远距离的物体）。手动调整时间增益补偿可获得特定深度的增益。这些按钮常是控制面板上的纵向调节按钮。与其相似，侧向增益补偿可用于放大图像中的特定扇面图像而补偿周边缺失（图3.3）。很多超声仪器配备自动增益调节。

虽然高亮度图像能够提高图像质量，但是过度增益会降低结构间的界限并产生伪影。正确调整图像亮度使实质脏器显示强度一致，充满血液的腔室会出现少量斑点。

聚焦

通过控制激活的电晶体顺序可以在特定深度聚焦超声波，使超声信号聚焦在小区域内，从而增强反射信号强度。将聚焦深度调整在感兴趣结构的下方，

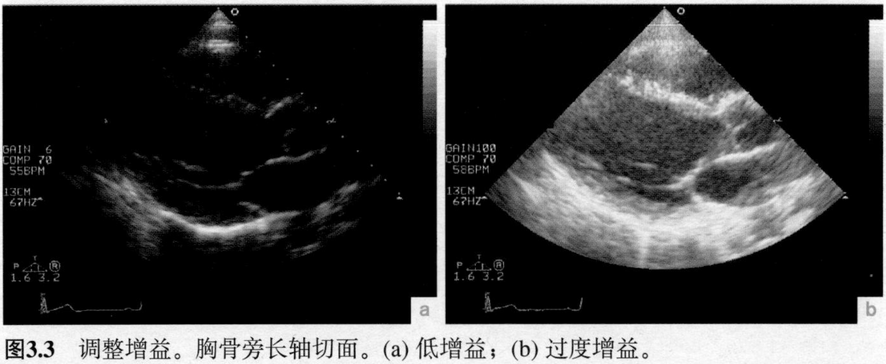

图3.3 调整增益。胸骨旁长轴切面。(a) 低增益；(b) 过度增益。

并根据不同切面的需要重新调整。

谐波

组织谐波成像的设定是为了改善图像质量。音乐家非常熟悉谐波的概念，如同被八音度分开的音符间的关系。例如，当弦被拨动，所发出来的声音听起来像是具有特定频率（f_0）的特殊音符，其频率与弦的长度相关（图3.4）。弦在此频率上可产生共鸣。高音律音符的频率是基础频率的两倍（一次谐波），更高音律的频率是基础频率的多倍（二次谐波等等）。单用基础音律听起来很白、很空。因此，音乐音符常由基础音律和谐波混合组成，谐波可以增加音质和趣味性。

与其相似，超声波也是由探头结构决定的基础频率波组成。当超声穿过组织时导致其振动，产生高于基础频率好多倍的谐波。超声的以下特点是非常有用的：在穿透组织时基础频率快速衰减，而谐波频率在距探头4～8cm区域内会越来越强。组织谐波成像通过选择性应用谐波频率并抑制基础频率，以改善远场图像质量（图3.5），并避免近场基础成像产生伪像。

一般而言，组织谐波成像设定较高可改善图像质量，但强反射结构（如瓣膜和心包）的显示厚度比实际要厚。

彩色血流多普勒

扇面尺寸

彩色血流多普勒扇面应置于感兴趣区上。为了显示反流束，应显示整个反流束和瓣膜前的血流汇合部。虽然常选取大扇面显示，但这样会减慢图像处理过程并降低图像质量。使用超声仪上的黑白抑制键删掉二维图像和彩色血流成像上的扇面两侧部分，可减少这种影响。

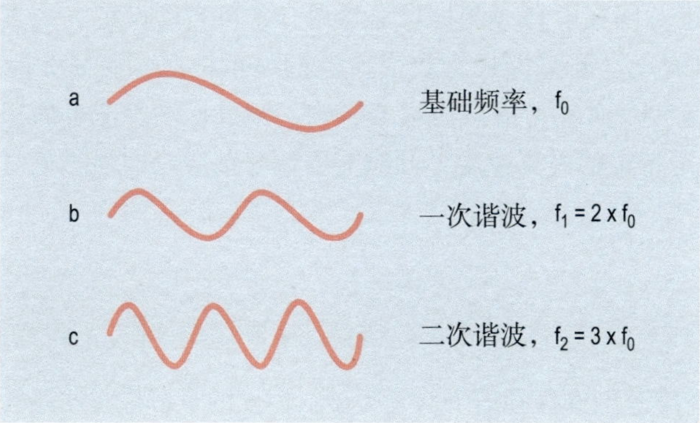

图3.4 谐波原理。曲线代表某弦的振动产生的声波。(a) 在基础频率下，反射声波波长等于弦长；(b) 一次谐波的频率是基础频率的两倍，波长减半；(c) 下一次谐波频率是基础频率的三倍。超声谐波的原理与之类似。

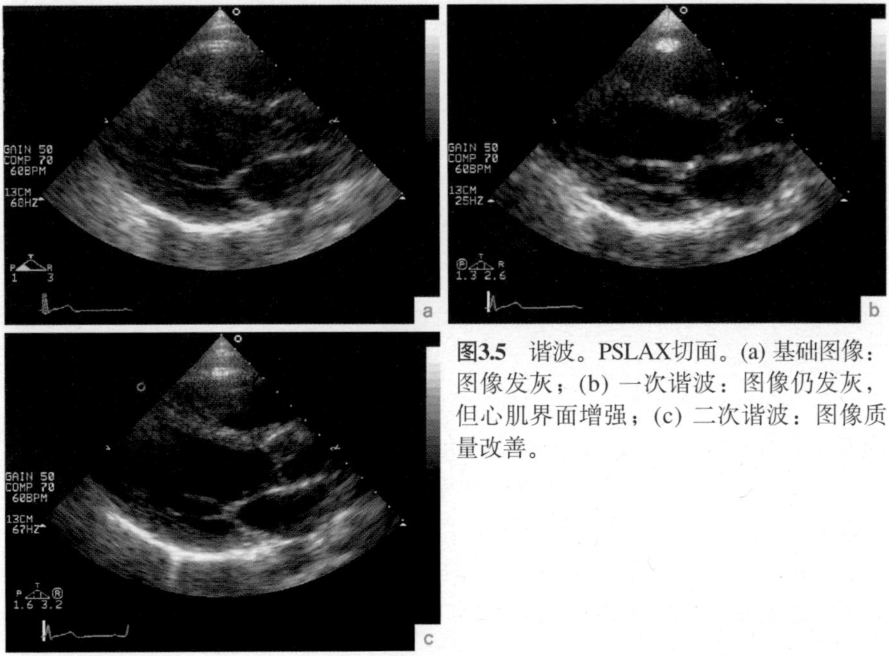

图3.5 谐波。PSLAX切面。(a) 基础图像：图像发灰；(b) 一次谐波：图像仍发灰，但心肌界面增强；(c) 二次谐波：图像质量改善。

彩色增益

应用增益控制键放大多普勒彩色血流信号，以检测小的异常血流。由于彩色增益调节会影响瓣膜病变反流严重程度的评价，所以正确调节彩色增益非常重要。最佳的增益调节是出现少量斑点。过度增益会导致人为误差；减少增益会低估反流束的大小，并会遗漏小的异常血流（图3.6）。

失真速度

彩色血流成像的速度范围在屏幕一侧标尺上显示，常可自动设定。失真速度由标尺的界定范围确定，调整标尺会改变血流的显示情况，特别是反流束（图3.6）。评价反流程度时应考虑该因素的影响。测量近端等速表面积（PISA）等指标需要设定特定的失真速度，同时需要调整基线以增强彩色对比（见后面的章节）

频谱多普勒

多普勒类型

应根据工作需要的速度范围选择频谱多普勒类型：后面的章节将详述评价

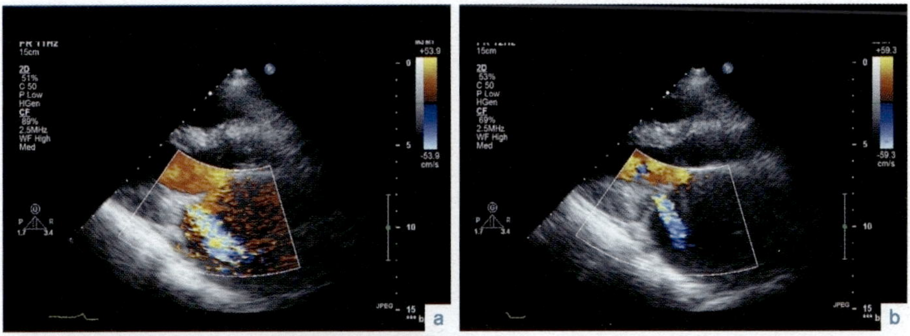

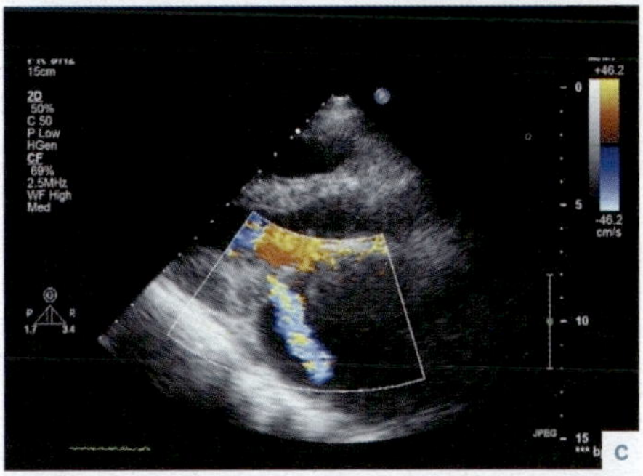

图3.6 彩色血流多普勒图像优化。PSLAX切面。(a) 彩色血流成像的高增益设置；(b) 低增益设置；(c) 低失真速度。彩色血流多普勒的设置不同，反流束的表观尺寸也会随之改变。高增益设置会增加反流束的面积，而低增益设置会减少其面积。低失真速度设置也会增加反流面积。

瓣膜病变情况时的常规选择。一般情况下，精确测量某位置血流速度时用脉冲多普勒，高速血流速度测量选用连续多普勒。

取样容积和取样线的位置

在二维超声的引导下放置取样容积和取样线。另外，在彩色血流成像的指导下确定取样线与血流方向一致。如果多普勒取样线和血流之间的角度大于20°，测量时血流速度峰值会偏低。检查反流束时，取样线应通过瓣膜口附近血流束的最窄部分，即狭径（图3.7）。

标尺/基线

调整频谱标尺和基线，最大程度地显示感兴趣区域的特征，以便于精确测量（图3.8）。

扫描速度

频谱多普勒的时间标尺可根据需要进行调整（图3.8）。标准扫描速度为50mm/s，此速度能够满足一般需要。增加扫描速度会拉伸信号，可以准确测量时间；相反，降低扫描速度使几个心动周期挤在一起，以便评价数秒内受呼吸变化的影响。

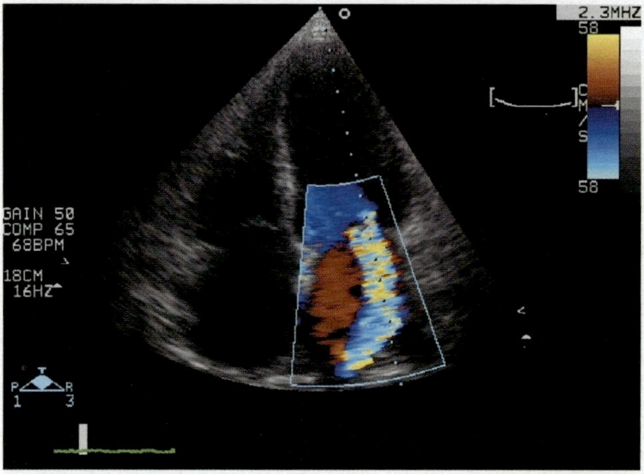

图3.7 调整频谱多普勒的角度。A4C切面。在该二尖瓣反流的病例中，多普勒取样线与瓣膜口反流束的最窄处（反流狭径）在一条线上。

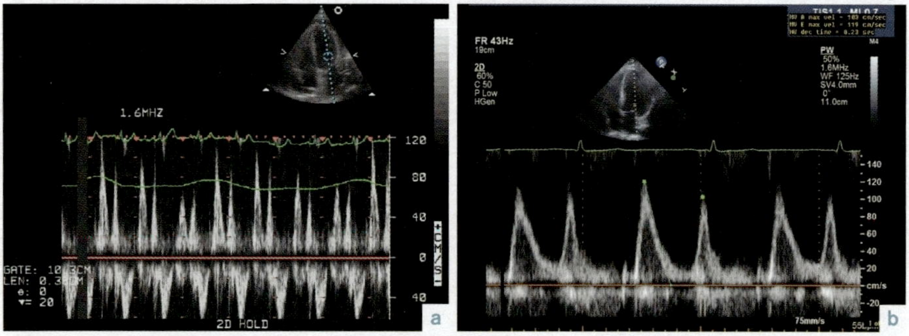

图3.8 优化频谱多普勒图像。经二尖瓣脉冲多普勒。(a) 扫描速度设在25mm/s时，能清楚显示此例心包积液的二尖瓣血流速度随呼吸变化；(b) 增加扫描速度（75mm/s）以仔细分析二尖瓣血流的各个频谱波。注意通过调整基线和标尺也可优化多普勒图像。

（赵林译　吴永全校）

4 左心室

左心室的解剖结构

左心室是形似半个橄榄球的厚壁腔室。基底是二尖瓣和LVOT，血流分别从中流入和流出左心室。左心室的肌小梁较少，因此其内壁很光滑。左心室有两组乳头肌支撑二尖瓣装置，并嵌入左心室游离壁。室间隔是右心室游离壁连接到左心室的结构。

左心室肌纤维从基底到心尖部以复杂的旋涡形式排列；肌层深浅不同，肌纤维的排列也不相同。中层肌纤维呈螺旋状排列，在心内膜下和心外膜下沿长轴排列。所以，心脏收缩时呈现扭动，而不是所有肌纤维同步缩短。

超声心动图表现

几乎在所有标准超声心动图切面上，左心室都具有明显特征，特别是在PSLAX、PSSAX、A4C、A3C和A2C切面上更明显（图2.5，2.8，2.10和2.12）。左心室结构和功能需要从不同的切面进行完整评价，常规超声心动图检查即可完成。

正常心肌的超声密度略低于瓣膜或心包。室壁厚度应一致，但在老年患者中可出现室间隔基底段增厚（图4.1）。此为正常变异，不具有任何意义。

左心室心肌纤维束很细，偶尔可穿过心室腔从游离壁到室间隔（图4.2）或沿PSLAX走行，回声增强，与二尖瓣腱索的表现相似，随心动周期而收缩和舒张。

左心室的结构

标准的左心室尺寸需要测量收缩末期和舒张末期的室间隔厚度（SWT）、左心室内径（LVID）和后壁厚度（PWT）（图4.3）。这些指标提供了左心室结构的重要信息，例如左心室质量和左心室缩短率。左心室的容量测量将在后

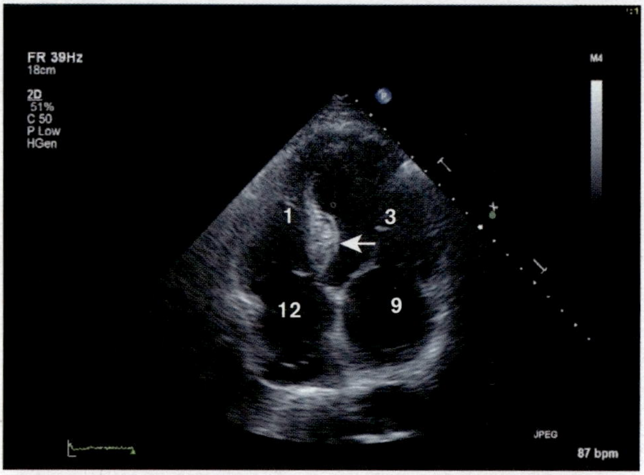

图4.1 室间隔基底段肥厚。A4C切面。室间隔基底段增厚（箭头），左心室其余室壁厚度正常。(1) 右心室腔；(3) 左心室腔；(9) 左心房；(12) 右心房。

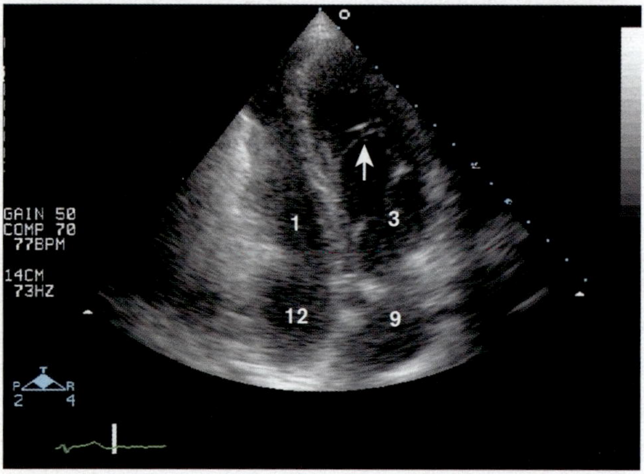

图4.2 左心室腱索。A4C切面。两条细的腱索（箭头）从游离壁穿经左心室腔至室间隔。(1) 右心室腔；(3) 左心室腔；(9) 左心房；(12) 右心房。

面的章节详述。

常用方法是应用二维图像从PSLAX切面引导M型取样线在二尖瓣尖位置跨过左心室腔。取样线必须与PSLAX的垂直线平行。如果不保持平行，强烈建议在二维图像中直接测量，当然此方法的测量值常比M型图像的测量值要小（图4.3）。由于图像质量的改善，美国超声心动图协会目前建议直接从结构的边界测量，而不是以前推崇的从“最清楚的边界”测量。

考虑到体积对测量值的影响，最佳方法是根据体表面积和性别对腔室大小和容量进行标准化。附录1中给出了具有性别差异的各腔室大小和容量的参考值。

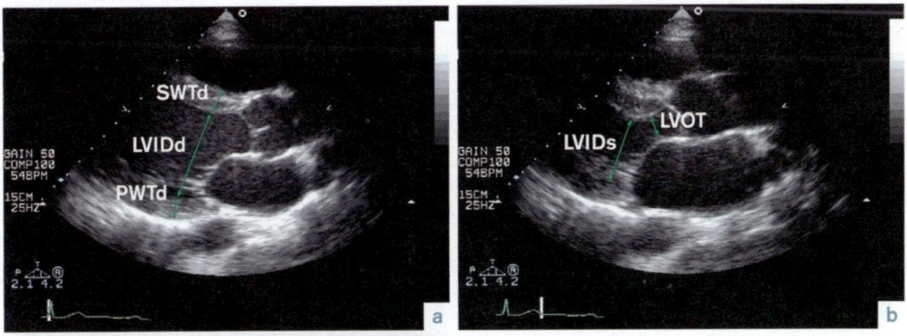

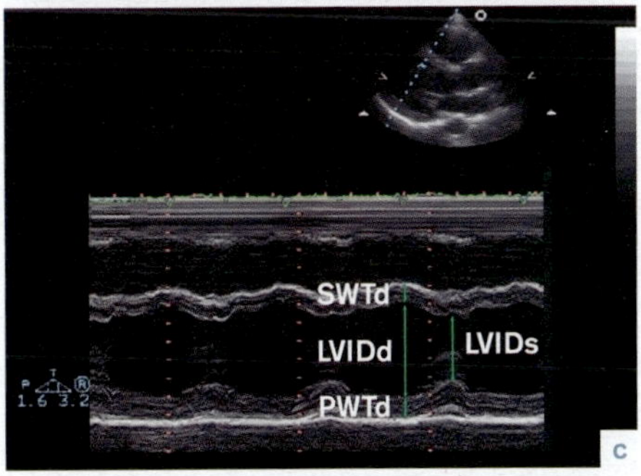

图4.3 左心室的尺寸测量。(a) PSLAX切面，舒张末期；(b) PSLAX切面，收缩末期；(c) M型超声。LVIDd，左心室舒张末期内径；LVIDs，左心室收缩期内径；LVOT，收缩中期左心室流出道内径；PWTd，舒张期后壁厚度；SWTd，舒张期室间隔厚度。

左心室收缩功能

评价左心室功能是超声心动图检查最常见的检查目的，但其非常难以把握。超声技术方面存在许多困难，左心室功能评价方法的统一应用方面也存在问题。

首先，左心室是一个复杂的收缩和舒张连续循环的泵，它从来没有停止在某一个状态。毫无疑问，没有任何测量指标能够涵盖心动周期的所有时期。其二，心脏能够自动调节而维持血流动力学稳定，因此心排出量根据左心室充盈压（前负荷）和泵对抗的阻力（后负荷）而改变（图4.4）。这就是Frank-Starling机制，评价左心室功能的所有指标，不管是不是超声心动图指标，都会或多或少地受到其影响。最后，左心室功能和形状常会局部扭曲，这增加了功能评价的复杂程度。

左心室功能最佳的评价指标是什么？

评价左心室功能可如想象中那样简单或复杂。许多常用方法都反映了这样

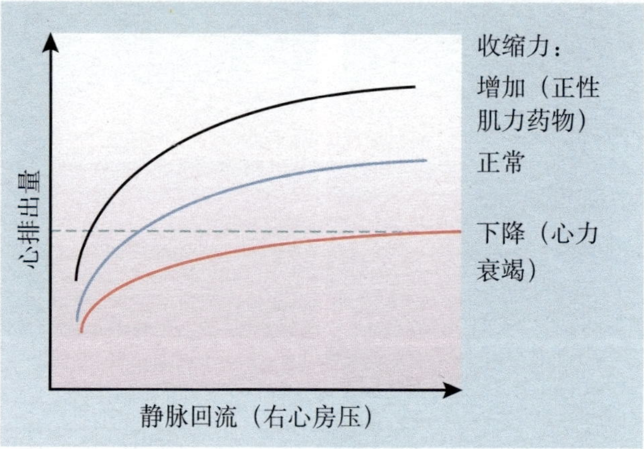

图4.4 Frank-Starling机制解释了随着前负荷变化而发生的心排出量的变化。随着前负荷增加，心排出量呈非线性增加，最终到达平台期。对不同的心脏收缩状态进行描述时，能观察到在心力衰竭患者的心排出量和前负荷的关系较平坦。通过改变前负荷状态，可以在各组取得相同的收缩状态（蓝色直线）。红线，心力衰竭；蓝线，正常心脏收缩功能；黑线，强心药引起心脏收缩功能增加。

一个事实，就是所有指标都存在问题。在临床实践工作中，几乎都可以根据左心室射血分数和节段性室壁运动异常来作出决定。虽然这些指标并不完美，但关注超声检查的这些指标而不是与临床相关性很小的其他指标将更有重要意义。

主观评价

最常用的方法是将左心室收缩功能根据“牛眼图”方式分为正常和轻、中、重度受损。操作者会注意到收缩可引起心肌增厚和内向移动。增厚率超过30%是正常的（图4.5），这是比每秒位移更好的评价收缩功能的指标。由于局部心肌可受到周围心肌牵拉或因呼吸而运动，所以局部心肌运动会有误差。增厚率小于30%代表运动低下，而无增厚代表无运动（图4.5c-f）。反向运动为收缩期外向运动（图4.5g和h），代表完全丧失收缩功能。然而，室间隔的反向运动可发生在左束支阻滞、右心室起搏、右心室压力负荷增加、心包缩窄和近期心脏手术后。反向运动的意义应与患者的临床表现相结合进行分析。

评价左心室功能时也需要记住几个问题。首先，由于存在节段异常，所以一个超声心动图切面并不能反映整个心脏功能，需要多切面评价左心室的所有节段，但是很多切面在某些患者中并不易获得。有时，在某一切面心肌呈现运

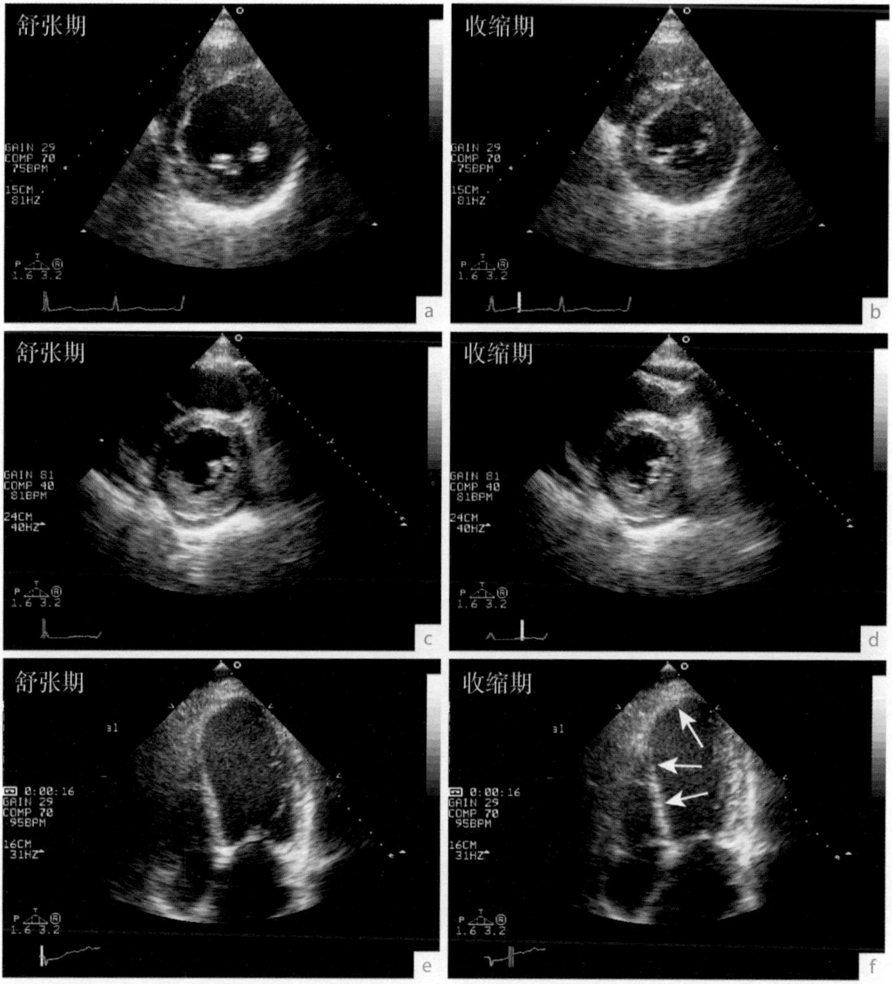

图4.5 左心室收缩功能的肉眼评价。(a, b) 正常功能：PSSAX切面。收缩期所有心肌节段均明显增厚，提示收缩功能正常。(c, d) 运动低下：PSSAX切面。所有节段增厚程度降低。(e, f) 运动消失：A4C切面。既往心肌梗死导致前间隔和心尖部运动消失（箭头）。

动低下，但在其他切面却没有发现。由于在A4C切面很难观察到心尖，并且在长轴切面很难评价缩短率，常会出现上述情况。进一步说，左心室心肌纤维排列非常复杂，收缩不是简单的放射形缩短，还存在长轴方向和螺旋形的运动，但这很难通过肉眼观察。

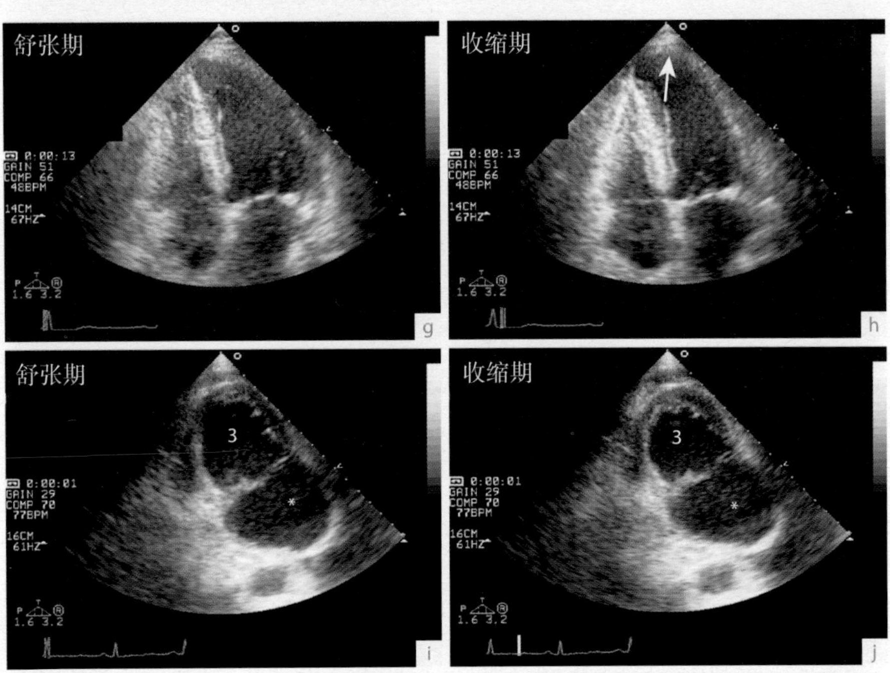

图4.5（续） 左心室收缩功能的肉眼评价。(g, h) 反向运动：A4C切面。(g) 舒张末期：注意心尖部变薄；(h) 收缩期：注意收缩期外向运动（箭头）。(i, j) 室壁瘤：PSSAX切面。(i) 舒张末期：注意下后壁室壁瘤（*）。

在某些情况下，左心室功能会高估，应特别小心。倾斜的切面会引起短缩，此时左心室变小，室壁运动被扩大。该问题在心尖切面上尤为重要，可通过注意保持左心室的最大尺寸而避免。严重二尖瓣反流会导致功能严重受损的左心室表现为左心室功能明显改善，因为血液此时进入左心房而不是进入体循环。

半定量评价

因为冠状动脉供血心肌区域的不同，所以在发生缺血性心脏病左心室功能常常出现节段差异。某一冠状动脉血流供应受损或阻塞会导致此区域心肌的收缩功能异常，而其他区域则不受影响。这种差异被称为节段性室壁运动异常。

为了计算节段性室壁运动异常，由此出现了将左心室分为不同节段的积分系统，反映了冠状动脉供血区。这就使定量评价左心室功能成为可能，而不是单纯主观评价。左心室顺着其长轴被分为三个部分（心尖、中段和基底段），这三个部分再划分为节段。沿短轴环，中段和基底段都分为6个节段，而心尖部分只有4个节段（图4.6），因此被称为16节段模式。每个节段的功能的积分标准参见表4.1。

室壁运动积分指数是指积分总和与被评价的节段数的比值。根据定义，正常心室的积分为1，而积分大于1表明左心室受损。虽然室壁运动积分指数与射血分数相关，但不能给每个节段赋予相应的数值。复习图4.5中的每一个超声影像，识别每例患者的各个节段并积分。通过超声报告单，操作者大多能判断室壁运动积分，并自动计算室壁运动积分指数。

美国超声学会推荐应用17节段模式，因为此模式提供的数据与解剖数据高度一致，并且与其他影像技术如心脏磁共振成像（MRI）和核素充盈显像一致。这种模式有一个额外由心尖帽结构组成的节段，该节段没有超声边界（图4.6b）。虽然技术的标准化有利于进行比较，但17节段只适用于评价充盈功能（包括超声灌注技术），与非造影剂增强的经胸超声心动图技术没有相关性。

定量评价

缩短率

缩短率是与舒张期相比的收缩期左心室内径的变化比率。如果不存在节段性室壁运动异常，它是左心室功能的有效评价指标。操作者需要在PSLAX切面左心室基底段M型测量左心室舒张末期内径（LVIDd）和左心室收缩末期内径（LVIDs）（图4.7）。

$$缩短率 = [(LVIDd–LVIDs)/LVIDd] \times 100\%$$

在附录1中给出了与性别相关的正常值范围。一般来说，正常缩短率是26%～44%。

很明显，这种模式认为基底段能充分反映左心室的整体功能。左心室功能正常或左心室整体功能受损时，这可能是正确的。在其他情况下，应该用更复杂的方法评价左心室功能。

射血分数

最常用的心功能测量指标就是左心室射血分数，即每个心动周期从左心室泵出的血液占左心室容积的比例。因此，为了计算射血分数，还应计算左心室舒张末期和收缩末期的容积。

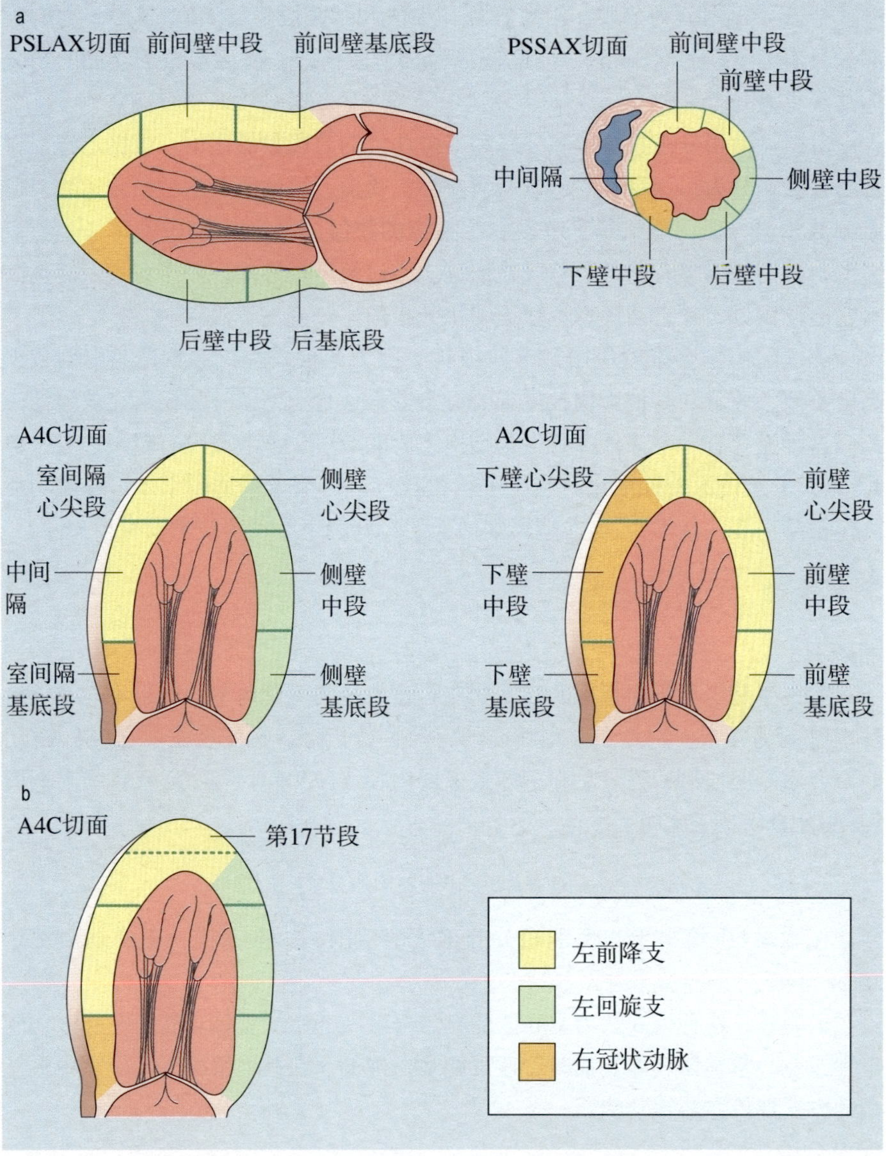

图4.6 左心室各节段模式。(a) 16节段模式。在标准的胸骨旁和心尖切面，左心室被分为16节段，可单独记分评价心肌功能。间隔段是指左心室和右心室连接的部分。冠状动脉血供由不同的颜色标记。当然，在不同的患者也有不同，在这些节段可用混合色表示。(b) 17节段模式。在A4C切面可显示额外的心尖节段。不同节段的命名也与16节段模式不同。

表4.1 室壁运动积分标准

积分	表现	特点
1	正常	内向运动正常并且心肌增厚大于30%
2	运动减弱	运动减弱且心肌增厚小于30%
3	运动消失	无增厚
4	反向运动	收缩期时向外扩张运动
5	室壁瘤	舒张期时室壁变形：心肌变薄、回声增强

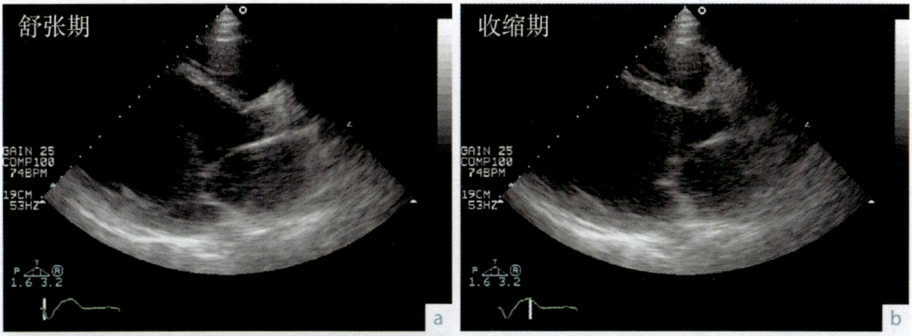

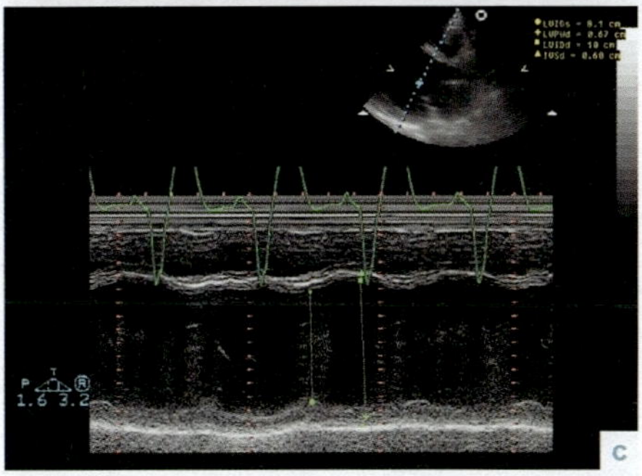

图4.7 确定缩短率。PSLAX切面。(a) 扩张性心力衰竭的例子。左心室明显扩张，收缩期室壁几乎无增厚。(b) 另外，收缩期二尖瓣叶抖动，是左心室严重受损和舒张末压明显增加的标志。(c) M型测量左心室基底段内径：LVIDd为10cm，LVIDs为8.1cm。计算缩短率为19%（正常值26%～44%）。

射血分数（%）=（每搏输出量/舒张末期容积）×100

每搏输出量 = 舒张末期容积 － 收缩末期容积

正常值参见表4.2和附录1。

表4.2 射血分数

射血分数（%）	左心室收缩功能
55～85	正常
45～54	轻度受损
30～44	中度受损
<30	重度受损

有很多方法可以通过单纯测量左心室内径或在多个平面的多个测量值来估算容积。目前，推荐的方法是双平面改良Simpson法。此方法测量了两个相互垂直的左心室腔面积，以减少心室几何形状不规则和节段性室壁运动异常的影响。将左心室分割成20个等高的小圆柱体计算左心室容积，然后像一堆硬币一样叠在一起。左心室容积即每个圆柱体容积的总和（图4.8）。

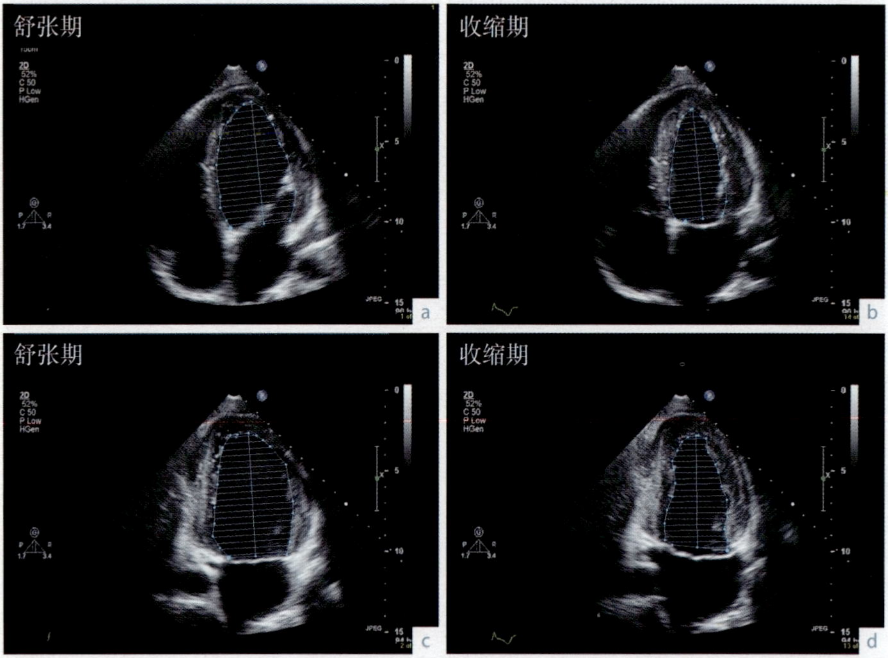

图4.8 计算射血分数：改良Simpson法。在舒张末期（a, c）和收缩末期（b, d）双平面测量左心室形状而估算射血分数。这样就可以计算左心室容量和射血分数。在此例中，射血分数为55%（正常值55%～85%）。

应用此方法时，首先在两个成90°的平面上在收缩期和舒张期描记心内膜面（常用A4C和A2C切面）。大多数超声心动图软件包将描记的平面自动分割为几个小片，计算每个容积，然后综合分析射血分数。

很明显，由于只分析了两个平面，并没有综合考虑其他平面的不规则节段，所以此方法并不完美。例如，如果在A4C和A2C切面无法观察到后壁室壁瘤，就会明显影响左心室功能的评价结果。而且此方法还明显受到心内膜面描记的影响，而心内膜面描记不总是很清楚。高级超声心动图技术，如三维超声心动图、自动边缘检测软件和左心室造影剂的使用可减少这些影响（见第23章）。

左心室舒张功能

舒张功能是指血液从左心房流向左心室的充盈能力，其主要由左心室舒张和左心室顺应性（僵硬度）决定。舒张功能受损可发生于左心室肥厚情况下的单纯舒张功能受损，也可与收缩性心力衰竭同时出现。高龄引起的心肌纤维化也会导致舒张功能明显受损。

评价舒张期充盈需要了解舒张期的四个时期：

1．等容舒张　舒张始于左心室弛张开始时，以主动脉瓣关闭为标志。弛张开始的初期，左心室压力快速下降。主动脉瓣和二尖瓣同时关闭，左心室容量并无变化。

2．早期快速充盈　左心室压力下降到低于左心房压力时，二尖瓣开放，下一个时期就会开始。由于存在压差，血液被动地从左心房进入左心室。一般情况下，在容量和速度方面，早期快速充盈占左心室充盈的大部分。

3．充盈静止期　该阶段出现被动低速充盈。左心房和左心室之间的压差变小。

4．晚期充盈　该期发生于心房收缩期，主动将血液泵出二尖瓣，占左心室充盈的20%～30%。

舒张功能的脉冲多普勒评价

用脉冲多普勒检测跨二尖瓣血流速度显示该时期的血流变化（图4.9）。这需要在A4C切面将脉冲波取样容积放置在二尖瓣尖水平。

典型模式显示的E波与早期充盈期一致，随后出现的A波发生在心房收缩期。可通过测量E波和A波的许多指标以评价左心室舒张功能，但实际上只需要常规测量几个指标即可（图4.9）：E波峰值速度、A波峰值速度、E/A比值和

E波减速时间。如果不能准确定位取样容积，记录的速度绝对值就会发生变化，但E/A相对值不会改变。

随着舒张功能恶化，左心室舒张末压力增加，从而导致左心房压力增加，左心房和左心室之间的血流模式也随之发生改变。根据二尖瓣血流的多普勒信号可鉴别四种舒张功能模式（图4.9）：

1 正常　根据容量和血流速度，早期被动充盈占优势（血流速度E＞A）。

2 弛张功能受损　如果左心室弛张功能受损，血流从左心房进入左心室变得更加困难。早期被动充盈减少并且时间延长，表现为E波峰值血流速度下降。左心室充盈更依赖舒张末期的心房收缩，造成A波血流速度占优势（血流速度 E＜A）。

3 假性正常充盈　较严重的舒张功能受损导致左心房压力进一步代偿性增加，使早期被动充盈得到改善，所以E波血流速度再次占优势（血流速度 E＞A）。

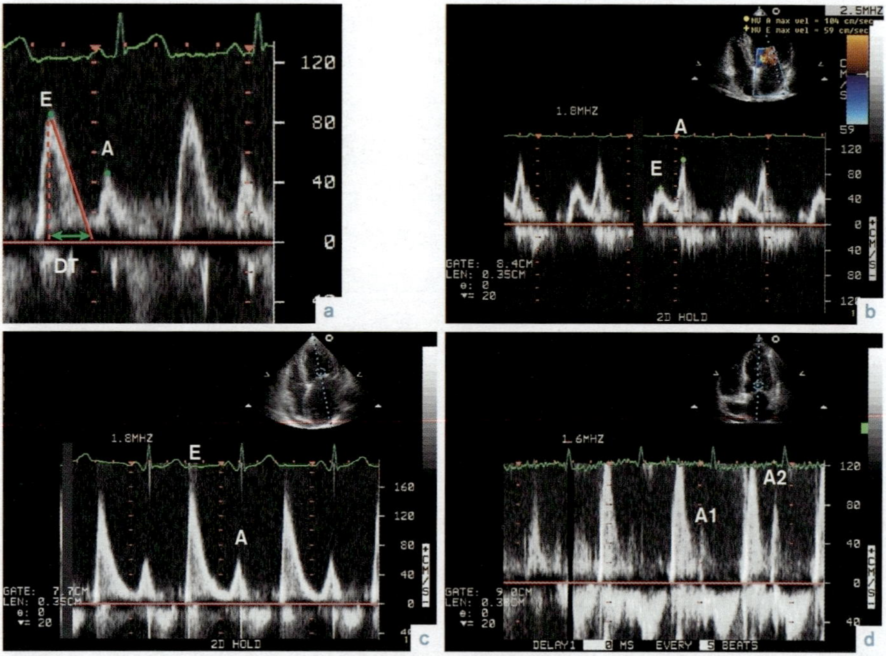

图4.9　二尖瓣血流形式。(a) 正常或假性正常充盈模式：E/A比值为0.75～1.5。DT，减速时间。(b) 弛张功能受损：E/A比值反转。(c) 限制性充盈模式：E >> A。(d) 可逆的限制性充盈模式：A波峰值流速随着Valsalva动作释放而增加（比较A1和A2）。

4 限制性充盈　舒张功能严重受损患者，由于左心房压力太高导致几乎所有的左心室充盈发生在舒张早期，在其他时期仅发生很少的充盈。由于左心室压力快速增加，左心房进入左心室的血流快速终止。E波峰值血流速度明显高于A波峰值血流速度（血流速度E＞＞A)。这可发生在收缩功能相对正常的限制型心肌病患者或者其他各种因素导致的收缩功能严重受损患者。这种模式可依据A波峰值血流速度对Valsalva动作的反应分为可逆性和非可逆性两类。Valsalva动作释放时最有意义：如果A波峰值血流速度随着静脉回流的增加而增加，提示还存留一定程度的左心房顺应性，该模式被称为可逆性，预后较好。

虽然这种血流模式为左心室舒张功能提供了简单分类，但仍存在一些缺点。首先，由于心房颤动患者没有A波，因而不能使用此分类。这种分类只有在收缩功能受损时才有意义，因为收缩和舒张功能正常的健康年轻人（小于50岁）也会出现舒张功能受损的血流充盈模式。舒张期充盈也受到心率的影响，在心率大于100次/分时不能使用。另外，这些基本指标无法区别正常和假性正常充盈模式。

因此，建议应用更高级的分类模式，根据跨二尖瓣血流、肺静脉血流、彩色M型血流播散和组织多普勒进行进一步分析。但是在实际工作中由于假性正常化充盈常与左心室肥厚和左心房扩大有关，所以简单分类（表4.10）就能够满足常规测量。如果怀疑假性正常化，组织多普勒能够简单清楚地解决这个问题。

组织多普勒成像的作用

第1章已经介绍了组织多普勒成像的原理。该技术主要用于探测和定量测量某点的心肌运动。由于该技术能够测量心肌运动速度，其在测量舒张功能异常方面具有更高的敏感性和特异性。而且与脉冲多普勒相比，组织多普勒成像更不易受到负荷状况的影响。

心肌早期舒张的峰值速度（Ea）可在A4C切面的二尖瓣环侧壁进行测量（图4.11)。舒张速度降低（＜10m/s） 提示舒张功能受损；速度越低，功能异常越严重。实际上，二尖瓣峰值血流速度和心肌舒张速度峰值的比值（E/Ea）与左心房压明显相关。随着比值增加（例如Ea降低和E波充盈速度增加)，左心房压也增加。E/Ea＞10为异常，并且E/Ea＞15高度特异地提示左心房压增高。

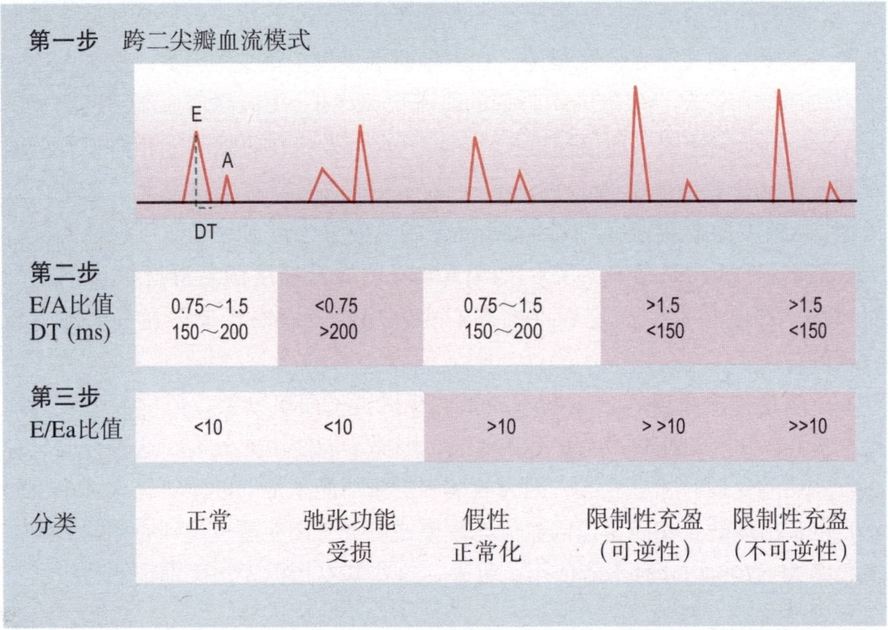

图4.10 舒张功能的简单分类。第一步：获得跨二尖瓣的脉冲多普勒记录。第二步：测量E/A比值和减速时间。第三步：应用组织多普勒在二尖瓣环侧壁计算E/Ea。如果有限制性模式，用Valsalva动作评价可逆性。E/A，E峰和A峰值血流速度比值；DT，E波减速时间；E/Ea，E波峰值血流速度（脉冲多普勒）与二尖瓣环侧壁组织多普勒E波速度比值。参数的测量值因操作者不同而不同。

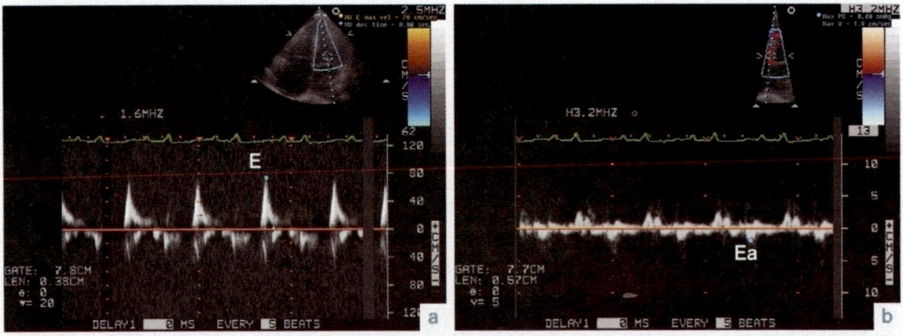

图4.11 评价左心室充盈压。(a) 跨二尖瓣充盈模式提示限制性模式。E峰峰值流速是76cm/s。(b) 二尖瓣环侧壁的组织多普勒显示收缩期和舒张期组织运动速度降低。Ea = 1.9。因此，E/Ea = 40，提示左心室压力明显升高。

心室的同步性

在正常心脏中，电冲动的快速传播可使左、右心室所有区域同时收缩。然而，严重心力衰竭患者常常存在传导性疾病，左、右心室以及左心室的不同节段之间存在不同步收缩。收缩不同步会加重患者的心力衰竭。

运动不同步可表现为两个水平：电和机械。电不同步在心电图上表现为QRS波群增宽（例如左束支传导阻滞，QRS持续时间≥120ms），并常常引起机械性不同步（例如左心室侧壁传导延迟）。以上是应用双心室起搏进行心脏再同步化治疗的适应证。

机械性不同步也可发生于电传导延迟程度较轻的患者（QRS波群<120ms），这是电机械收缩耦连受损的结果。这些患者也可能从心脏再同步化治疗中受益，但常常需要使用超声心动图评价标准识别。

心室同步性的超声心动图评价

目前，没有一个单一超声心动图指标可以评价心室间和心室内的同步性，以下将叙述广受认可的指标。

心室间不同步

射血前时间

通过分析心电图上的QRS波群起始点和血流从左、右心室流出起始点之间的延迟时间，比较左、右心室收缩的整个时程，这就是射血前时间。可通过脉冲多普勒在LVOT和RVOT进行测量，差异大于40ms被认为有临床意义（图4.12）

心室内不同步

M型超声

可用标准的M型超声在PSLAX切面比较前间隔和后壁的收缩情况，以寻找左心室内节段心肌运动不同步的证据。用M型超声在左心室PSSAX切面也可进行类似的测量。

测量从QRS波群起始点到最大室壁增厚点之间的时间。不可在室壁最大运动幅度时测量。两室壁间的测量差异等于或大于130ms提示存在明显室内延迟（图4.13）。

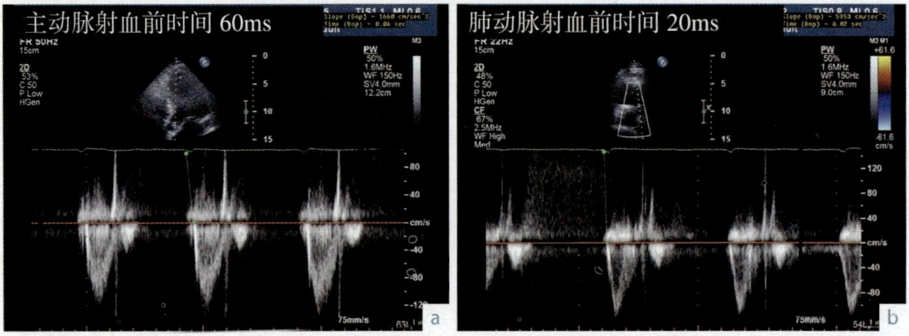

图4.12 评价室间不同步：射血前时间。(a) LVOT的脉冲多普勒；(b) RVOT的脉冲多普勒。射血前时间的测量从QRS波群开始到多普勒频谱检测到开始有前向血流。差异等于或大于40ms被认为有临床意义。

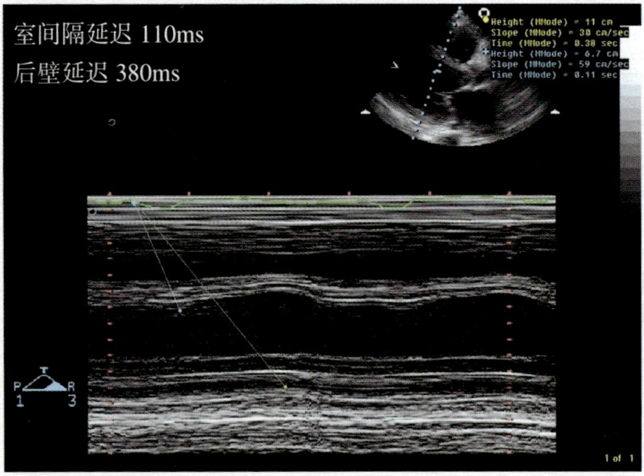

图4.13 M型超声评价室内不同步。PSLAX切面的M型超声（扫描速度100mm/s）。室间隔和后壁之间的收缩延迟从QRS波群起始到最大室壁增厚点测量。延迟等于或大于130ms被认为有临床意义。

组织多普勒成像

左心室节段性室壁运动可根据脉冲组织多普勒记录进行更精确地评价。标准方法是测量QRS波群起始点到心肌收缩速度峰值之间的延迟时间。

最简单的方法是在A4C切面二尖瓣环水平比较侧壁和间隔壁之间的收缩时间（图4.14）。差异等于或大于60ms被认为有意义。更全面的方法是测量多个心肌节段的延迟数值，计算标准差。在实际工作中，可测量12个中段和基底段节段的收缩时间：标准差等于或大于33ms被认为有意义。

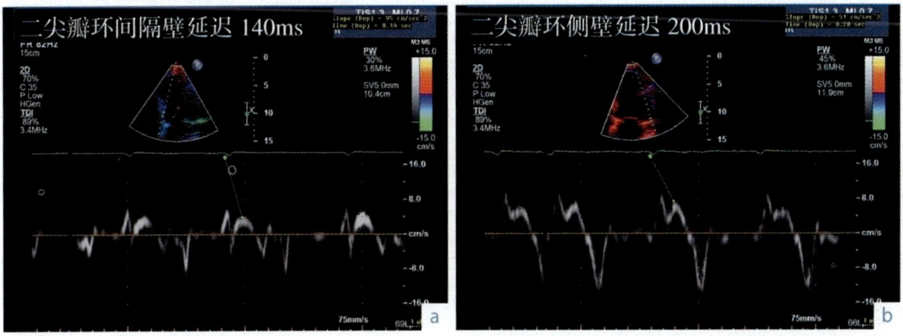

图4.14 组织多普勒评价室内不同步。(a) 二尖瓣环间隔壁；(b) 二尖瓣环侧壁。可用组织多普勒分析左心室节段性收缩。计算从QRS波群起始到收缩速度峰值的时间。二尖瓣环侧壁和间隔壁之间差异等于或大于60ms被认为有临床意义。

报告单

左心室功能的报告

摘要

- 评价整体收缩和舒张的功能

定性数据

- 节段性室壁运动异常
- 瘢痕、室壁瘤和肥厚节段

定量数据

- 射血分数
- 缩短率
- 室壁运动积分指数
- 左心室内径
- 左心室容量
- 左心室重量
- E/A比值
- 延迟时间
- E/Ea比值

（赵林译　吴永全校）

5 B 心腔

右心室

右心室的解剖结构

右心室压力比左心室低，所以心室壁较薄。右心室几何解剖复杂且不对称：横切面呈新月形，环绕左心室。此外，右心室内面非常粗糙，在心尖部附近常有一条隔缘肉柱（节制带）横跨右心室腔，内有心传导系纤维通过，这是正常结构。

（右心房的）血液通过三尖瓣进入右心室，并从RVOT泵出。RVOT通向肺动脉口的肺动脉瓣。

超声心动图表现

整个右心室不能在一个切面上显示。A4C切面是显示右心室的最佳切面，也可以在PSLAX、PSSAX、肋下切面以及右心室流入道和流出道切面观察右心室（参见第 2 章正常心脏：图2.5，2.6，2.8，2.10和2.12）。

右心室壁薄，比左心室小，在心内膜面有节制带。在A4C切面上，心尖很窄，主要被左心室心尖部占据。

在心尖部附近，从右心室游离壁至室间隔壁有隔缘肉柱相连。隔缘肉柱在A4C切面观察最佳（图5.1），可见与右心室的其他肌束混杂一起。

右心室的评价

结构评价

右心室复杂的形状使得其结构评估会有困难。右心室的体积小于左心室，在A4C切面上由左心室构成心尖。右心室明显扩大会导致右心室占据心尖。

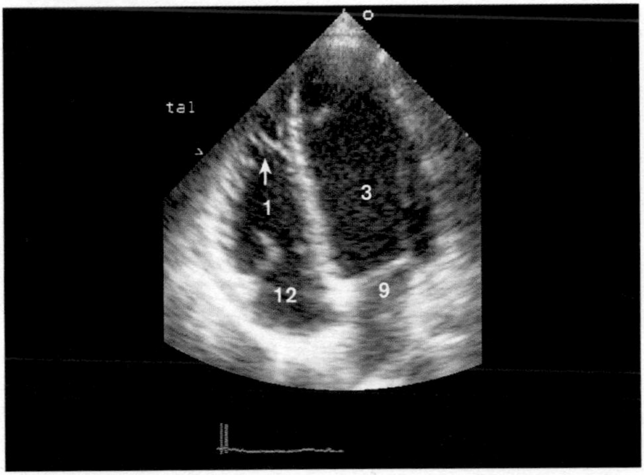

图5.1 隔缘肉柱。A4C切面。隔缘肉柱是在右心室心尖部连接室间隔和右心室游离壁的一条肌束（箭头）。(1) 右心室腔；(2) 左心室腔；(9) 左心房；(12) 右心房。

径线测量

右心室呈复杂的卷曲状不对称结构，所以一个切面上的测量并不能评价其大小。右心室中段内径可在PSLAX切面上进行测量，与左心室的测量方式相同（图2.16）。在A4C切面上，应在三尖瓣环和心室中部测量右心室的径线。右心室的长度测量应包括心尖至三尖瓣环（图5.2）。此外，在PSSAX切面上测量毗邻肺动脉瓣和主动脉瓣的RVOT直径。

右心室游离壁厚度最好在肋下切面的三尖瓣腱索水平测量。正常值应小于0.5cm。

收缩功能的评价

可以通过主观和定量的方法评价右心室的功能。

主观评价

由于右心室在运动时室壁增厚并不明显，而且无法在一个平面上观察室壁从心尖和基底段向RVOT的收缩情况，所以很难对右心室的功能进行评价。右心室功能的大致情况可以在A4C切面观察右心室而得到。观察三尖瓣环向右心室心尖部的运动情况尤其重要。

心肌梗死后可出现节段性室壁运动异常，但没有特殊的积分系统可用。

定量评价

在A4C切面可使用许多方法进行定量分析：

1．三尖瓣环位移：使用M型超声直接测量三尖瓣环侧壁位移情况。朝向

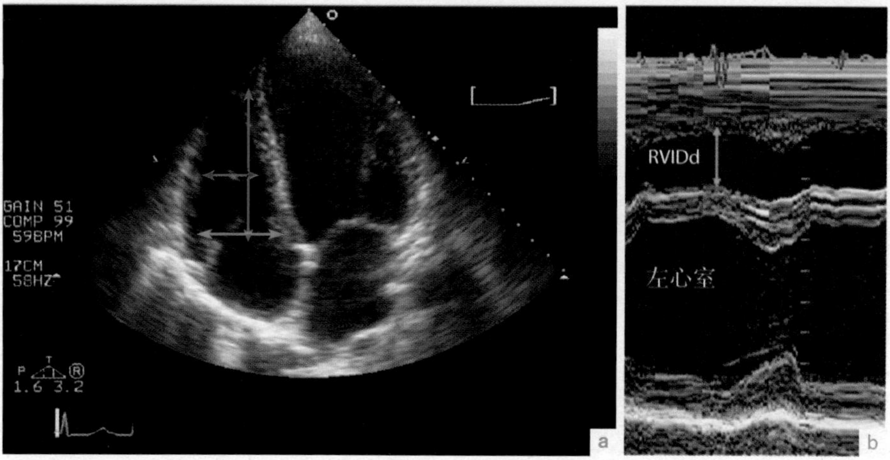

图5.2 右心室内径。(a) A4C切面上在舒张期测量以下径线：（蓝箭头）从心尖部到基底部（三尖瓣环中点）的右心室的长度；（红箭头）心室中段内径；（绿箭头）三尖瓣环水平的右心室基底段内径。(b) PSLAX切面的M型超声。RVIDd，右心室舒张期内径。

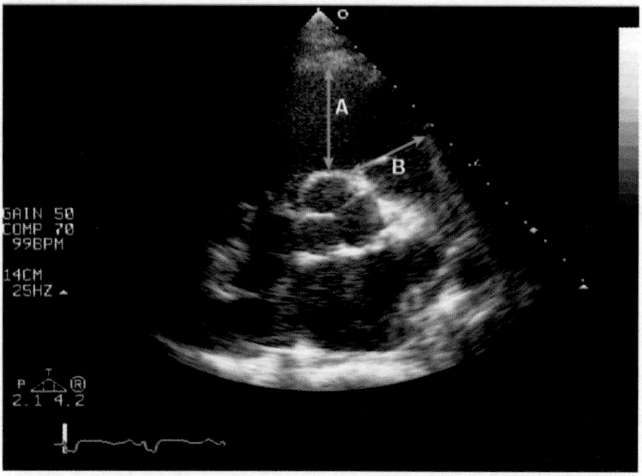

图5.3 RVOT内径。主动脉瓣水平的PSSAX切面。(a) 主动脉瓣上12点位置的跨主动脉的RVOT内径。(b) 肺动脉瓣水平的肺动脉下的RVOT内径。

心尖部的正常位移＞2cm（图5.5）。

2．右心室面积变化分数：在三尖瓣环水平画一条直线，在收缩期和舒张期描记出心内膜边界。右心室面积差异反映了右心室的收缩功能，而不是射血分数。正常值应大于30%（图5.6）。由于右心室结构复杂，不像左心室那么容易就可以计算出右心室的容积，因此，一般不常规计算右心室的射血分数。

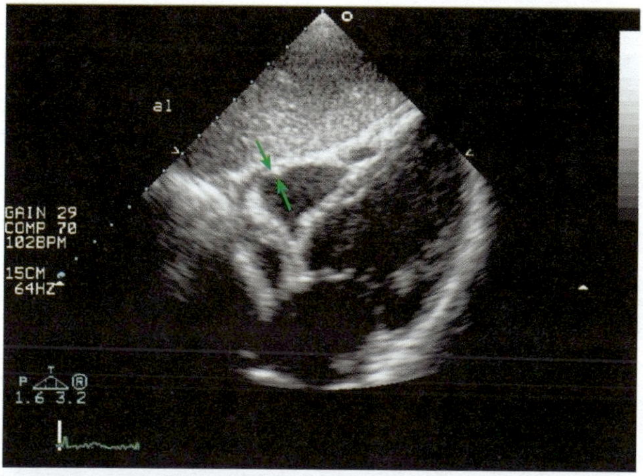

图5.4 测量右心室游离壁的厚度。右心室肋下切面：舒张末期在三尖瓣腱索水平测量室壁厚度（箭头）。

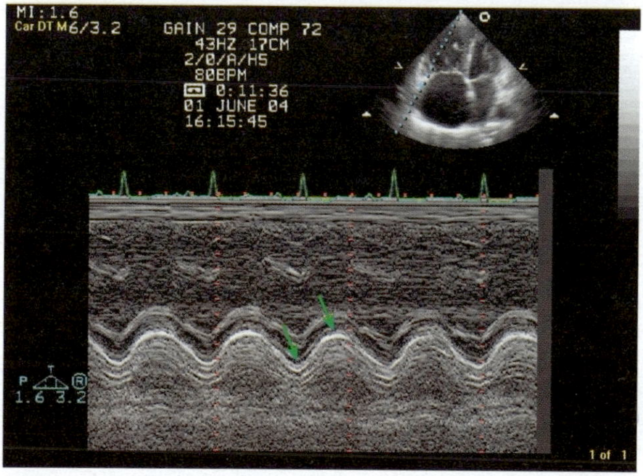

图5.5 使用M型超声仪在收缩期测量与瓣环侧壁平行时的三尖瓣环向心尖部的位移情况（箭头）。位移>20mm时提示右心室功能正常；位移<10mm时提示右心室功能严重受损。

舒张功能的评价

在实际工作中，很少评价右心室的舒张功能。与左心室的分类方法相似，可根据脉冲多普勒测得的三尖瓣血流速度（E/A比值）进行分类。

正常E/A比值为1～1.5，弛张功能受损时比值<1，假性正常时表现为1～1.5，限制性充盈异常时>1.5。舒张功能异常时，下腔静脉/肝静脉的血流也变得异常（舒张性优势），并且有下腔静脉扩张，以此可以区别假性正常和正常的舒张功能。

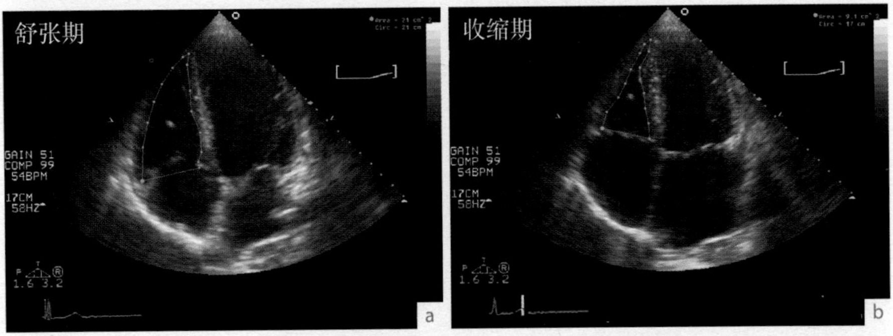

图5.6 右心室面积变化分数。在A4C切面于舒张期 (a) 和收缩期 (b) 描记出右心室的面积。该例患者的右心室面积变化分数为55%，提示右心室收缩功能正常。

报告单

右心室的报告

摘要

- 诊断
- 右心室结构和功能
- 相关瓣膜疾病
- 肺动脉高压

定性数据

- 右心室的结构：例如扩张、致心律失常性右心室心肌病
- 节段性室壁运动异常
- 相关瓣膜病的严重程度
- 心内分流异常的证据，例如房间隔缺损、室间隔缺损

定量数据

- 右心室内径
- 右心室面积变化分数
- 右心室舒张功能参数
- 肺动脉压
- 肺动脉的内径
- 右心房的内径
- 下腔静脉的内径
- 肝静脉血流

（赵林译　吴永全校）

6 心房

心房的解剖结构

心房是最小的心腔，呈类球形。每个心房都有一个位于房室沟附近的小心耳。心房被房间隔分开，房间隔上可见卵圆窝。右心房接受上、下腔静脉回流的静脉血。血液经房室瓣出心房进入各自的心室。

心房的工作压力较低（5～10mmHg），因此心房壁薄。它们作为心室的辅助泵，在舒张末期补充心室充盈，占心排出量的30%。

超声心动图表现

在许多标准超声心动图切面中都能看到左心房，包括PSLAX、PSSAX、心尖、肋下甚至胸骨上窝切面（图2.5，2.8c，2.10，2.11和2.14c）。心房壁薄，大约是心室壁厚度的1/3。经胸超声心动图中常观察不到左心耳，但可以在经食管超声心动图中观察到（图24.6e）。

在超声心动图上很难观察到房间隔，这是因为：卵圆窝部位的房间隔很薄；除了在肋下切面之外的切面上，房间隔与超声声束平行。

有四条肺静脉在左心房后壁进入左心房，有时可以在A4C切面和胸骨上“蟹”切面用彩色血流成像观察血流情况（图2.14c）。

右心房的大小和形状与左心房相似。在A4C、PSSAX和肋下切面上可以观察到右心房（图2.6，2.8c，2.10和2.12）。在肋下切面可以看到下腔静脉连接到右心房，上腔静脉只能在经食管超声心动图中观察到（图24.6d）。

心房的结构

左心房的前后径通常在PSLAX切面上从M型曲线或从二维图像直接测量（图6.1）。直径应小于4cm。心房扩大常在侧壁膨出，呈不对称性。更好的方法是用Simpson双平面法测量左心房的容积。左心房的形状可以通过在A4C和A2C切面于心房舒张期描记心内膜边界而获得（图6.2）。最理想的是通过体表

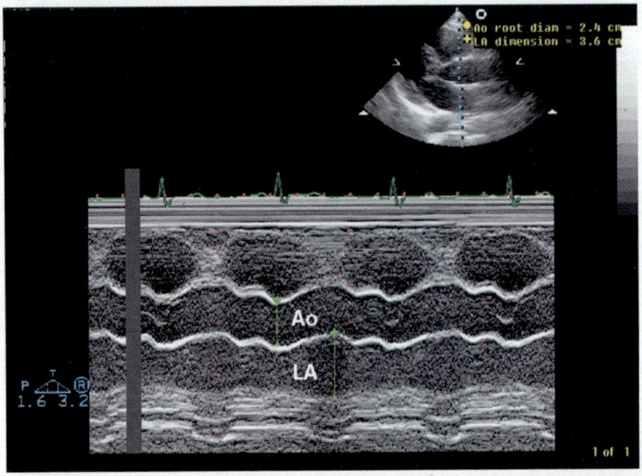

图6.1 M型曲线显示的左心房内径。在PSLAX切面上，M型曲线与主动脉根部（Ao）垂直。在心房的舒张期测量左心房（LA）的前后径。

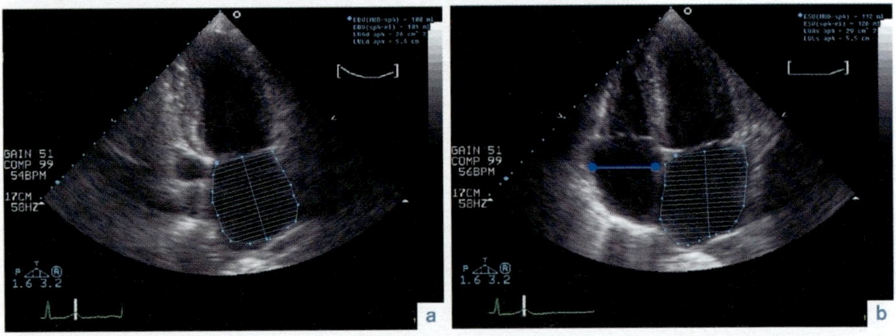

图6.2 左心房容积的测量。(a) A2C切面；(b) A4C切面。在A2C和A4C切面上，于心房舒张期通过描记心内膜边界确定左心房形状。也可以测量右心房内径。

面积进行标准化。

由于右心房不能同时在两个相互垂直的切面上显示，所以无法测量其容积。可以在A4C切面上测量右心房的最大横径（图6.2），测量值常小于4.5cm。

正常变异

房间隔脂肪瘤样肥厚

在这种情况下，房间隔因脂肪物质沉积而增厚，为非病理性改变且无特殊后果。这种增厚可以是广泛的也可以是局部的，但常常不在卵圆窝的位置（图6.3）。房间隔的局部增厚常被误诊为血栓或肿瘤。

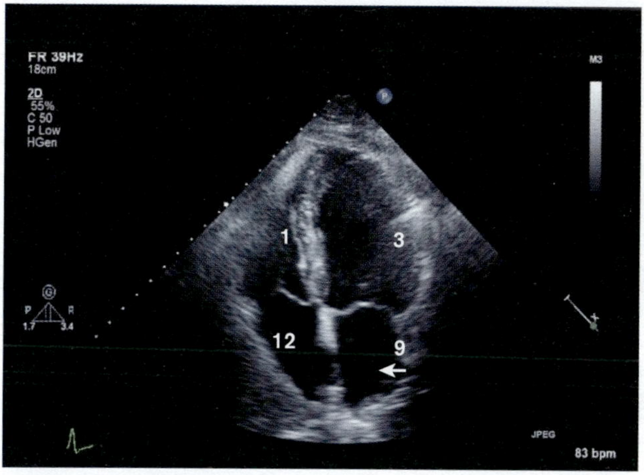

图6.3 房间隔脂肪瘤样肥厚。A4C切面。除了卵圆窝之外，房间隔普遍增厚。(1) 右心室腔；(2) 左心室腔；(9) 左心房；(12) 右心房。

希阿里（Chiari）网

希阿里网是胚胎发育过程中的残存结构，在超声心动图上具有时隐时现、漂浮的特点。在A4C和肋下切面上观察最佳（图6.4）。偶尔，可以在网状结构的网眼中捕获血栓等异物。

欧氏瓣

这是位于下腔静脉附近的心内膜脊，胎儿时期可引导血液经卵圆窝流向左心房。欧式瓣为胚胎发育过程中的残存结构，成人不明显，常被误认为血栓或赘生物。经食管超声心动图检查更能明显显示该结构（图6.5，在图2.6a

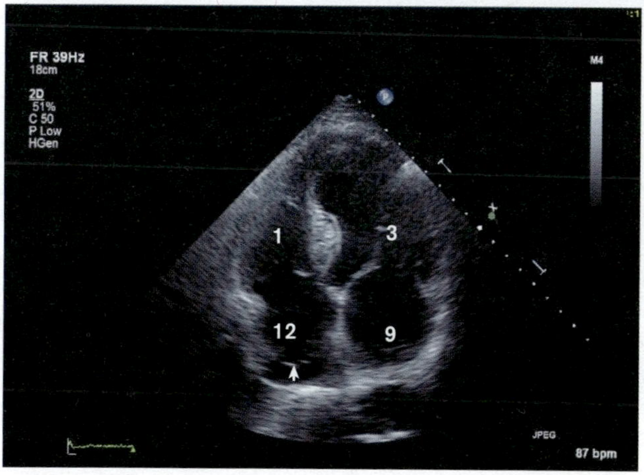

图6.4 希阿里网。A4C切面。右心房出现明显的希阿里网（箭头）。此外，可见房间隔近段增厚以及在房间隔基底段可见局部增厚。(1) 右心室腔；(3) 左心室腔；(9) 左心房；(12) 右心房。

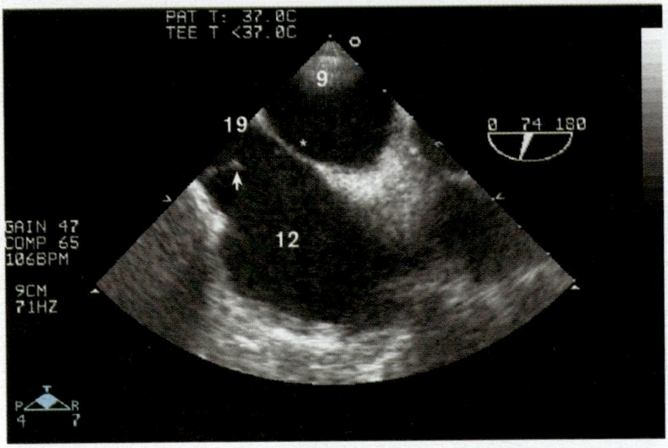

图6.5 欧氏瓣。经食管超声心动图。在下腔静脉与左心房的连接处可见欧氏瓣（箭头），后者能引导血液流向卵圆窝（*）。(9) 左心房；(12) 右心房；(12) 下腔静脉。

也可见到)。

心房疾病

心室充盈压增加（例如心室收缩或舒张性功能异常）或房室瓣病变（图6.6）时，心房会明显增大。这些疾病将在其他章节中讨论。心房扩大将不可避免地引发房性心律失常，例如心房颤动，导致临床情况恶化。

房间隔缺损

先天性房间隔缺损的分类和评价将在第20章详述。

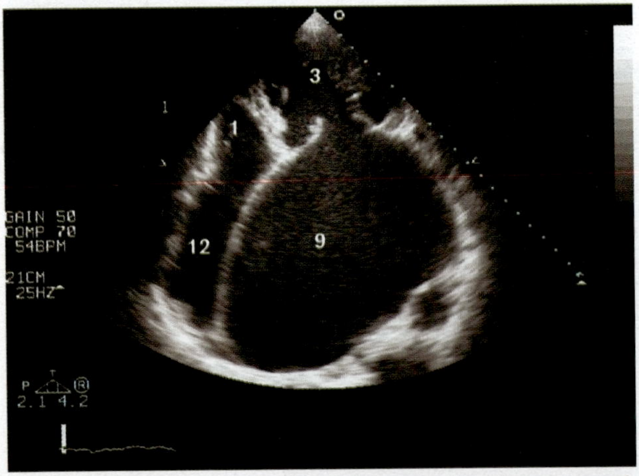

图6.6 左心房扩大。左心房明显扩大，并挤压心脏的其他腔室。房间隔凸向右心室表明左心房压力增加。其原因是严重二尖瓣反流。(1) 右心室腔；(3) 左心室腔；(9) 左心房；(12) 右心房。

（赵林译 吴永全校）

心肌梗死

概述

冠状动脉阻塞可引起急性透壁心肌梗死，导致该血管供血心肌坏死，诱发即刻和长期并发症等一系列变化。

急性并发症

左心室功能异常

三条冠状动脉供应不同的心肌区域，且个体差异较小（图4.6）。冠状动脉阻塞的即刻后果是引起支配区域的心肌缺血，导致心肌节段性收缩和舒张功能异常。急性心肌梗死的超声心动图证据是与冠状动脉供血区域一致的节段性室壁运动异常。临床表现取决于血栓形成的位置（近端或远端血管）、侧支循环血液供应情况以及解剖结构的个体差异（图7.1）。

发生急性心肌梗死时，无法确定异常的无运动节段是代表心肌坏死（梗死）区域，还是由于心肌顿抑和一过性功能异常造成的。恢复血液供应可挽救存活心肌，几天或几周后心肌功能即可恢复。相反，薄的、强回声的无运动心肌代表既往心肌坏死（几周甚至几年）。

右心室功能失调

约50%的下壁心肌梗死患者可出现右心室心肌梗死，其中出现临床症状的约为10%。这通常由于右冠状动脉近端阻塞造成的，会导致急性右心室衰竭和心源性休克。

右心室心肌梗死的即刻超声表现包括右心室扩张、收缩功能减退、节段性室壁运动异常、室间隔反向运动和急性三尖瓣反流（图7.2）。随着时间延长，超声心动图上的瘢痕和重构表现会变得明显。

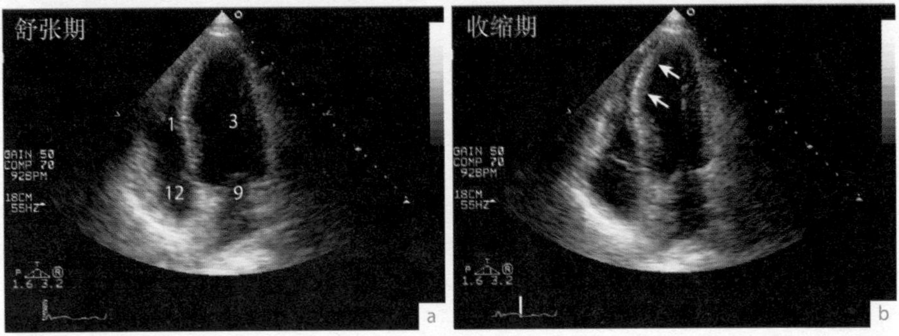

图7.1 急性心肌梗死。A4C切面。(a) 舒张期；(b) 收缩期。左心室厚度正常，但是室间隔在收缩期不能增厚且运动消失；其他部位厚度正常。此表现提示急性前间隔梗死。(1) 右心室；(3) 左心室；(9) 左心房；(12) 右心房。

心脏破裂

急性梗死的心肌变薄，并在压力下易于扩张，有时甚至会发生自发性破裂。具体结果和超声心动图表现取决于破裂部位。

心室游离壁破裂

心室游离壁破裂后，在高压下血液会灾难性地漏进心包腔导致心脏压塞（图7.3）。后果常常是致命的，并且占急性心肌梗死患者院内死亡的10%。

部分室壁破裂会导致假性室壁瘤形成，此时心包血肿可防止血液进一步渗漏。血肿常被误认为是室壁瘤心肌，但与真正的室壁瘤不同的是其瘤颈很窄，后者为室壁的破裂部位。假性室壁瘤可进行外科修复治疗。

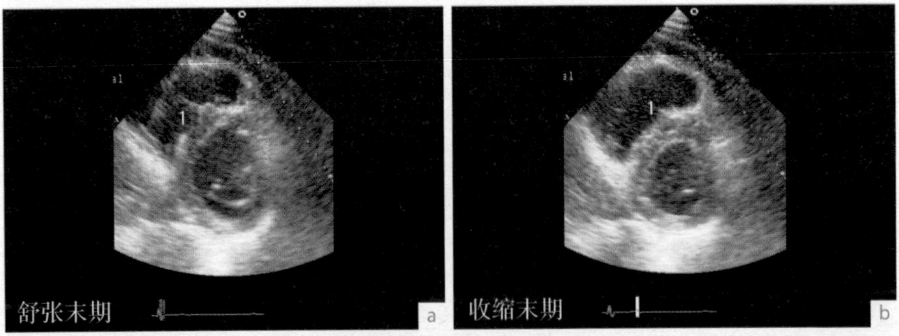

图7.2 右心室心肌梗死。PSSAX切面。可见右心室扩张、室壁运动消失、左心室下后壁运动异常以及心包渗出。(1) 右心室；(3) 左心室。

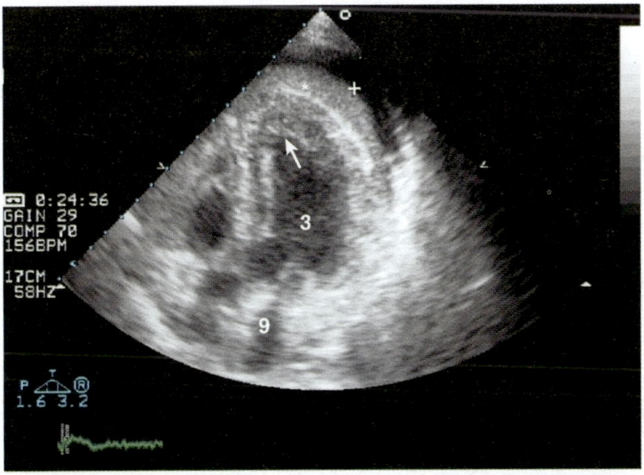

图7.3 心室游离壁破裂。A4C切面。可见心包血肿（*）和无回声区（+），提示有新鲜血液漏出。此外，可见左心室心尖部有不连续现象（箭头），提示此处室壁破裂。可见左心房 (9) 受压。综合考虑，这些表现提示该患者有假性室壁瘤，最终血液漏出导致急性心脏压塞。(3) 左心室；(9) 左心房。

室间隔破裂

室间隔梗死后出血会导致室间隔破裂并形成室间隔缺损。根据缺损的大小和分流量，可能会出现心源性休克。

缺血性室间隔缺损常表现为室间隔结构异常（增厚并不连续），彩色血流成像可见血流跨过室间隔（图7.4）。常规切面观察可能会漏诊室间隔缺损。如果临床上高度怀疑室间隔缺损，应尽可能在更多切面上观察。

乳头肌断裂：急性二尖瓣反流

由于正常乳头肌功能对二尖瓣的完整性非常重要，所以二尖瓣特别容易受到心肌功能失调的影响。急性心肌梗死时，由于乳头肌缺血常发生急性二尖瓣反流。下后壁只有一条血管供应，因此下后壁心肌梗死常影响后组乳头肌功能，且梗死范围常很小。

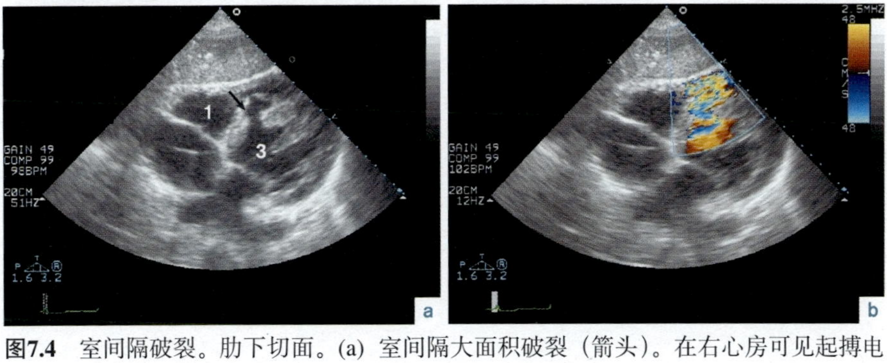

图7.4 室间隔破裂。肋下切面。(a) 室间隔大面积破裂（箭头）。在右心房可见起搏电极。(b) 彩色血流成像可见由左心室到右心室的涡流区域。(1) 右心室；(3) 左心室。

缺血会导致受损乳头肌松弛，使二尖瓣后叶活动受限，不能与前叶融合。随着血流的成功再灌注，乳头肌功能常会恢复，从而二尖瓣反流也会减轻。如果出现后壁或下壁运动消失、离心性二尖瓣反流束并且乳头肌完整时，那么可断定有乳头肌缺血。二尖瓣后叶运动受到限制，反流束常向后，流向异常的瓣叶。这与二尖瓣脱垂不同，后者的反流束指向远离脱垂瓣叶的方向。

急性二尖瓣反流也可继发于完全或部分乳头肌断裂，仅次于心肌梗死后（图7.5）。这会引起灾难性二尖瓣反流和致死性急性肺水肿。建议急诊行二尖瓣手术修补或置换。

乳头肌断裂可以在经胸超声心动图上直接观察，可见残端或游离部分黏附于二尖瓣叶或乳头肌基底段。此外，也可根据剧烈摆动的二尖瓣叶/节段而推测出乳头肌断裂。经食管超声心动图检查能更可靠地识别其确切的病理改变。

常规超声心动图检查会低估急性二尖瓣反流的严重程度，主要是因为左心房压力急性升高减少了二尖瓣的反流束（在彩色血流多普勒上可见）。在这种情况下，最可靠的指标是测量反流狭径的宽度。二尖瓣反流加重的诊断线索是出现心源性休克表现，但是左心室功能却良好。

内膜血栓

血栓形成是心内膜受损和无运动梗死心肌附近区域血流停滞的结果。血栓呈现同质性，可为圆球形、钟摆样、活动或是静止的层积样（图18.5）。由于在检查中容易被遗漏，或者太小而在某些切面中看不到，或者由于其类似于正常心肌组织，常常需要高度怀疑地去检测。如果没有明显的节段性室壁运动异常时，血栓形成的可能性很小。内膜血栓将在第18章详述。

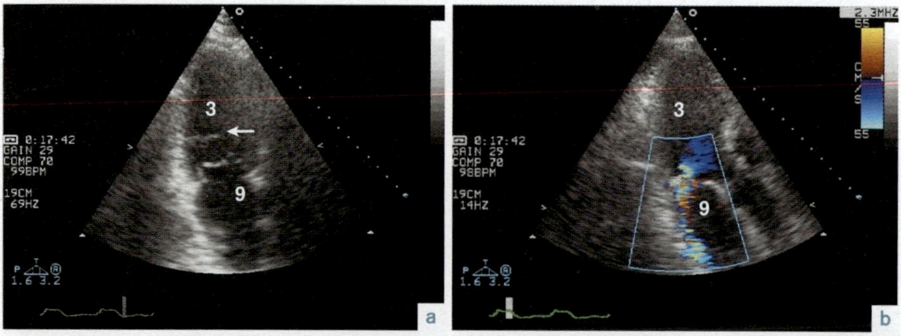

图7.5 急性二尖瓣反流。(a) A2C切面；(b) A3C切面。后乳头肌的一端从二尖瓣叶断开（箭头），导致二尖瓣离心性向后反流，同时可见二尖瓣前叶活动过度。(3) 左心室；(9) 左心房。

心包炎

急性心肌梗死后的急性心包炎常见并呈自限性，这是因为透壁性心肌梗死而导致心外膜或心包发生炎症。渗出量常较少，在超声心动图上不易检测，并且无鉴别特征。

慢性并发症

左心室重构

左心室重构是指急性心肌梗死后左心室结构的改变。几周或几月后梗死组织被瘢痕替代，并与左心室扩张、收缩/舒张功能异常和非梗死区域代偿性增厚有关。当瘢痕组织很薄时会形成室壁瘤。

超声心动图上，瘢痕呈现为无运动或反向运动的心肌组织，其回声强度明显增加（图7.6）。室壁瘤像气泡的一部分，呈薄壁的高回声室壁，与左心室壁通过宽阔的颈部相连（图7.7）。室壁瘤表现为反向运动的特点（外向性矛盾运动），但很难在超声心动图上发现。心尖部室壁瘤最常见，但也可发生在任何部位。

慢性二尖瓣反流

心肌梗死慢性期的二尖瓣反流常因为左心室重构时瓣下结构断裂而导致。严重的心室扩张会使乳头肌移位并牵拉瓣下结构，导致瓣叶结构发生改变，不能正常闭合。此外，左心室扩张会引起二尖瓣环扩张，从而妨碍了正常瓣膜的

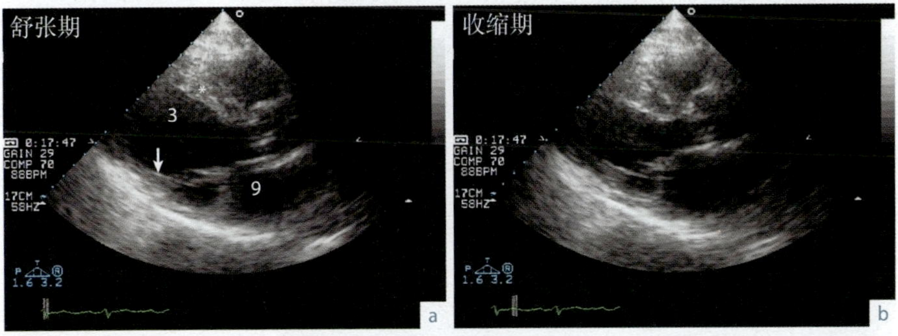

图7.6 心肌瘢痕。PSLAX切面。(a) 舒张末期；(b) 收缩末期。后壁呈高回声且无运动（箭头），提示为慢性瘢痕区域。相反，前间壁肥厚（*），收缩功能正常。(3) 左心室；(9) 左心房。

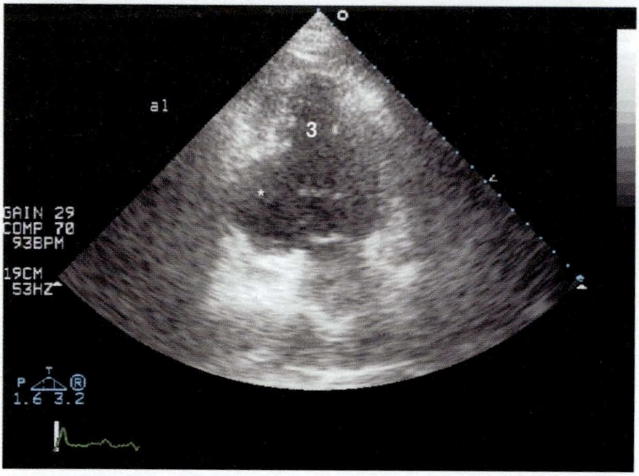

图7.7 下壁室壁瘤。A2C切面。在左心室下壁基底段和中段可见真正的室壁瘤（*）。注意，与其他心肌区域相比，室壁瘤壁回声增强。与假性室壁瘤相比，连接左心室腔和室壁瘤的颈部增宽。(3) 左心室。

关闭。这种改变常出现在严重左心室功能异常时，并且二尖瓣反流束为向心性（图7.8）。严重的功能性二尖瓣反流会增加左心室的容量负荷，从而陷进了左心室功能和二尖瓣反流进一步恶化的恶性循环中。一般在这种情况下，不适于外科手术和瓣膜置换。

另一个可能的原因是乳头肌梗死和瘢痕形成，从而导致乳头肌缩短以及一个或两个瓣叶短缩。该过程常常影响后中组乳头肌。一般，超声心动图的特征包括下后壁运动异常、后叶限制性运动和二尖瓣反流离心性朝向后方（图7.9），左心室功能通常很好。在这种情况下，严重二尖瓣反流可行二尖瓣修补治疗。

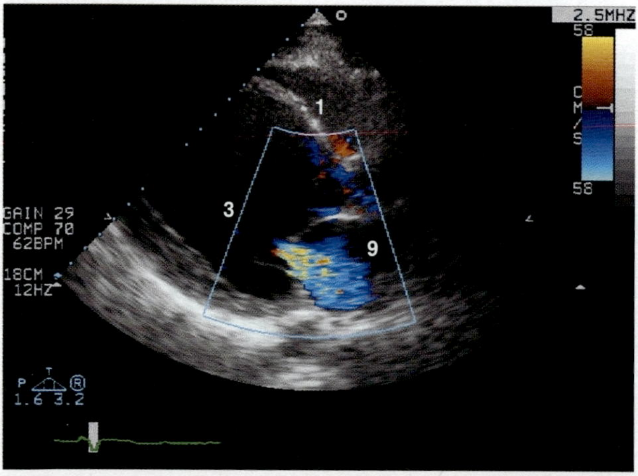

图7.8 功能性二尖瓣反流。PSLAX切面。既往心肌梗死后左心室明显扩张。前间壁区域很薄并无运动。乳头肌移位将二尖瓣前叶向左心室心尖部牵拉，从而导致功能性二尖瓣反流。(1) 右心室；(3) 左心室；(9) 左心房。

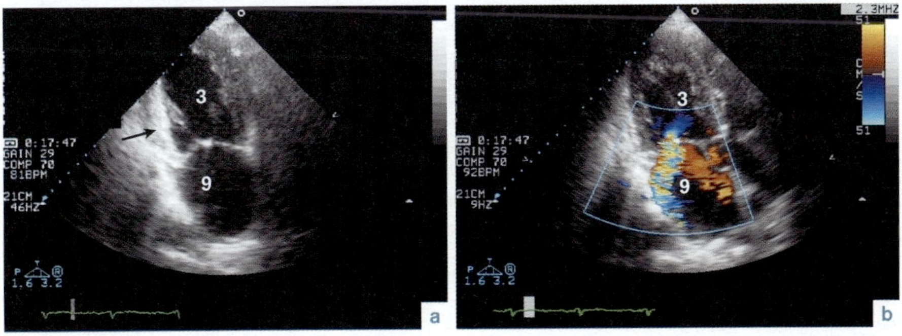

图7.9 慢性乳头肌功能失调。(a) A2C切面；(b) A3C切面。下壁和乳头肌运动消失并且回声增强，提示有纤维化（箭头）。二尖瓣反流束朝向后壁，提示二尖瓣后叶关闭受限。(3) 左心室；(9) 左心房。

（赵林译　吴永全校）

心肌病

心肌病是用来描述心肌疾病的非特异性名词，原因常不明。根据左心室病理生理情况，心肌病可分为三种类型，即肥厚型、扩张型和限制型心肌病。左心室致密化不全和致心律失常性右心室心肌病是最近才被认识的不同病理变化的心肌病。

肥厚型心肌病

肥厚型心肌病是一种遗传病变，在无继发原因（例如高血压）的情况下，出现左心室明显增厚（肥厚）。如果存在左心室或LVOT血流阻塞时，称为肥厚型梗阻性心肌病。大多数患者都存在编码肌浆蛋白基因的遗传变异，但目前并不清楚是如何导致心脏基因表型改变的。病情的严重程度以及病变的开始时间因患者和家族不同而不同。

肥厚型心肌病的超声心动图特点包括：

1．左心室肥厚（图8.1）　这是肥厚型心肌病的特点。左心室肥厚常表现为局部节段肥厚，与继发性肥厚不同，当然二者也没有绝对差异。最常见的表现为非对称性室间隔肥厚，室间隔增厚约15mm或以上，并且在M型超声的PSLAX切面上室间隔厚度与后壁厚度的比值≥1.3：1。肥厚型心肌病的少见表现为单独左心室游离壁肥厚、心尖肥厚（图8.2）或向心性左心室肥厚。此外，右心室一般不会受累。左心室腔通常很小，并且在收缩期由于肥厚太严重而导致心室腔几乎消失（图8.1）。偶尔，除了心电图的异常表现和家族史外，在超声心动图上无肥厚型心肌病的证据。

2．二尖瓣收缩期前向运动　在收缩期可见二尖瓣前叶朝向室间隔的异常前向运动。这常被认为是由于血流加速通过阻塞的室间隔后产生的吸引力（文丘里效应）造成的，当然也可能受其他因素的影响，例如二尖瓣结构异常。二尖瓣收缩期前向运动在二尖瓣M型超声的PSLAX切面上显示最清楚，而很难在实时二维图像上显示（图8.1）。二尖瓣收缩期前向运动可以根据室间隔和二

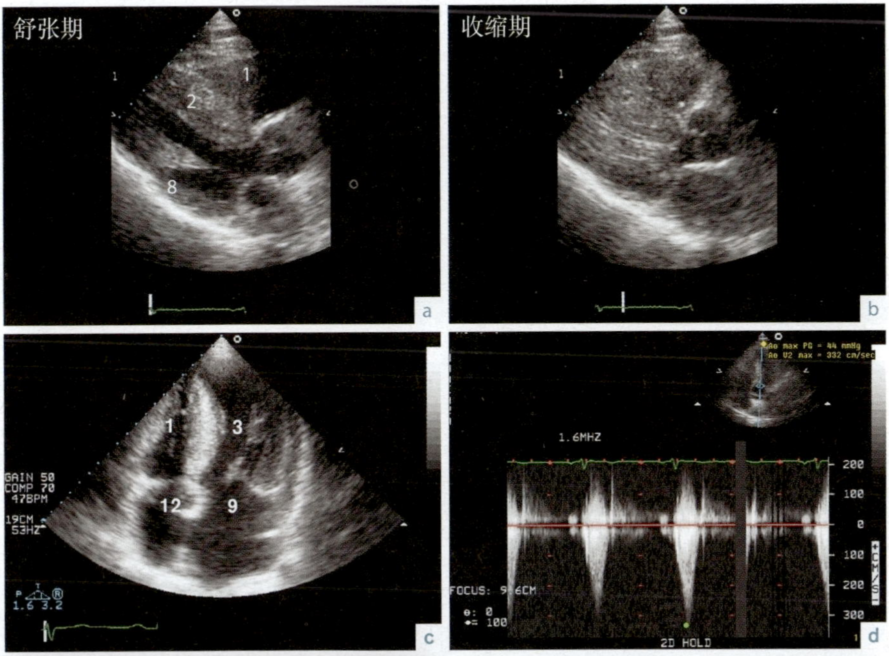

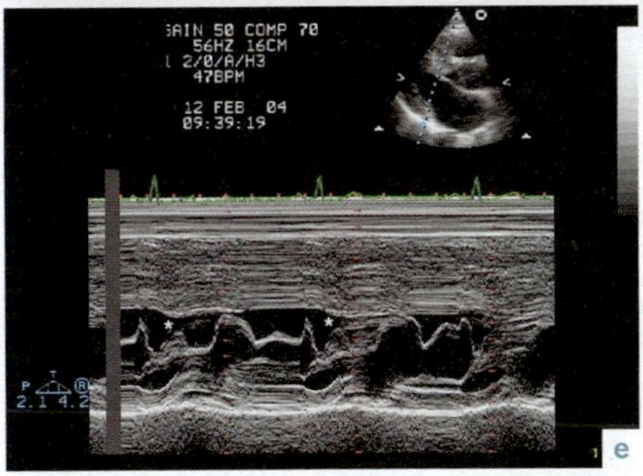

图8.1 肥厚型梗阻性心肌病。(a, b) PSLAX切面；(c) A4C切面；(d) LVOT的连续多普勒；(e) 二尖瓣的M型超声。在所有切面上都可找到非对称性室间隔肥厚证据，在收缩期左心室腔基本消失。连续多普勒显示静息状态下LVOT压差约44mmHg。多普勒频谱的外形呈弯刀形，符合动力性梗阻表现。在M型超声可见二尖瓣前叶收缩期前向运动（*），提示在收缩末期二尖瓣前叶向室间隔前向运动。(1) 右心室；(2) 室间隔；(3) 左心室腔；(8) 左心室后壁；(9) 左心房；(12) 右心房。

尖瓣前叶之间的接触距离和持续时间进行分类。二尖瓣轻微前移而无室间隔接触为轻度收缩期前向运动；接触时间延长为重度收缩期前向运动，并与LVOT梗阻和二尖瓣反流有关。

3．动力性LVOT压差　LVOT血流阻塞可能是严重室间隔增厚和收缩期前向运动的结果。梗阻具有动力性特征，因为其在收缩期逐渐加重，与主动脉狭窄不同，后者在心脏循环中狭窄情况不发生变化。LVOT/主动脉瓣的连续多普勒表现常呈特征性的“弯刀”形，峰值血流出现较晚（图8.3），提示随着心脏

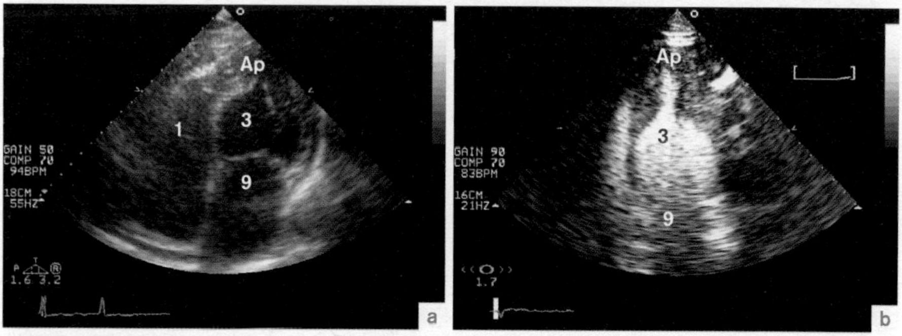

图8.2 心尖肥厚型心肌病。(a) A4C切面。(b) A4C切面，在左心室注射造影剂观察。左心室心尖部室壁均匀增厚，而左心室的其他部位正常。这就是特征性的“黑桃”样改变。在收缩期，心尖消失。(b) 应用造影剂会明显改善图像质量。Ap，心尖室壁增厚。(1) 右心室腔；(3) 左心室腔；(9) 左心房。

收缩，梗阻明显加重。连续多普勒有助于准确测量压差，但是无法确定梗阻部位。如果存在明显的室间隔增厚和收缩期前向运动时即可确诊，但是由于室间隔增厚，有时梗阻也出现在左心室腔的其他部位。这可以通过脉冲多普勒测量左心室腔、LVOT和主动脉的压差的变化情况证实（图8.3）。明显的腔内压差会降低LVOT内压力，导致收缩末期主动脉瓣关闭（主动脉瓣提前关闭）。可通过M型超声进行评价。更常见的是由于涡流而出现主动脉瓣尖端振动。休息状态下，压差可能不很明显，但是可通过增加心肌收缩力或降低前负荷/后负荷的方法诱发，例如运动、服用硝酸盐或多巴胺等药物。

4．舒张功能失调　舒张功能失调的变异程度很大，并且与心肌肥厚的程度相关。舒张功能失调导致的左心室充盈压增加会导致心房扩张和心房颤动。

5．二尖瓣反流　这可能是收缩期前向运动、二尖瓣叶拉长和乳头肌附件异常的结果。

6．扩张型心肌病　肥厚型心肌病被认为可能会“燃烧”，导致心室壁逐渐变薄、心室扩张和收缩功能异常。

但是，非对称性室间隔肥厚、收缩期前向运动和动力性LVOT梗阻并不是肥厚型心肌病的特异表现，也可出现于其他疾病（表8.1）。例如，继发于高血压的严重左心室肥厚在进行多巴酚丁胺负荷超声心动图检查时也可能出现收缩期前向运动和动力性流出道压差。

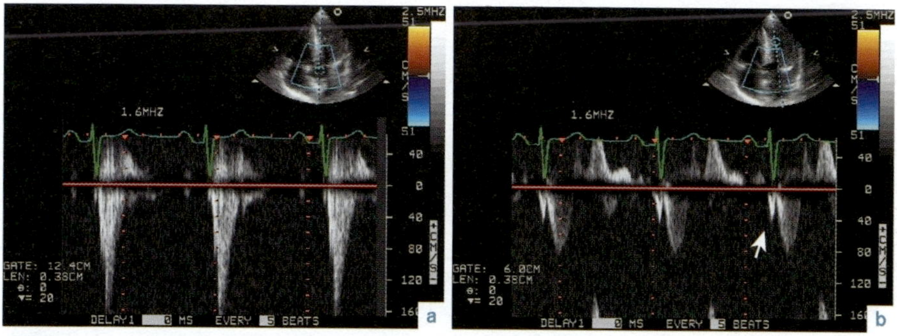

图8.3 定位流出道压差。(a) 在主动脉瓣行脉冲多普勒取样，峰值血流速度超过1.6m/s。(b) 在左心室腔内取样，峰值血流速度只有0.8m/s。左心室腔与主动脉瓣之间的血流加速提示存在轻度LVOT梗阻。进一步取样能够更精确地确定梗阻部位。箭头是指在收缩前的前向血流，有时可见于肥厚型心肌病。此血流是由于左心房收缩使血流流向僵硬的左心室引起的。

表8.1 非对称性室间隔肥厚、二尖瓣收缩期前向运动和左心室流出道梗阻的原因

	原因
非对称性室间隔肥厚	高血压性左心室肥厚
	既往有心肌梗死
二尖瓣收缩期前向运动	收缩增强状态（多巴酚丁胺负荷超声心动图）
	二尖瓣修补
	先天性乳头肌异常
	急性心肌梗死
	大动脉转位
左心室流出道梗阻	严重高血压性左心室肥厚（多巴酚丁胺负荷超声心动图）
	先天性乳头肌异常
	急性心肌梗死

肥厚型心肌病的并发症包括心绞痛、心力衰竭、晕厥、猝死、心房颤动、二尖瓣反流和感染性心内膜炎。而且，极少有超声心动图指标能够预测肥厚型心肌病患者的临床过程。有证据表明，因严重肥厚（室间隔厚度＞30mm）导致的室性心律失常增加了心源性猝死的危险。流出道压差＞30mmHg时提示预后不良。

扩张型心肌病

扩张型心肌病是很多不同心脏疾病的终末表现。其特征包括左心室扩张、整体室壁运动减弱和左心室壁变薄（图8.4）。超声心动图检查应包括评价左心室收缩和舒张功能、潜在的可能原因、并发症和左心室机械运动不同步的证据。

检测潜在的原因

一般情况下，超声心动图检查并不能确定扩张型心肌病的原因，但患者的病史能够提供信息（例如既往有心肌梗死、心肌病家族史和酗酒）。当然也有很多特异性线索，所以寻找严重瓣膜疾病、左心室肥厚（提示为高血压性心脏病或肥厚型心肌病）或节段性室壁运动异常（提示为缺血性心脏病）的证据非常重要。心室致密化不全是最近才认识到的疾病，其具有特殊的超声心动图表现，心室肌如同海绵并且在心尖/侧后壁区域增厚（图8.5）。心室致密化不全

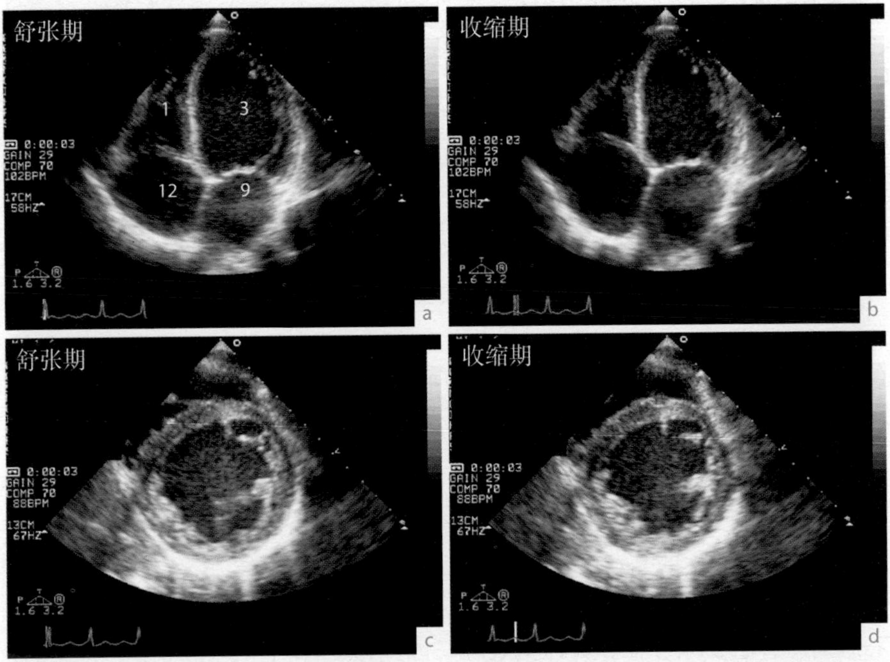

图8.4 扩张型心肌病。(a, b) A4C切面；(c, d) PSSAX切面。左心室扩大（6.0cm），整体室壁运动减弱，几乎观察不到收缩期左心室壁增厚和运动（b, d）。患者出现心房扑动和各种阻滞。(1) 右心室；(3) 左心室腔；(9) 左心房；(12) 左心房。

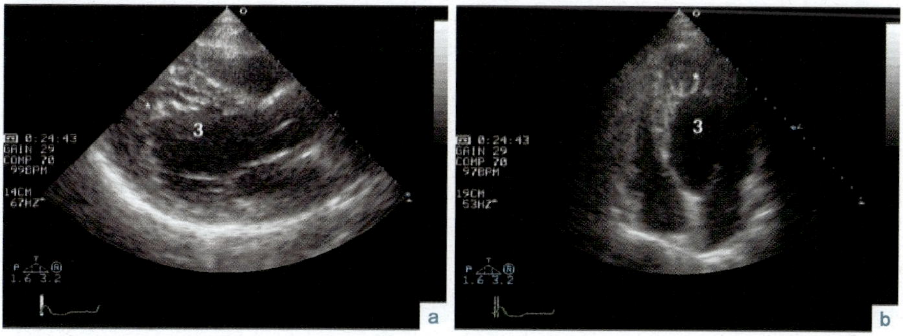

图8.5 孤立性心室致密化不全。(a) PSLAX切面；(b) A4C切面。心室致密化不全具有特征性的海绵样外观（*），多发生于心尖部，但也会发生于心室的其他部位甚至右心室。在前向短缩的切面，左心室血栓和心尖肥厚型心肌病时也会出现类似的表现。(3) 左心室。

具有潜在的遗传倾向，常发生于儿童或年轻人，可能与先天性心脏缺损有关，并被认为是发育缺陷。与所有的扩张型心肌病一样，心室致密化不全增加了猝死、心律失常和心源性栓塞的危险。

左心室功能的评价

该内容已在第4章中叙述，但是在此需要另外强调几点。由于左心室功能是最重要的评价指标，并且是决定某些治疗如植入性心脏转复除颤/心脏再同步化治疗的重要指标，所以定量评价左心室功能非常必要。

左心室收缩功能评价的基本信息包括测量左心室内径、计算缩短率和射血分数。由于出现心脏限制性改变的患者比轻度舒张功能不全患者的预后更差，所以舒张功能评价也非常重要。

限制型心肌病

限制型心肌病以心室僵硬度明显增加为特征，导致严重的舒张功能不全。很多病变可引起限制型心肌病，包括心肌淀粉样变、心内膜纤维化、血色病、肉瘤和硬皮病等。这些病变都与心肌中异常蛋白/纤维沉积有关，可导致左心室肥厚和心肌异常肥大。左心室充盈受损会使后负荷增加而引起左心房扩张。

超声心动图特点包括明显的双心室肥厚、双心房扩张、左心室收缩功能正常和限制性舒张（E峰血流速度增加、E峰减速时间缩短和E/A比值增加），还会出现明显的左心室充盈压增加（E/Ea比值增加）（图8.6）。淀粉样变可出现

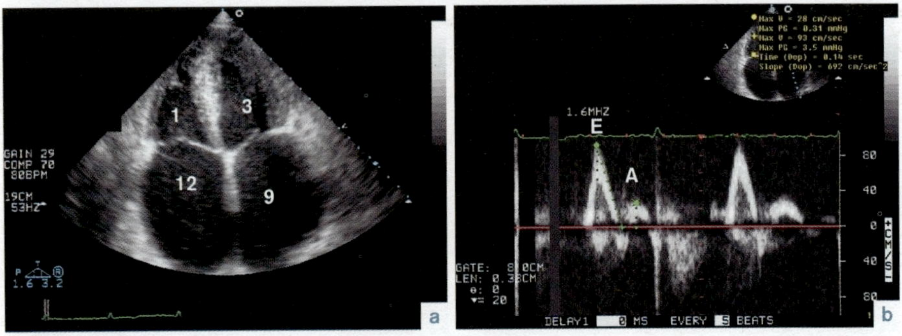

图8.6 限制型心肌病。(a) A4C切面；(b) 二尖瓣血流脉冲多普勒。左心室和右心室严重肥厚且双心房明显扩大。二尖瓣血流脉冲多普勒显示E/A峰值流速比值约为3：1，呈限制性舒张表现。室间隔的闪亮点可能为淀粉样变。(1) 右心室；(3) 左心室；(9) 左心房；(12) 右心房。

特征性心肌组织回声增强，特别是在室间隔部位，并可出现瓣膜增厚。

缩窄性心包炎会出现类似的临床表现，包括双心房扩大和舒张期充盈异常。虽然超声心动图特点常常不同，但也存在明显重叠表现，需要结合其他影像学检查进一步确定诊断。

致心律失常性右心室心肌病

这种心肌病主要影响右心室，当然左心室也会受累。心肌病病因不明，但常常是家族性的。右心室心肌常被纤维脂肪组织代替，导致右心室扩张和功能受损。顾名思义，其会导致室性心律失常，如室性心动过速和心室纤颤。

超声心动图表现从轻度右心室扩大到严重腔室结构异常不等，如右心室壁内出现隐窝或小室壁瘤以及右心室腔整体扩大或受损（图8.7）。由于在早期无法检测轻微异常，所以超声检查无法排除致心律失常性右心室心肌病的诊断，这时MRI是更敏感和特异的方法。

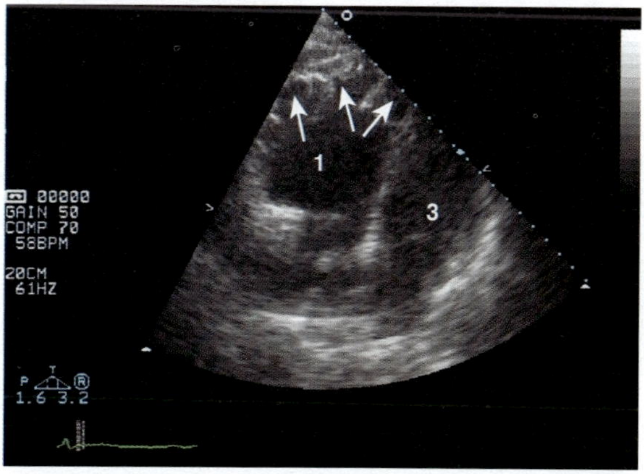

图8.7 致心律失常性右心室心肌病。A4C切面。右心室明显扩张，游离壁结构明显异常，可见明显肥厚和深隐窝（箭头）。异常表现常比较隐蔽。(1) 右心室腔；(3) 左心室腔。

报告单

肥厚型梗阻性心肌病的报告

摘要

- 诊断：肥厚型心肌病
- 肥厚严重程度
- 功能影响：流出道梗阻，收缩/舒张功能
- 并发症，例如二尖瓣反流

定性数据

- 肥厚的部位
- 收缩期前向运动：严重程度
- 主动脉瓣提前关闭
- 定位流出道梗阻
- 并发症的证据

定量数据

- 左心室内径
- 其他腔室内径
- 射血分数
- 舒张期指标：E/A比值、减速时间，E/Ea比值
- LVOT压差

报告单

扩张型心肌病的报告

摘要

- 左心室收缩和舒张功能的分级
- 右心室结构和功能
- 扩张严重程度
- 并发症

定性数据

- 节段性室壁运动异常
- 瘢痕、室壁瘤和肥厚区域
- 并发症，例如二尖瓣反流、血栓

定量数据

- 左心室内径
- 左心室容量
- 左心室质量
- 射血分数
- 短轴缩短率
- 室壁运动积分
- 舒张功能指标：E/A比值、减少时间、E/Ea比值
- 右心室内径
- 右心室面积变化率
- 肺动脉压

（赵林译　吴永全校）

左心室肥厚

左心室肥厚的病理生理变化

左心室肥厚是指心肌细胞增大和细胞外基质纤维化导致的左心室重量增加。根据病因可分为原发性（例如肥厚型心肌病）和继发性（例如高血压、心肌梗死和瓣膜性心脏病）。优秀的运动员也可出现心肌肥厚，并被认为是生理性的。

左心室肥厚是心脏对压力增加或对室壁应力增加的代偿适应性反应。虽然左心室肥厚最初是代偿左心室的功能，但最后会导致收缩和舒张功能受损。因此，左心室肥厚被认为是心力衰竭的前期表现。

左心室肥厚的诊断

左心室肥厚可通过一系列超声心动图标准诊断，包括简单的左心室壁厚度测量以及复杂的计算左心室重量的方法。正常值可从“正常”人群和尸体解剖证据获得。左心室重量可因体型不同而有所差异，所以如有可能，超声指标应根据体表面积进行标准化。

左心室壁厚度

室间隔和后壁厚度可在PSLAX切面用M型记录在舒张期进行测量。成年男性大于1.0cm，成年女性大于0.9cm视为异常。异常范围参见附录1。

由于简单线性测量无法考虑左心室整体大小和形状以及患者体型，所以诊断的敏感性和特异性都很低。例如，左心室扩张且室壁厚度“正常”，左心室重量很可能明显增加，提示左心室肥厚。但是简单的室壁线性测量会漏诊。

不同形式的左心室肥厚发生于不同的病理情况。向心性左心室肥厚常是压力负荷过重的反应（例如主动脉瓣狭窄或高血压），表现为对称性肥厚，左心室腔内径减小，心室腔容量减小。离心性肥厚发生在容量负荷过重时（例如主动脉瓣或二尖瓣反流），此时左心室重量增加但左心室内径没有减小。这种差异可通过计算相对室壁厚度（RWT）评价，RWT是通过计算舒张期后壁厚度（PWTd）与左心室内径（LVIDd）比值获得：

$$RWT = 2 \times PWT/LVIDd$$

RWT≤0.42提示心脏正常（左心室重量正常）或离心性肥厚（左心室重量增加）。RWT＞0.42和左心室重量增加提示为向心性肥厚。

左心室重量的计算

根据对左心室几何形状和心肌密度的假设，出现了许多估算左心室重量的公式。如果左心室的几何形状是正常的（例如向心性左心室肥厚），这些公式的计算结果会较精确。但是如果左心室几何形状扭曲或不对称（例如心肌梗死后重构），计算结果就会不准确。

大多数软件包都能根据测量结果自动计算左心室重量，因此没有必要记住这些公式！当然应记住要测量哪些指标。参见附录2中列出的公式。

立方公式

该方法是根据M型超声在PSLAX切面测量的左心室壁厚度和直径计算左心室重量。公式假设左心室为长椭圆形（类球形），但这可能并不是真实情况！

在公式中，需要测量三个指标：室间隔舒张末期厚度（IVSd）、LVIDd和PWTd，如图9.1所示。可用软件计算左心室重量。

由于此公式是以假设左心室为长椭圆性为前提的，所以只有左心室为对称性肥厚时才能应用此公式。如果存在节段性室壁厚度异常时，则不适于使用此公式。由于线性测量的立方值会放大测量误差，使计算值更加不准确。

二维公式

如果考虑到左心室长度和心室壁厚度，左心室重量的计算值会更准确。目前建议使用两个公式。

面积-长度公式

此公式需要简单测量三个指标（图9.2）：(1) 从心尖部内膜面到二尖瓣环中点的左心室长度（L）；(2) PSSAX切面在乳头肌水平描记的左心室心外膜表面面积（A_1）；(3) PSSAX切面描记的左心室腔心内膜表面面积（A_2）。

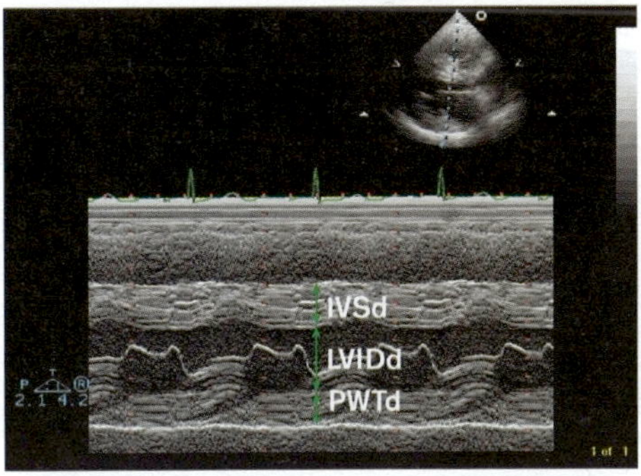

图9.1 左心室肥厚的M型超声测量指标。PSLAX切面。舒张末期在垂直于PSLAX切面的二尖瓣尖水平进行测量。美国超声心动图协会不推荐进行“边对边”的测量方法，并且应在精确识别边界时进行测量。根据测量值可以计算左心室重量（立方公式）和相对室壁厚度。

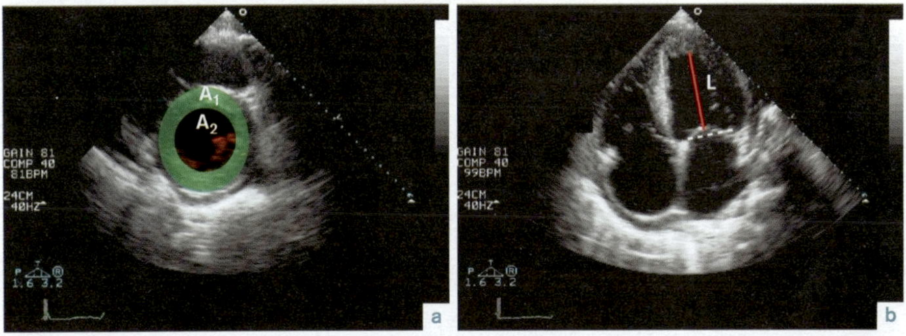

图9.2 面积-长度法。(a) PSSAX切面：乳头肌中段水平。(b) A4C切面。应用面积-长度法计算左心室重量。在舒张末期，PSSAX切面描记心外膜（A_1）和心内膜（A_2）的面积。两个面积之差为心肌面积。下一步是测量从心尖到二尖瓣环中点的左心室长度（L，红线）。将A_1、A_2和L数值键入到报告软件即可自动计算出左心室重量。

半椭圆法

此方法需要测量的指标基本上与面积-长度法相似（图9.3）：需要测量A_1和A_2。长度L在左心室内径最大处分为a和d。a是心尖到最大短轴切面的距离，而d是最大短轴切面到二尖瓣环平面中点的距离。

运动员心脏

高水平的耐力运动训练如划船、游泳和三项全能运动均会增加容量负荷，从而导致左心室离心性肥厚。这被认为是生理性的、可逆的良性改变。

举重等运动会增加心脏压力负荷，导致左心室向心性肥厚。这种形式的肥厚可能不是良性的。

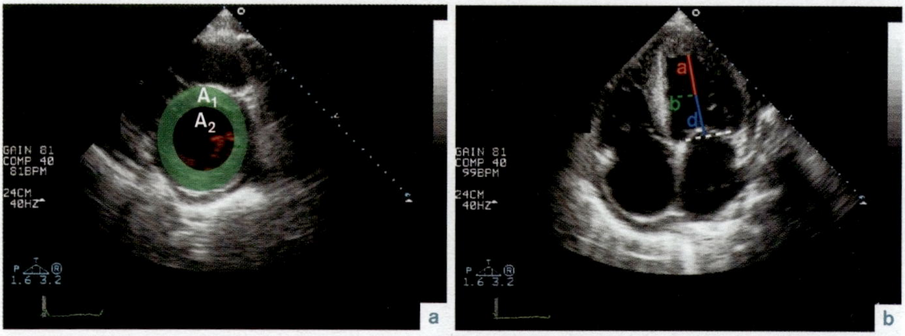

图9.3 半椭圆法。(a) PSSAX切面：乳头肌中段水平。(b) A4C切面。该方法与面积-长度法相似。首先，在PSSAX切面描记心外膜和心内膜边界。二者的主要区别在于左心室长度分为的心尖（a）和基底（d）两部分，后二者以左心室短轴半径最大点（b）为界。b可以根据面积计算而得，不需要直接测量。将A_1和A_2数值键入报告软件即可计算左心室重量。

偶尔，很难鉴别出肥厚型心肌病和运动员心脏。尽管各种诊断标准并不很精确（表9.1），但都可用来进行鉴别诊断。

表9.1　肥厚型心肌病和运动员心脏的鉴别要点

特点	运动员心脏	肥厚型心肌病
病史	优秀的耐力型运动员	肥厚型心肌病家族史
训练影响	停训后恢复	无恢复
直径	IVSd ＜ 1.6 cm	无限制
	LVIDd ＞ 55 mm	＜ 45 mm
收缩功能	正常	可能异常
舒张功能	正常/增强	异常

IVSd，舒张末期室间隔厚度； LVIDd，舒张期左心室内径。

报告单

左心室肥厚的报告

摘要

- 有或无病因的诊断
- 左心室肥厚分级
- 功能影响：收缩和舒张功能

定性数据

- 肥厚类型
- 舒张功能异常分级
- 主动脉瓣梗阻以及瓣上/瓣下梗阻的证据

定量数据

- 左心室内径
- 相对室壁厚度
- 体表面积标化的左心室重量
- 左心室射血分数
- 舒张功能指标：E/A比值、减速时间、E/Ea比值
- LVOT/主动脉瓣峰值血流速度和压差

（赵林译　吴永全校）

10 B 心腔

肺心病

慢性肺心病

肺心病是用来描述慢性肺动脉高压下出现右心室重构而无左心室功能不全的非特异性名词。很多病理变化都会导致肺动脉高压和肺心病（表10.1），但是没有特异的特征性超声心动图表现。

表10.1 肺动脉高压的病因（根据肺动脉高压WHO分类）

肺动脉高压
原发性肺动脉高压：家族性
继发性肺动脉高压，例如结缔组织病、先天性心脏病、门脉高压、HIV感染、药物
肺静脉闭塞性疾病
肺静脉高压
继发于左侧瓣膜或心室疾病
继发于肺静脉狭窄
肺高压
继发于呼吸系统疾病，例如慢性阻塞性肺病、间质性肺病、阻塞性睡眠呼吸暂停、长期高原暴露
继发于血栓栓塞性疾病
继发于肺血管炎，例如肉瘤、组织细胞病X

肺心病的超声心动图特点

慢性肺心病的特征是右心室出现肥厚和扩张，常伴有功能性三尖瓣反流（图10.1a），从而导致右心房和下腔静脉扩张。肺动脉高压也可导致肺动脉扩张。

右心室压力过大或容量负荷过重的最具特征性的改变是室间隔抖动。在PSSAX切面，典型的表现是左心室呈D型（图10.1b），根据病因不同常出现于收缩晚期/舒张早期（压力负荷过重）、舒张中期（容量负荷过重）或者两者同时存在。这主要是因为与左心室相比，右心室射血时间延长，导致在收缩末期右心室压力超过左心室压力。室间隔异常运动即室间隔与右心室呈同向运动，而不是左心室。

急性肺心病

右心室内压力突然增加常出现于肺动脉发生大栓子栓塞后，也可出现于其他严重的呼吸系统疾病，例如肺炎和急性呼吸窘迫综合征。右心室顺应性好，因此会发生急性右心室扩张。后者常伴有左心室“挤压征” 出现。也常会出现McConnell征，即右心室游离壁运动减弱，而右心室心尖部正常（图10.2），这种情况也会发生于右心室心肌梗死时。因为没有足够时间使右心室出现肥厚

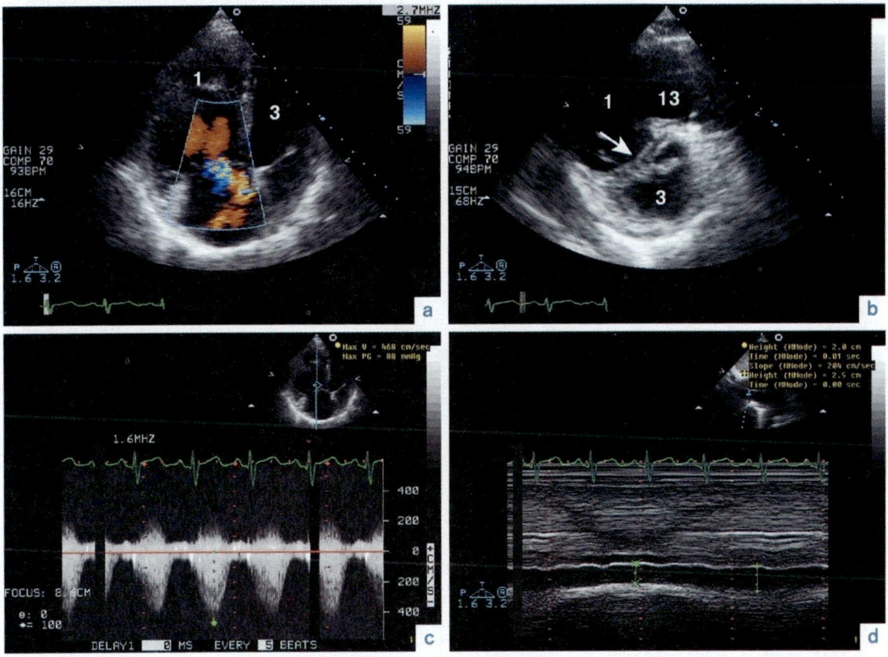

图10.1 继发于慢性血栓栓塞的肺心病。(a) A4C切面；(b) PSSAX切面；(c) 三尖瓣反流的连续多普勒；(d) 下腔静脉的M型超声。由于右心室和右心房扩张使得左心显得很小，在彩色血流多普勒上可见三尖瓣反流。在PSSAX切面上，收缩末期（箭头）可见室间隔矛盾性地凸向左心室腔。右心室收缩压约为88mmHg，且有下腔静脉扩张（2.5cm）、吸气塌陷减弱的证据，提示右心房压力大于20mmHg。肺动脉压力大于108mmHg，几乎与患者的收缩压相等。(1) 右心室腔；(3) 左心室腔；(13) RVOT。

性生长，所以在急性期右心室不会出现肥厚。

怀疑或已证实的肺动脉栓塞患者中如果出现急性肺动脉压力负荷过重并伴有血流动力学异常时，应考虑进行溶栓治疗。在右心和肺动脉中偶尔能看到“一过性”的活动性血栓。肺动脉栓塞后右心室持续扩张提示预后较差。

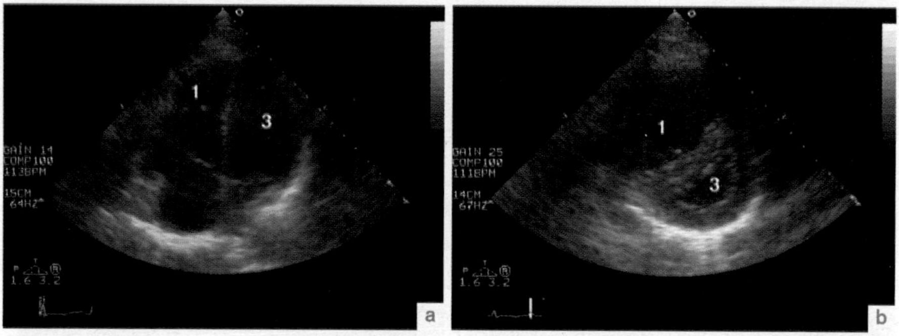

图10.2 急性肺心病。(a) A4C切面；(b) PSSAX切面。其表现与慢性肺心病相似，右心室扩张并且压力增加。该例患者出现McConnell征。(1) 右心室腔；(3) 左心室腔。

（赵林译　吴永全校）

11 瓣膜病的原理

概述

瓣膜的作用是允许血流在心腔间单向流动，并对前向血流有轻度阻挡作用。因此瓣膜功能异常时会出现血流阻塞、反流或二者同时存在。

评价瓣膜功能是每次超声检查时的一项常规部分。从一个瓣膜的大体形态可以获得大量信息，但详细评价则需要应用多种多普勒技术。本章将讨论普遍应用于评价各个瓣膜和病变的生理学原理。这为随后各章评价特定瓣膜的方法提供了基础。类似的方法还可应用于心腔间分流的评价，也将在后面进行讨论。

利用多普勒技术可以精确测量血流速度、时间和方向。然而对于一些更为有用的指标如压差或跨瓣膜血流量，是无法通过超声技术直接测量的。幸运的是，可使用多种计算方法根据多普勒测量数据估测出以上指标的数值。

估测压差：Bernoulli方程

当处于不同压力的心腔或血管之间存在连接时就会产生压差（图11.1）。压差可发生在反流或狭窄性瓣膜损伤，也可发生在心腔间分流，因为这时在心腔或大血管之间几乎总是存在压力的差别。

血液从一个心腔流向更低压力的心腔，其流速与压差相关。这受到血液物理学性质特别是加速性能的影响，所以血流速度和压差之间的确切关系是复杂的。然而多数临床情况下，可以通过简化的Bernoulli方程进行估算：

$$压差（mmHg）= 4V^2$$

其中V为峰值血流流速（m/s）。

瞬时峰值压差和平均压差

压差仅是两个心腔在某个特定点某时的压力差别。除此之外，不能推测其他信息，也不能告知我们任意心腔的实际压力。

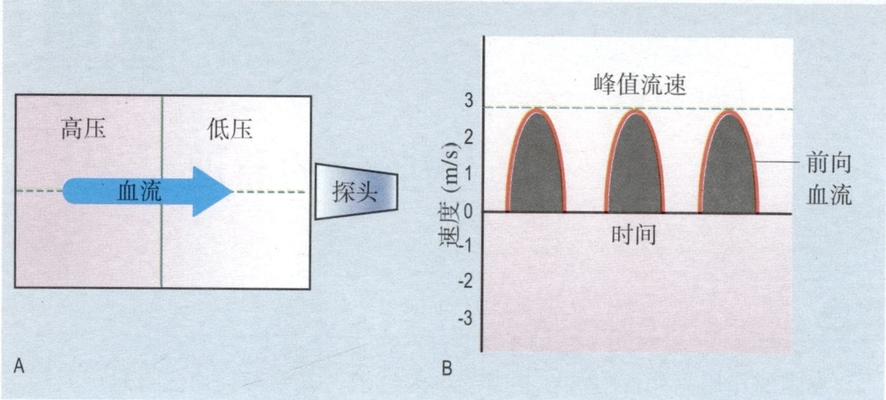

图11.1 测量压差。(a) 如果处于不同压力的心腔相连，血液从高压腔流入低压腔（蓝色箭头）。将多普勒声束对准血流以测量速度。(b) 朝向超声探头的血流多普勒频谱显示每个心动周期血流加速达峰值流速，然后下降。应用峰值流速计算压差：压差$=4\times 3^2=36$mmHg。

当心脏在收缩期和舒张期之间不断循环，压差时时发生变化，并依赖于某个精确点测量的流速。由于这个和其他原因，由超声估测的压差常与其他方法估测的结果不同。例如，主动脉瓣狭窄时直接由心导管测量的峰值-峰值压差常常低于由超声通过峰值流速估测的压差。其主要原因是最大压差并不发生在压力高峰时，而是发生在压力上升时。这被称为瞬时峰值压差，与峰值流速一致（图11.2）。

峰值流速易于识别和重复，为评价跨主动脉瓣、LVOT、肺动脉瓣、心室间分流和三尖瓣压差常规方法。

当血流复杂时，平均压差比峰值压差更为重要（图11.3）。它是通过测量血流的所有时间点的流速来计算的。在实际操作中，仅简单勾勒多普勒频谱流速的边缘，超声仪就会自动计算出平均压差。

平均压差用于评价狭窄病变，特别是在二尖瓣和三尖瓣。

测量容量和血流量

通过血流信息进行超声定量是估测容量和血流量的一种方法。假想一种简单的情况，就是血流在一个长的管腔内以恒定的速度流动（图11.4）。如果我们知道血流速度，那么我们能够算出血液在一段特定时间内沿管腔流动了多远（流动距离=速度×时间）。这样我们能够经管腔的一个参考点计算同一点的横

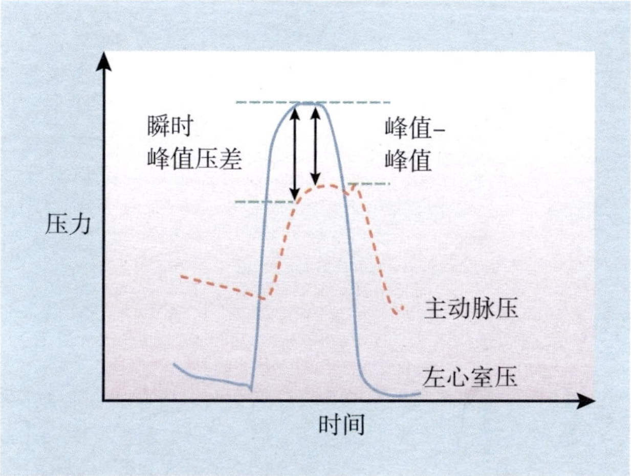

图11.2 不同方法测量主动脉狭窄的压差。出现主动脉瓣狭窄时，左心室收缩压（蓝线）和主动脉收缩压（红线）明显不同，产生压差。心导管能够测量主动脉和左心室的峰值压差，尽管二者并非几乎同时发生。相比之下，超声心动图测量跨主动脉瓣的峰值流速，估测了任何时间跨主动脉瓣的最大压差。这也称为瞬时峰值压差，通常大于峰值–峰值压差。

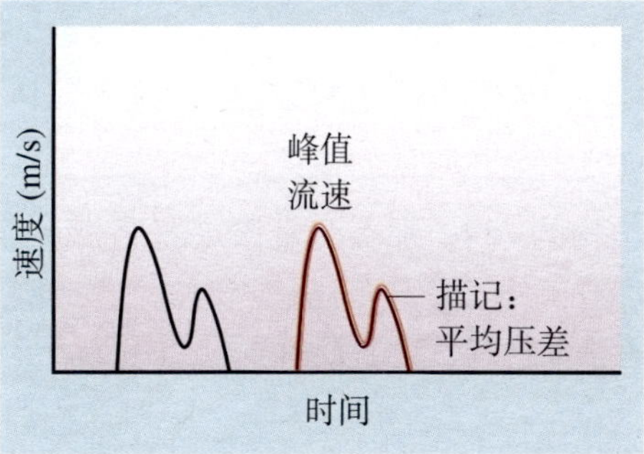

图11.3 平均压差。跨瓣平均压差可以通过勾勒多普勒频谱的边缘来计算，如图所示（红线）。虽然这种方法适用于任何瓣膜，但在血流形态复杂时更为有用（例如二尖瓣舒张期血流）。

截面面积，进而计算出血流量。

容量 = 距离 × 横截面面积

因此，容量 = 速度 × 时间 × 横截面面积

由于血流是有搏动性的，这种情况在心脏变得更为复杂，因此流速是不断变化的。为了准确估测血流量，我们需要考虑以各种流速流动一段时间后的所有不同流速：这被称为流速时间积分（VTI）。实际上VTI等于多普勒频谱的面积，因此只需简单地沿基线勾勒流速频谱的边缘就可以计算出其面积（图11.5）。

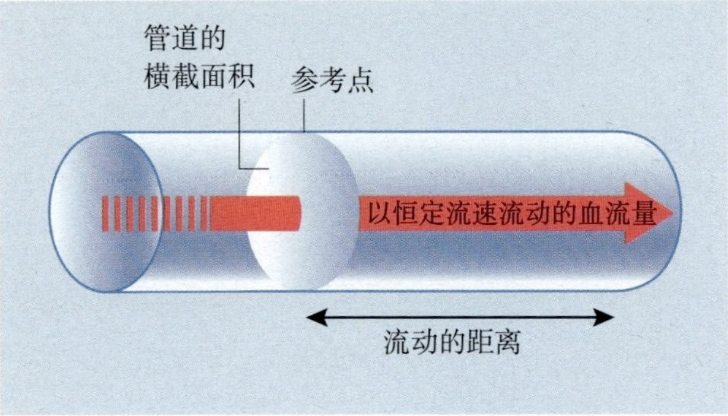

图11.4 通过流速计算血流量。如果血液沿一个圆柱形管道以恒定速度流动，在圆柱体内一定时间内通过参考点的血流量等于在那段时间内流动的距离乘以管道的横截面面积。

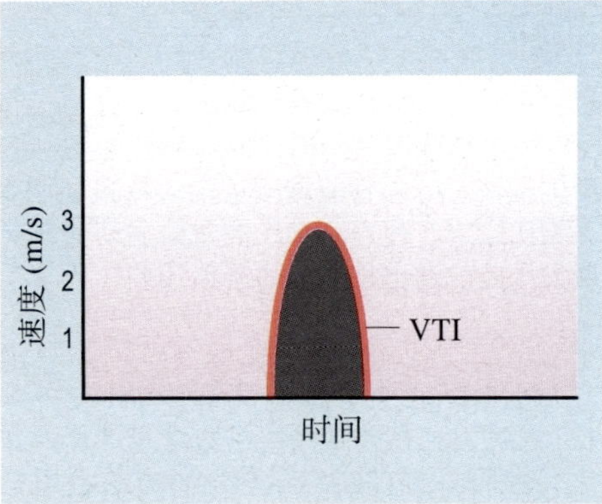

图11.5 从基线回到基线勾勒多普勒频谱（红线）计算VTI。曲线下的面积（黑色）等于VTI并可以用于计算。

如果我们知道血流通过一个特定结构的VTI，那么测量该点的横截面面积就能测量血流量。在许多情况下，都有可能选择环形结构（例如血管和瓣环），所以我们能通过测量这一结构的直径简单估算其横截面面积。因此，

$$血流量=VTI\times 横截面面积$$

$$血流量=VTI\times \pi \times r^2$$

理论上讲，只要是瓣口或管道是圆形且内径固定的心脏和血管部位，都能够通过VTI和横截面内径测量血流量。合适的部位包括LVOT、RVOT、二尖瓣环和大血管。主动脉瓣和肺动脉瓣的开口不是圆形所以不适用，而三尖瓣环这样计算也是不可靠的。

通过LVOT和RVOT的血流量实际上分别等于左心室和右心室的每搏输出量（即每个心动周期的射血量）。所以，心排出量可以通过每搏输出量乘以心率来获得。

评价LVOT、RVOT和二尖瓣环的血流量的方法总结见表11.1。

临床应用：连续性和非连续性

超声定量技术可用于各种情况，包括估测主动脉瓣口面积、分流率和瓣膜反流量或分数。

这些应用基于心脏是个闭合系统这一原理。所以进入右心和离开左心的血量是恒定的。所以，流经所有瓣膜和所有心腔的血量应该相等。换句话说，这是物质守恒。相反，如果左心和右心排出量存在显著差别，就肯定存在心腔间分流或明显的瓣膜反流。因此，如果我们测量一个瓣膜的血流量，就能用此信息解释跨另一瓣膜或分流的血量变化。

估测瓣口面积：连续方程

通常应用连续方程估测主动脉瓣狭窄时的主动脉瓣口面积。它是基于假定每个心动周期从LVOT泵出的血流量（左心室每搏输出量）等于流经主动脉瓣的血流量。因此，流经主动脉瓣的血流量等于LVOT的VTI与LVOT面积的乘积。

表11.1 测量每搏输出量的推荐方法

部位	参数	方法
LVOT	左心室的每搏输出量	LVOT内径：经PSLAX切面在收缩中期主动脉瓣环下的最大径
		脉冲多普勒：在A5C切面，取样容积在主动脉瓣下
RVOT	右心室的每搏输出量	RVOT内径：PSSAX切面的收缩中期肺动脉瓣环下的最大径
		脉冲多普勒：在PSSAX切面，取样容积在肺动脉瓣下
二尖瓣环		二尖瓣环内径：A4C切面的舒张早期的最大径
		或者二尖瓣环面积：在PSSAX切面，在舒张早期勾勒瓣环面积
		脉冲多普勒：在A4C切面，取样容积与二尖瓣环在一条直线上（不在二尖瓣尖）

实际上，很少应用三尖瓣，因而不包括在内。

$$离开流出道的血量 = 经主动脉瓣射出的血量$$

$$面积_{LVOT} \times VTI_{LVOT} = 面积_{主动脉瓣} \times VTI_{主动脉瓣}$$

$$面积_{主动脉瓣} = (面积_{LVOT} \times VTI_{LVOT}) / VTI_{主动脉瓣}$$

$$面积_{主动脉瓣} = [(\pi \times r_{LVOT})^2 \times VTI_{LVOT}] / VTI_{主动脉瓣}$$

图11.6显示了这种测量方法，其临床应用在12章中有详细讨论。值得注意的是用来测量LVOT和主动脉瓣峰值流速的简单方法可以代替测量VTI。

反流分数：非连续性

如果我们知道一个瓣膜存在反流，那么通过所有瓣膜的前向血流量不再相等。我们利用这种偏差通过估测心脏两个不同部位血流量的差别来判断反流的严重程度。两个瓣膜之间前向血流的比例之差就是反流分数。

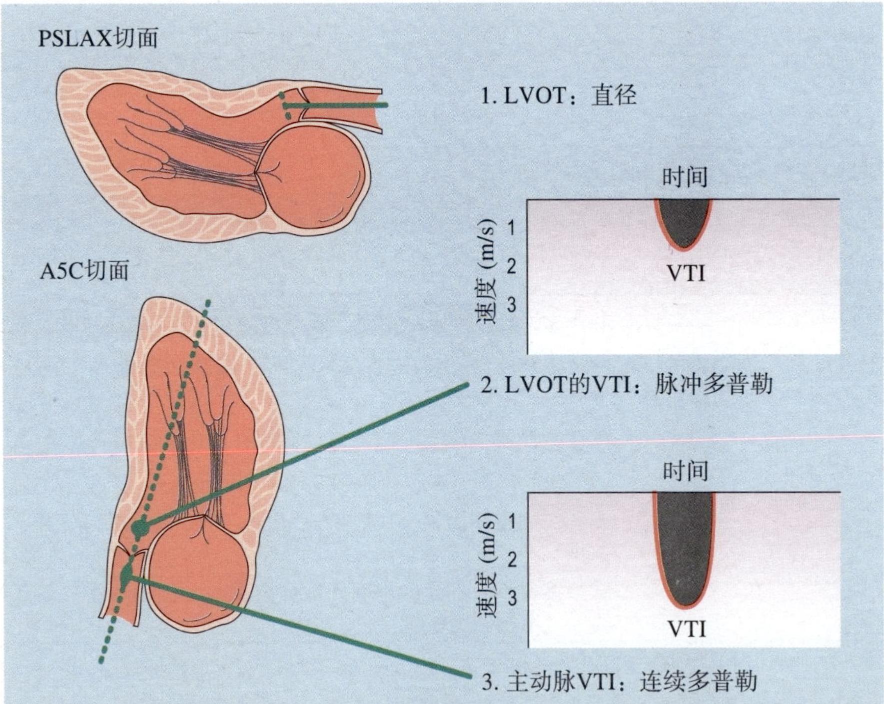

图11.6 按照连续方程测量。(1) 在PSLAX切面上测量LVOT内径（绿线）；(2) 应用脉冲多普勒测量LVOT的VTI；(3) 应用连续多普勒测量主动脉瓣VTI。

最后通过病例来理解，例如一个严重二尖瓣反流的病例。在收缩期，左心室射血通过LVOT和主动脉瓣进入体循环。当出现严重的二尖瓣反流，大量血液被射回左心房。舒张期充盈左心室的血流量和收缩期射入LVOT的血流量（每搏输出量）之差为二尖瓣反流量。

左心室每搏输出量可以通过前述方法计算，而左心室舒张期容量能够通过测量舒张期左心房流经二尖瓣环的血流量估测。反流分数以反流量占跨瓣的总前向血流量的百分比表示。

反流量 = 经二尖瓣流入量 − 左心室每搏输出量

反流分数 =（反流量/经二尖瓣流入量）× 100

理论上讲，只要能可靠估测心脏中两个不同部位的血流，且不存在分流，同样的技术可应用于任何瓣膜的反流。实际上，右心室和左心室是每搏输出量有价值的测量部位，因为这些测量比二尖瓣或三尖瓣血流量的测量更为可靠。

可能的局限性

超声定量技术最大的局限性是操作误差。测量管道内径和多普勒角度出现错误以及不能在准确位置测量可能会造成显著误差。尤为重要的是，应用这些技术时需要经验和实践。有个好办法是在正常人练习检测你的技术的准确性：不同部位的血流量（或多或少）应该相等。而且还能体会到定量数据与其他超声参数的一致性。

多种病理情况的出现会使计算无效或至少使计算复杂化。为了准确估测瓣膜反流情况，应该不存在心腔间分流，或反之亦然。最后，心房颤动可能引起心跳–心跳间的差异性，所以应该分析多个心跳（>5）并取平均值。

有效反流瓣口面积：近端等速表面积（PISA）

连续方程的原理可用于定量分析瓣膜反流性损伤估测有效反流瓣口面积（EROA）。这可用于测量反流的严重程度。

通过反流瓣膜口的血流非常类似于通过狭窄性瓣膜的血流。两者都会出现起初血流加速并会聚到瓣膜口，当血流通过瓣膜时达到峰值流速。在通过瓣膜口即刻，流束最窄，这称为狭径。然后当周围血流加入后流束变宽。

血流会聚可以经彩色血流多普勒显示为一个围绕瓣膜口的半圆形彩色区。当血流朝向瓣膜加速到彩色血流多普勒测量范围（尼奎斯特极限或失真流速），计算机显示的彩色血流会突然出现变化。这就产生了明显的半圆区，瓣膜口在其中心。彩色变化/失真发生的点依赖于使用的流速范围，且这将决定血流会聚区的大小。实际上，会聚区是一个外缘限定为失真流速的半圆，称为PISA。后者其实是会聚在瓣膜口的多个同心等速“壳”之一，但是由于在PISA突然出现彩色变化，因而易于识别。

可使用连续方程计算EROA，因为我们可以将血流会聚区当作血液流向瓣膜的口或管道漏斗，类似于LVOT。在这种情况下，可使用连续方程如下：

$$\text{PISA} \times \text{失真速度}\ (V_a) = \text{EROA} \times \text{峰值流速}\ (V_{max})$$

近端等速壳的表面积是$2\pi r^2$，其中r是PISA壳的半径，从失真点测量至反流口中心。所以，

$$(2\pi r^2) \times V_a = \text{EROA} \times V_{max}$$

$$\text{EROA} = (2\pi r^2) \times V_a / V_{max}$$

所以，为了计算EROA，我们需要计算PISA壳的半径、PISA的失真流速和经过瓣口的最大血流速度。

之前描述的连续方程需要测量VTI，但这在彩色血流多普勒是不可能的，而且测量峰值流速就可以提供满意的结果。然而，如果要估测反流量，需要测量经连续多普勒勾勒的经过反流瓣膜的VTI。

因此，反流量 = EROA × VTI_{max}

应用PISA

为了获得高质量血流会聚的图像进行PISA分析，建议进行下列步骤（图11.7和图11.8）：

1．使用显示最佳血流会聚区的切面，例如A4C切面显示二尖瓣反流束（图11.8a）。

2．扩大感兴趣区（图11.8b）。

3．通过调节多普勒比例扩大PISA壳到最大，失真流速设置在 30～40cm/s。最好是通过调节多普勒比例的基线，使彩色频谱变成两个色调，从而增加PISA的彩色对比。这使彩色血流成像比例与不同失真流速的任一比例末端对称。比例改变的方向应当朝向反流束。为了获得40cm/s的精确值需要调节图像深度。

4．测量PISA区的半径。在收缩中期冻结图像显示最大PISA大小，并将取样点放在失真点，与瓣口垂直。下一步，应用“彩色抑制”选项显示瓣膜的二

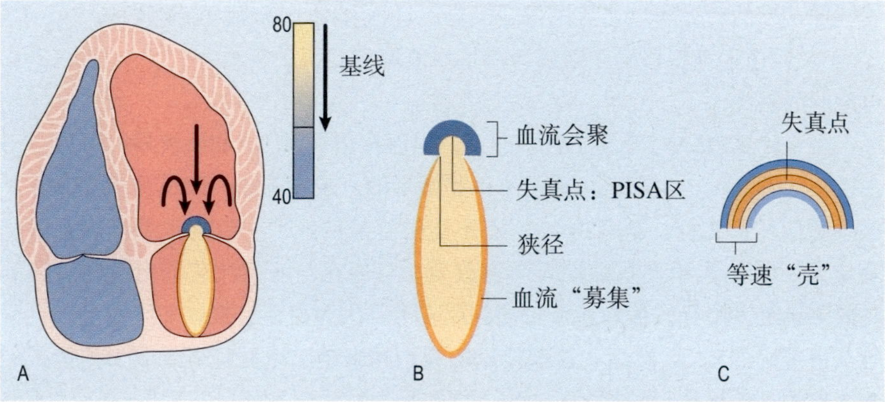

图11.7 反流血流。(a, b) A4C切面的二尖瓣反流彩色血流成像示意图。在收缩期，血流流向二尖瓣（黑色箭头）并会聚在反流口（蓝色环）。当血流向反流口加速，多普勒信号在失真点突然变为黄色。这代表半圆形PISA。当血流流过反流口，血流变为湍流并达到最高流速。刚通过反流口血流束最窄的部分为狭径。反流束在左心房内聚集血液反向流动（血流“募集”：橙色）。注意彩色血流多普勒设置已被调整使PISA区和此点的彩色对比度最大，方法是通过降低失真速度到40cm/s和调整色度基线。(c) 血流会聚区混合了多个聚集在瓣膜口的同心等速壳。

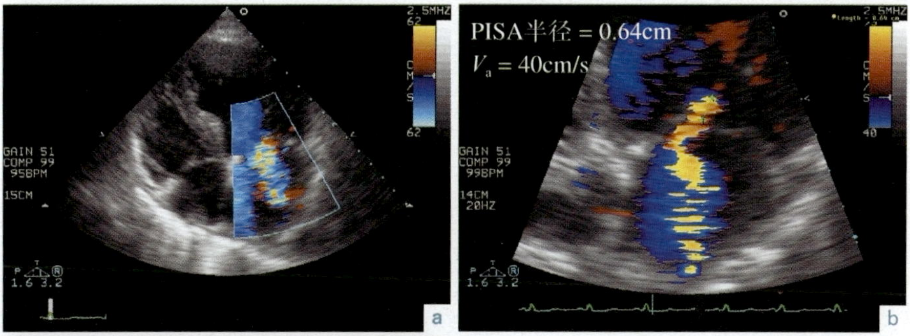

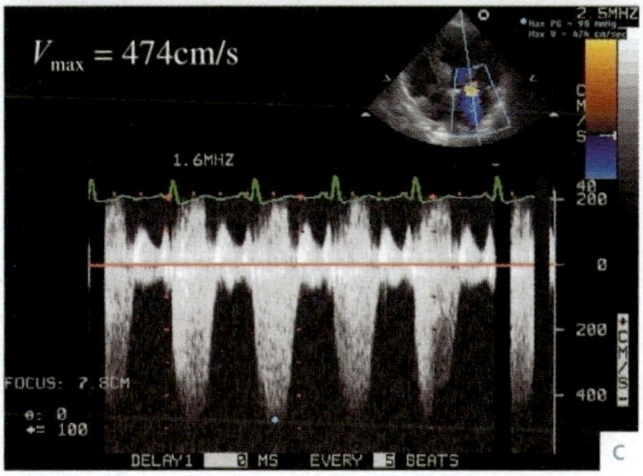

图11.8 二尖瓣反流：计算PISA。(a) 彩色血流多普勒显示中心性二尖瓣反流。(b) 彩色血流多普勒（放大）。彩色血流成像流速比例的基线已被调整，使得更低的失真流速是40cm/s。PISA半径从失真点（蓝/黄界面的交点）测量至瓣口的中心（应用“彩色抑制”选项显示二尖瓣口）。(c) 二尖瓣反流束狭径的连续多普勒图像。V_{max}=474cm/s， $EROA=2\pi r^2 \times V_a/V_{max} = 6.284 \times 0.64^2 \times 40/474 = 0.22cm^2$，提示中度二尖瓣反流（<0.4cm²）。

维图像，不然会被彩色血流图像变模糊，这样有助于准确认清瓣膜口。

5．应用连续多普勒在瓣膜口测量峰值流速（V_{max}）。

可能的局限性

由于计算PISA时应用了许多假设，因而在估测EROA和反流量时可能会出现误导。例如，二尖瓣口可能根本不是圆形的，或者不止一股反流束。此外，如果图像质量欠佳、或者PISA形态不能很好辨认或不一致则很难准确判断测量位置。PISA大小在收缩期时会有改变，且应在与峰值流速测量时间一致的时候测量最大半径。偏心血流可能问题较大，因为血流会聚区非半圆形，且很难获得准确的V_{max}。然而，这项技术的应用越来越广泛并且可能成为评价二尖瓣反流的一项标准。

（郭春燕译　滕一星校）

12

主动脉瓣

正常的主动脉瓣

主动脉瓣有三个纤维性、薄的半月形瓣膜，其基底附着于主动脉瓣环。在收缩期，瓣叶向主动脉根部方向打开（图12.1）。每个瓣叶根据邻近主动脉窦起源的冠状动脉命名。

超声心动图表现

许多标准的超声心动图切面可显示主动脉瓣，包括PSLAX、PSSAX、A5C和剑突下切面。在PSSAX切面，瓣膜如同豆瓣，舒张期闭合线如同“奔驰”图标（图12.2）。在PSLAX切面，仅能看到一条中心闭合线（图12.1和图12.3）。瓣叶较薄（不超过2mm），无钙化，活动性好，可绕轴开放约90°。在收缩中期最小的瓣尖分离至少2cm。

主动脉瓣环的直径应在PSLAX切面经瓣叶的基底部，即室间隔与二尖瓣基底部的交点处测量（图12.1b）。瓣环的直径应小于2.6cm。

多普勒检查

经主动脉瓣的血流常规应用彩色血流多普勒和连续多普勒在A5C切面平行于血流进行测量。血流为层流，加速较快，峰值流速小于2.0m/s（图12.4）。有时候，频谱多普勒可探测到射血前的血流信号，这与左心房收缩和等容期左心室收缩的LVOT内血流有关。瓣膜关闭也可能引起线性多普勒信号，这是正常的。主动脉瓣反流不会被探及。

主动脉瓣硬化

主动脉瓣硬化是主动脉瓣的退行性改变，表现为主动脉瓣叶的增厚和钙化（图12.4）。主动脉瓣硬化可以是局部或弥漫性改变，是冠状动脉和主动脉

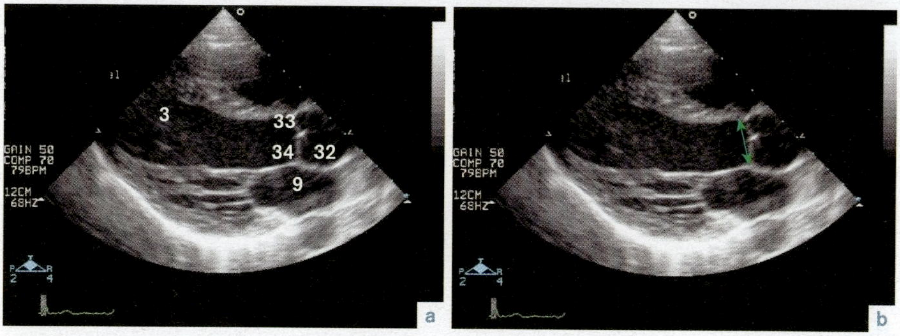

图12.1 正常的主动脉瓣。主动脉瓣（舒张期）的PSLAX切面。(a) 在此切面可见到主动脉瓣的右冠瓣和无冠瓣。每个瓣膜都邻近主动脉窦。(b) 测量主动脉瓣环的直径。(3) 左心室；(9) 左心房；(32) 主动脉窦；(33) 右冠瓣；(34) 无冠瓣。

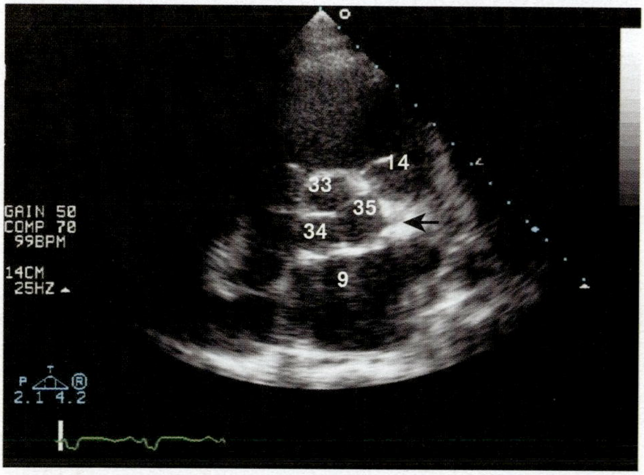

图12.2 正常的主动脉瓣。主动脉瓣（舒张期）的PSSAX切面。这是主动脉瓣的三个瓣叶的最佳观察切面。偶尔可以见到冠状动脉由冠状窦发出。在此病例中可见到左主干（箭头）。(9) 左心房；(14) 肺动脉瓣；(33) 右冠瓣；(34) 无冠瓣；(35) 左冠瓣。

钙化的标志。瓣叶厚度超过2mm时为异常。与主动脉狭窄对比，血流无梗阻（峰值流速＜2.0m/s）；瓣叶活动正常时，病变为良性。后者是老年人出现主动脉瓣杂音的重要原因之一，并为超声检查的常见指征。

主动脉瓣狭窄

主动脉瓣狭窄的特征性表现为由于瓣叶开放受限引起的经主动脉瓣的血流受阻。正常成人的主动脉瓣口面积为3～4cm^2，当然，因体表面积不同存在个体差异。当瓣口面积下降约70%才会出现明显的梗阻。主动脉瓣狭窄患者发生血流动力学异常时可出现心绞痛、心力衰竭、左心室肥厚和晕厥。由于有症状

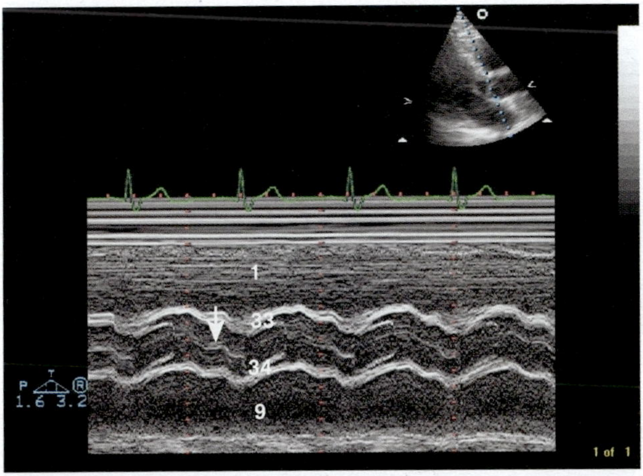

图12.3 正常的主动脉瓣。M型超声，PSLAX切面。可见主动脉根部、主动脉瓣和左心房。可见主动脉瓣的右冠瓣和无冠瓣在收缩期开放以及在舒张期关闭。闭合线在主动脉根部的中央部位（箭头）。(1) 右心室；(9) 左心房；(33) 右冠瓣；(34) 无冠瓣。

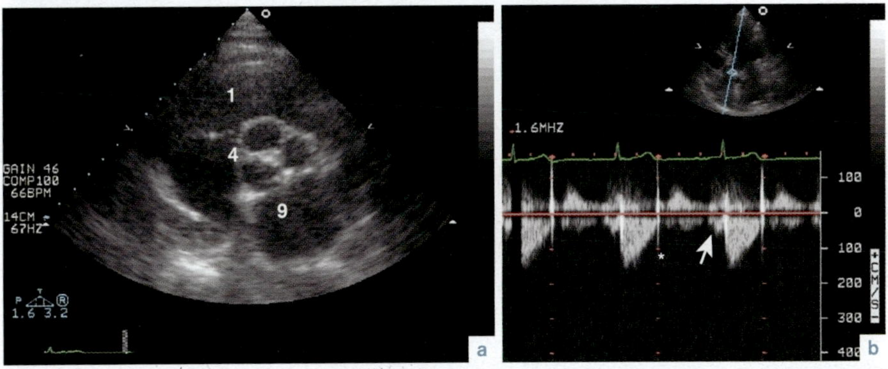

图12.4 主动脉瓣硬化。(a) PSSAX切面。(b) 主动脉瓣的连续多普勒。主动脉瓣瓣尖增厚且强回声。然而，不存在有明显血流动力改变的跨主动脉瓣的压差。连续多普勒频谱显示有左心房收缩/等容收缩期左心室收缩（箭头）引起的射血前流速和主动脉瓣关闭信号（*）。这些是正常的。(1) 右心室；(4) 主动脉瓣；(9) 左心房。

的严重主动脉瓣狭窄患者瓣膜置换后可明显改善其预后，因此主动脉瓣狭窄的诊断很重要。

主动脉瓣狭窄最常见的原因包括先天性主动脉瓣二叶畸形、风湿性瓣膜病和钙化退行性病变。如果成人出现主动脉瓣狭窄，常会出现瓣叶钙化，在二维图像上显示为瓣叶增厚、回声强且运动弱（图12.5）。这些特点符合主动脉瓣狭窄的诊断，并应进行全面多普勒检查评价其严重程度。有三种评价方法：估测跨瓣压差、计算瓣膜面积和测量瓣膜面积。

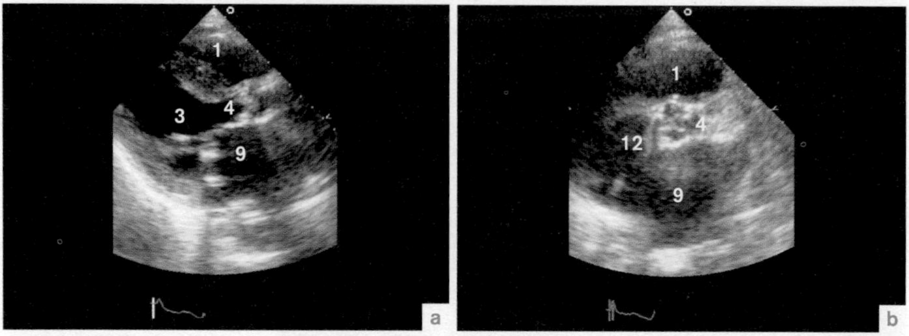

图12.5 继发于退行性钙化病变的严重主动脉瓣狭窄。(a) PSLAX切面；(b) PSSAX切面。注意主动脉瓣瓣叶严重钙化，钙化累及二尖瓣环和主动脉根部。在PSSAX切面上，清晰显示三个瓣叶。同时存在左心室肥厚。(1) 右心室；(3) 左心室；(4) 主动脉瓣；(9) 左心房；(12) 右心房。

主动脉瓣狭窄的评价

简化的Bernoulli方程

简化的Bernoulli方程的原理已在第11章中论述。从本质上讲，由于主动脉瓣梗阻使左心室和主动脉之间形成压差，从而导致血流跨主动脉瓣时加速。跨瓣压差可以通过峰值流速公式计算：压差 = 4 × 峰值流速^2

这种方法常规用于评价主动脉瓣狭窄。这需要在连续多普勒的清晰的A5C切面图像上、当探头平行于主动脉瓣血流时测量跨主动脉瓣峰值流速。在此切面，主动脉血流远离探头，因此表现为基线下方的多普勒曲线（图12.6）。获得最佳的血流信号是很重要的：不完整的信号提示多普勒取样线未与血流平行，测得的峰值流速偏低。标准的操作是多次测量峰值流速，如果读数真实取其最大值。如果患者有心房颤动，应当测量三至五个心动周期。

虽然多功能探头可以提供充分的信息，某些超声心动图仪配备一个专门的独立的多普勒探头（Pedoff探头），可以提供更为准确的连续多普勒数据（图12.7）。其可用于心尖切面和右侧胸骨旁切面（第二肋间隙，患者取右侧卧位）观察。

重要的是要认识到多普勒仅能估测跨瓣压差并可能出现误差。实际上，简化的Bernoulli方程仅适用于左心室功能正常且LVOT的流速约在1m/s时。如果左心室功能为高动力（如严重的主动脉瓣反流、室性异位搏动）时，峰值流速会假性增高并在心功能低下时降低。如果多普勒取样线未能平行于主动脉瓣血

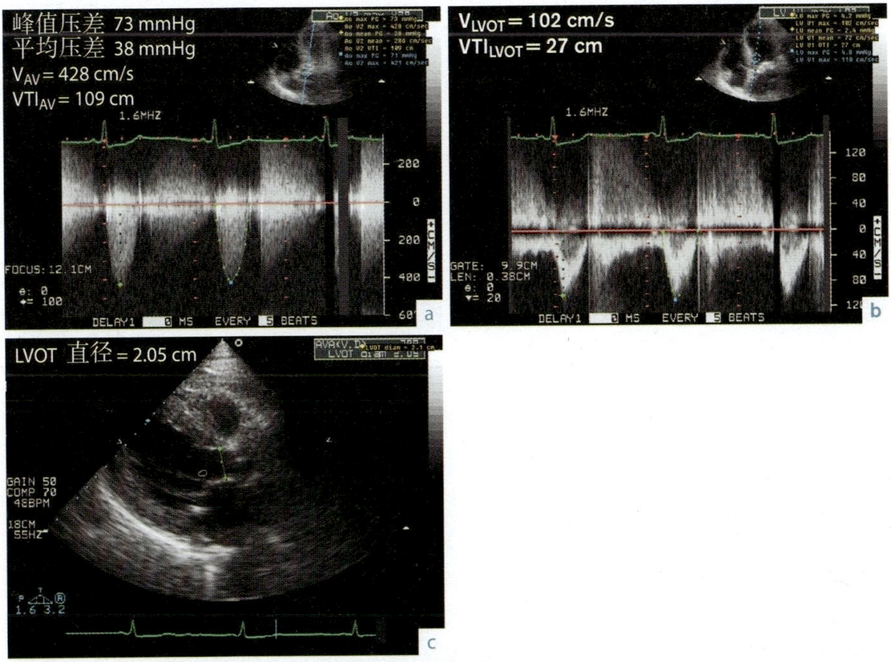

图12.6 主动脉瓣狭窄的多普勒评价。(a) 经主动脉瓣的连续多普勒图像；(b) LVOT的脉冲多普勒图像；(c) PSLAX切面：在收缩期测量LVOT直径。通过四种多普勒测量方法可用于评价主动脉瓣狭窄：(1) 在A5C切面可以通过主动脉瓣峰值流速（428cm/s）计算主动脉瓣跨瓣压差：等于73mmHg。(2) 通过描记连续多普勒边缘计算平均跨瓣压差。此病例为38mmHg。(3) 应用连续方程估测主动脉瓣口面积。可在PSLAX切面测量LVOT。通常，距主动脉瓣环1cm内从室间隔/主动脉瓣交界点内缘测量至二尖瓣基底部内侧缘。应在收缩中期进行测量。在此病例，LVOT直径为2.05cm（半径1.025cm）。在A5C切面，应用脉冲多普勒测量LVOT血流（峰值流速102cm/s，VTI 27cm），应用连续多普勒测量跨主动脉瓣血流（峰值流速428cm/s，VTI 109cm）。应用峰值流速和VTI方法计算主动脉瓣口面积为$0.79cm^2$。(4) 流速比值。如果不能准确测量LVOT直径，可测量经主动脉瓣和LVOT的血流比值。此病例比值>4，提示重度主动脉瓣狭窄。

流则测量的压差是错误的。避开偏心性的二尖瓣反流或三尖瓣反流也很重要，因为反流会干扰主动脉瓣的血流信号，导致主动脉瓣跨瓣压差的估测值偏高。值得注意的是，连续多普勒无法对梗阻部位进行定位，当同时伴有瓣上或瓣下梗阻时也会导致压差的改变。

连续方程

连续方程的理论基础已在第11章中论述。它常规用于评价主动脉瓣口面积，特别是在左心室每搏输出量异常降低或增高时，应考虑通过测量LVOT的

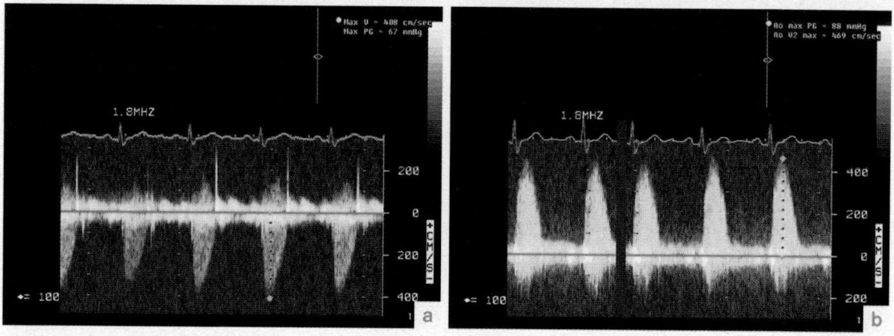

图12.7 在胸骨旁右侧切面评价主动脉瓣压差。(a) 应用多用途探头从心尖位置记录最大流速为4.08cm/s（67mmHg）。(b) 在第二个图例，应用独立多普勒探头从右侧胸骨旁位置记录最大流速为4.69cm/s，估测压差为88mmHg。通过主动脉瓣的血流朝向探头，所以多普勒记录曲线在基线以上。

血流情况。

计算主动脉瓣口面积需要分别使用脉冲多普勒和连续多普勒测量LVOT和经主动脉瓣的VTI。LVOT的直径在二维图像的PSLAX切面测量。但计算时一定要用LVOT的半径而不是直径！测量方法参见图11.6和图12.6。许多超声软件包可使用相关参数自动计算主动脉瓣口面积。

$$面积_{主动脉瓣} = （面积_{LVOT} \times VTI_{LVOT}）/ VTI_{主动脉瓣}$$

$$面积_{主动脉瓣} = [(\pi \times r_{LVOT}^{2}) \times VTI_{LVOT}] / VTI_{主动脉瓣}$$

由于血液不是以一个恒定的速度射出，理论上讲最好使用VTI，实际工作中也可使用峰值流速。

主动脉瓣口面积是估测出来的，其估测值依赖于LVOT直径的准确测量。小的线性测量误差在计算面积时会被放大。如果难于准确测量LVOT，最好简单使用主动脉瓣和LVOT峰值流速的比值（表12.1和图12.6），这样可以在参考LVOT的血流情况的同时避免引起明显的误差。流速比值 ＞ 4时提示重度主动脉瓣狭窄。

在左心室排出量很低的情况下，主动脉瓣口面积的连续方程计算值偏小，从而导致类似存在重度主动脉瓣狭窄（瓣口面积＜1cm²）伴压差低（＜30mmHg）。在这种情况下，很难判断是真的重度主动脉瓣狭窄（低压差的主动脉瓣狭窄）导致了心力衰竭（应进行主动脉瓣置换）还是因为扩张型心肌病导致的轻、中度主动脉瓣狭窄。应用多巴酚丁胺以增加心排出量可能有助于鉴别。峰值流速增加（>0.6m/s）或峰值压差增加（>20mmHg）并伴有主动脉瓣口面积变化缩小（增加<20%）时，提示主动脉瓣狭窄严重。相反，流速/压差增加幅度小而瓣口面积增加（>25%）时提示狭窄不严重。

表12.1　主动脉瓣狭窄的严重程度

参数	轻度	中度	重度
瓣口面积（cm^2）	2.5～1.5	1.5～1.0	<1.0*
峰值流速（m/s）	2.0～3.0	3.0～3.9	>4.0
流速比值	>2.0	>3.0	>4.0
峰值压差（mmHg）	16～36	37～64	>64
平均压差（mmHg）	<25	25～40	>40

* 一些作者使用更低限度0.75cm^2。

主动脉瓣口面积测量

在可以获得高质量的主动脉瓣横断面图像下，可在瓣尖处直接测量主动脉瓣口面积。如果不能对准瓣尖会使瓣口面积的计算值偏高。实际操作需要在经食管超声心动检查辅助下进行（图12.8）。在收缩期描记主动脉瓣口面积。严重钙化会使瓣口模糊，造成测量不准确。

左心室评价

应沿标准取样线确定左心室内径、质量、收缩和舒张功能。主动脉瓣狭窄会使左心室压力负荷过重，常导致左心室肥厚和舒张功能异常。所以，如果无

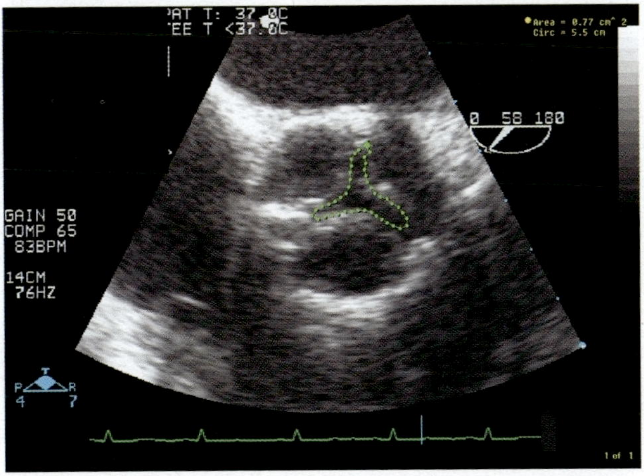

图12.8　主动脉瓣口面积测量。主动脉瓣水平的经食管超声心动图。测量面积0.77cm^2，提示重度主动脉瓣狭窄。

左心室肥厚时也应怀疑为重度主动脉瓣狭窄。收缩功能障碍和左心室扩张常常是主动脉瓣狭窄晚期的自然病程。因此，明显的左心室功能障碍与瓣膜疾病的严重程度不符时，则提示同时存在扩张型心肌病。通常，主动脉瓣置换后左心室肥厚和左心室功能障碍能得到改善，但严重的左心室重构不能完全恢复。

主动脉瓣狭窄的外科手术

超声心动图诊断为重度主动脉瓣狭窄的患者出现呼吸困难、心绞痛或不能解释的晕厥症状时考虑主动脉瓣置换。无症状的患者通常在症状加重或有左心室收缩功能障碍的表现时才考虑进行手术。因其他原因进行心脏外科手术的患者（例如冠状动脉搭桥）如果伴中度或以上主动脉瓣狭窄时应考虑同时进行主动脉瓣置换，以免几年后因换瓣需要再次手术。

主动脉瓣反流

主动脉瓣反流是指舒张期血流经主动脉瓣回流。当然在正常情况下，主动脉瓣应阻止体循环血液进入左心室。

主动脉瓣反流探测

通常在A5C、A3C、PSLAX和PSSAX切面应用彩色血流多普勒很容易观察到主动脉瓣反流。可通过直接观察获得反流束的数量、起源、方向和主动脉瓣反流的严重程度，因此其为探测和评价主动脉瓣反流的最初方法。当探测到主动脉瓣反流时，应回答两个问题：反流的严重程度如何？反流的原因是什么？

慢性主动脉瓣反流严重性的评价

主动脉瓣反流的严重程度取决于反流口的大小和反流血液量。这无法使用超声直接测量，可使用多普勒技术。某些参数优于其他参数，但事实上，不能完全依赖单个参数，需要考虑联合多个参数。图12.9简要概述了评价主动脉瓣反流的分层方法，而表12.2给出了每个参数的常用值。

特异性测量

狭径

狭径是反流束通过瓣口的最窄部分（图12.10）。狭径与超声仪器设置或血流动力学改变无关，被认为是反映主动脉瓣反流严重程度的有效测量方法。

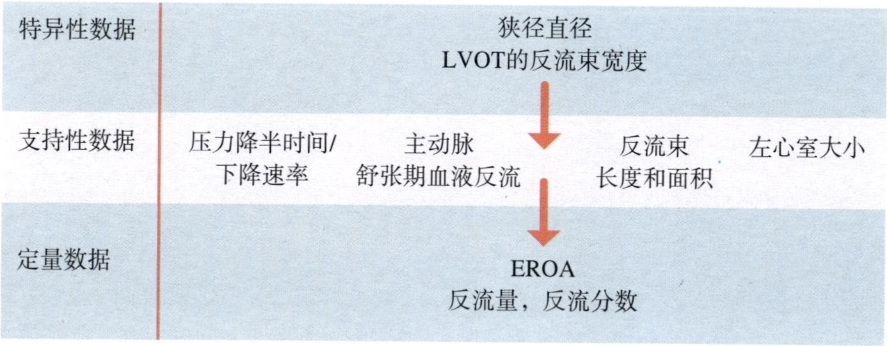

图12.9 评价主动脉瓣反流的分层方法。

表12.2 慢性主动脉瓣反流的严重程度

参数	轻度	中度	重度
反流狭径（cm）	< 0.3	⟷	> 0.6
LVOT流束宽度	< 5%		> 60%
压力降半时间（ms）	> 00		< 200
减速度（m/s^2）	< 2	⟷	> 3
主动脉反流	少量		全舒张期
左心室内径	正常		增大
有效反流瓣口面积（cm^2）	< 0.1		> 0.3
反流分数（%）	< 30	⟷	> 50
反流量（ml/心搏）	< 30		> 60

应当以标准方法经放大的主动脉瓣水平的PSLAX切面将尼奎斯特极限设置到50～60cm/s。重度主动脉瓣反流的狭径直径>0.6cm，而轻度反流的直径 < 0.3cm。由于这些值相对接近，小的测量错误会容易导致分级错误。

LVOT的反流束宽度

在PSLAX切面，主动脉瓣反流束的宽度 >60%时提示重度主动脉瓣反流。小于25%为轻度主动脉瓣反流的表现。通常可通过视觉估计，但结合经LVOT的彩色血流成像和M型超声会使测量更准确。

支持性测量

反流束面积和长度

传统上，可使用反流束的长度和面积评价反流的严重程度。反流束超过

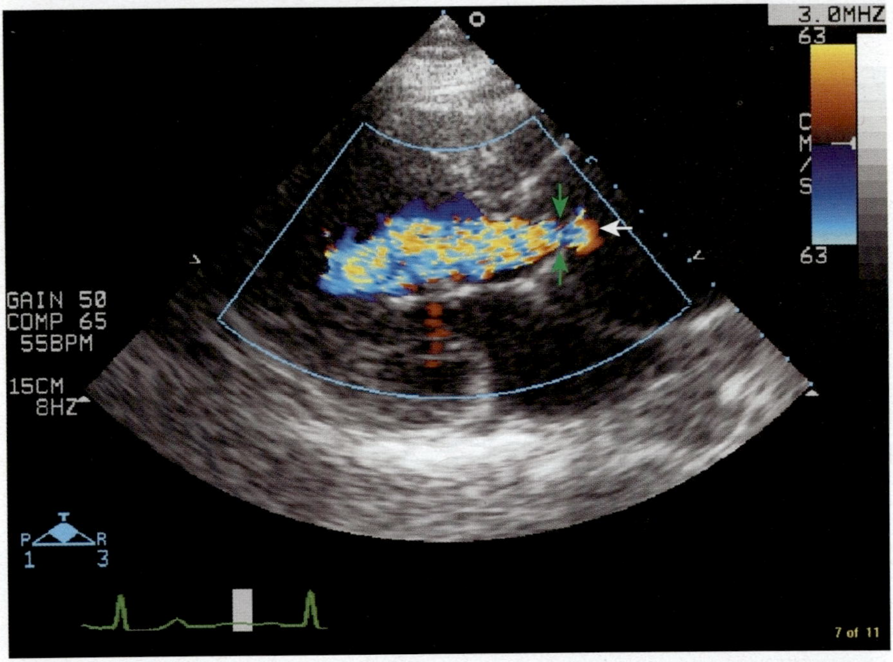

图12.10 应用彩色血流多普勒评价主动脉瓣反流。PSLAX切面。可识别反流束的三种成分：血流会聚显示为红色（白箭头），与PISA交点显示为红色和蓝色。狭径是反流口最窄的部分，由绿色箭头标示。在此病例，反流狭径超过0.6cm，提示重度主动脉瓣反流。反流束的尾部扩大充满大部分LVOT，并延伸深入左心室腔。注意主动脉根部扩张，存在升主动脉瘤。

左心室心尖部为重度。然而反流束的长度和面积分析易受到增益/失真设置、Coanda效应以及正常二尖瓣血流的影响，所以无法可靠进行评价。

压力降半时间和下降速率

频谱多普勒通过分析反流束速度变化可以获取反流严重程度的信息。大的反流量可以迅速使心室和主动脉的压力相等，因此反流速度很快下降。此外，通过对与前向血流信号相比的反流信号强度进行分析，从而对反流束进行半定量。

流速的迅速下降可以通过连续多普勒测量压力降半时间或下降速率定量（图12.12）。彩色血流多普勒取样点应对准反流束的狭径。压力降半时间（$T_{1/2}$）是指测量峰值流速下降一半的时间：测量速度而不是压力，后者的多普勒频谱变化不明显。参见表12.2。

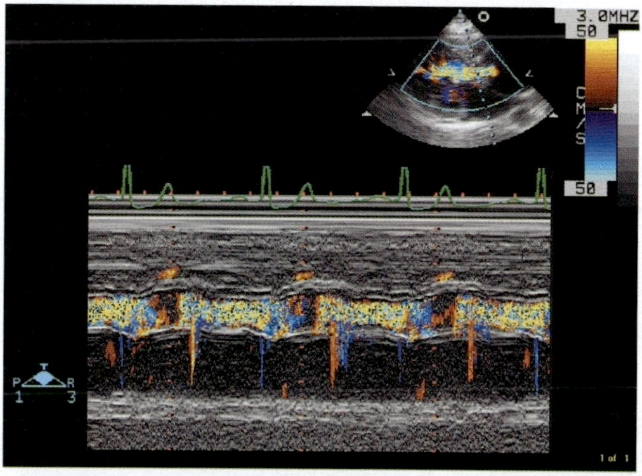

图12.11 LVOT反流束宽度的评价。经LVOT的M型彩色血流。反流束占据了LVOT直径的60%以上，提示重度主动脉瓣反流。

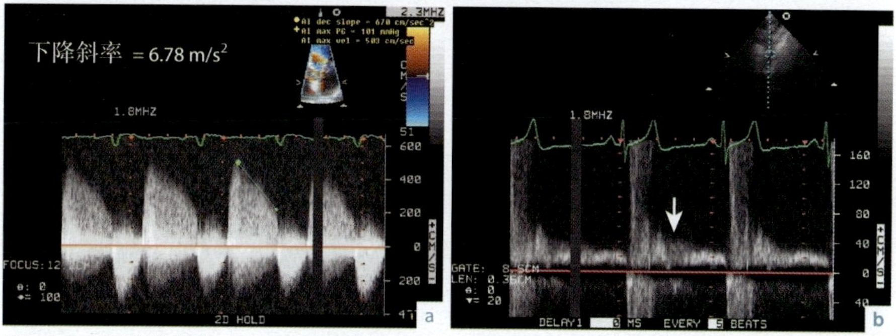

图12.12 频谱多普勒：重度主动脉瓣反流。(a) 连续多普勒的A5C切面。注意反流束的快速下降。此外，反流信号的强度近似于前向血流，再次提示为重度主动脉瓣反流。(b) 降主动脉的脉冲多普勒。在整个舒张期，降主动脉内存在血液反流（箭头）。

降主动脉舒张期血液反流

如果大量血液从主动脉返回左心室，那么可在远端主动脉探测到血液反流。这可以在彩色血流成像或脉冲多普勒的胸骨上窝切面在降主动脉检测（图12.12）。明显的血液反流会持续整个舒张期。

超声心动定量技术

定量技术能够用于估测反流量或反流分数。主动脉瓣反流会增加左心室舒张期容量，导致左心室每搏输出量较右心室增加。其差值即反流量，并可表达为占左心室每搏输出量的分数（反流分数）。左心室和右心室每搏输出量的测量已在第11章中讨论。在实践中，此分析需要经验并不常规进行。

表12.3 主动脉瓣反流的原因

病理	超声表现
瓣叶病变	
钙化性退行性变	钙化、瓣叶活动差
心内膜炎	赘生物、穿孔、连枷瓣叶、脓肿
风湿性心脏病	钙化、瓣叶活动差、交界处增厚
急性风湿热	瓣叶增厚活动差
先天畸形	二叶瓣、四叶瓣、主动脉瓣脱垂
主动脉根部病变	
主动脉根部瘤	根部扩张：例如马方综合征、主动脉缩窄、高血压
主动脉夹层	夹层片、假腔、心包积液、动脉瘤
室间隔缺损	主动脉根部置换、室间隔缺损错位
主动脉窦瘤破裂	主动脉窦扩张、主动脉瓣反流束进入右心室

反流量 = 左心室每搏输出量 − 右心室每搏输出量

反流分数=（反流量/左心室每搏输出量）×100

EROA

PISA的概念已在第11章中讨论。可见的血流会聚提示存在重度的主动脉瓣反流（图12.10）。EROA可以通过在舒张早期测量PISA半径、失真流速和峰值反流流速估测（见第11章）。EROA＞0.3cm^{2}时为重度。

慢性主动脉瓣反流的左心室评价

慢性重度主动脉瓣反流会增加左心室的容量负荷。通常在其起始的代偿阶段表现为左心室球形扩张和离心性肥厚，但最终会导致左心室收缩功能障碍。此表现支持重度主动脉瓣反流的诊断，虽然患者会同时存在可导致左心室功能异常的其他病因。相反，如果缺乏左心室扩张的表现，主动脉瓣反流可能不严重。

估测左心室射血分数和M型测量左心室内径对于选择无症状而可能获益于主动脉瓣置换术的重度主动脉瓣反流患者非常重要。

急性主动脉瓣反流的评价

慢性主动脉瓣反流的代偿机制可使左心室适应额外增加的血容量，而且左心室容量增加可以维持相对正常的舒张末压和正常的收缩功能。与急性严重的主动脉瓣反流相比，由于后者缺乏适应过程，左心室舒张末压会大幅度升高。当血流动力学出现恶化时，左心室仍表现为正常大小，主动脉瓣反流不明显。在这种情况下，狭径的宽度和超声定量数据会更为可靠。

主动脉瓣反流的原因

主动脉瓣反流的常见原因分为直接影响主动脉瓣叶和影响主动脉瓣根两种（表12.3）。主动脉瓣的二维超声表现常可提示病因所在，如主动脉根部扩张（图12.10）、二叶瓣（图12.13）、瓣膜钙化/活动差、连枷瓣叶和赘生物（图15.3）。

主动脉瓣反流的外科手术

急性重度的主动脉瓣反流患者需要在内科治疗稳定后进行急诊主动脉瓣置换。

慢性重度主动脉瓣反流患者进行主动脉瓣置换的时间取决于患者的症状和左心室重构情况。严重的左心室功能障碍或扩张是不可逆的，这些患者不能获

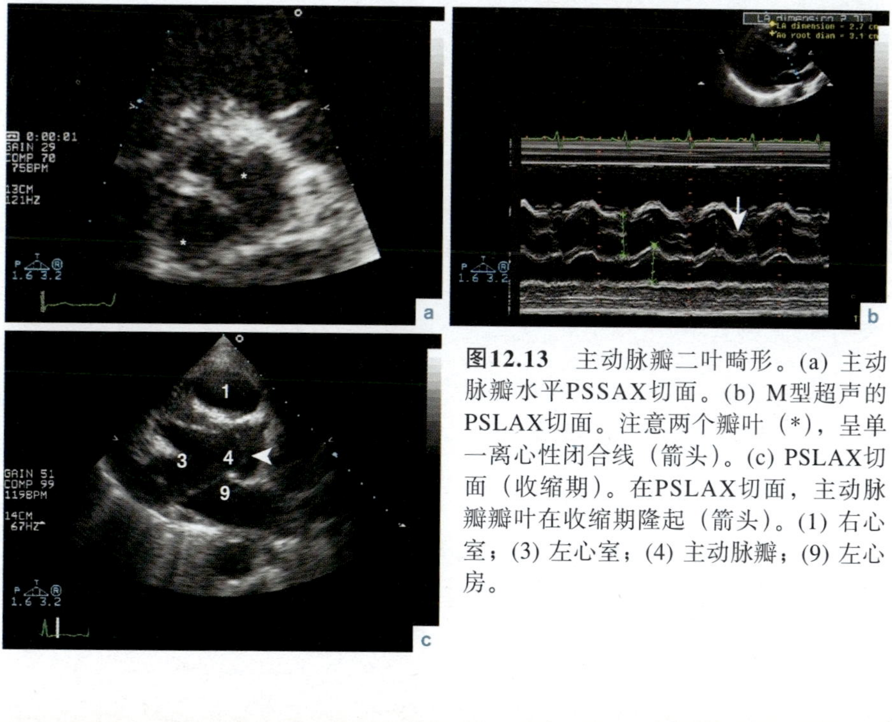

图12.13 主动脉瓣二叶畸形。(a) 主动脉瓣水平PSSAX切面。(b) M型超声的PSLAX切面。注意两个瓣叶（*），呈单一离心性闭合线（箭头）。(c) PSLAX切面（收缩期）。在PSLAX切面，主动脉瓣瓣叶在收缩期隆起（箭头）。(1) 右心室；(3) 左心室；(4) 主动脉瓣；(9) 左心房。

益于主动脉瓣置换。因此，有症状而左心室功能尚未严重损害（射血分数>25%）或未出现明显扩张（左心室收缩末内径小于5.5cm，左心室舒张末内径小于7.5cm）的患者可接受外科手术治疗。而对于无症状的但有重度主动脉瓣反流的患者，目前建议当出现进行性左心室重构的证据 [例如，左心室收缩末内径4.5～5.5或轻中度左心室损害（射血分数 < 55%）] 时手术。

与主动脉瓣狭窄一样，中重度主动脉瓣反流如果需行冠状动脉搭桥或其他心脏外科手术则应行主动脉瓣置换。

先天性异常

主动脉瓣二叶畸形

主动脉瓣二叶畸形在患儿出生时常不会被检出，而长大后会出现杂音和主动脉瓣功能异常的表现。起初瓣叶是柔软的，常常融合在一起，导致血流受阻并紊乱。这会加速退行性改变而导致主动脉瓣狭窄、反流或二者同时存在。主动脉瓣二叶畸形常会伴有主动脉根部扩张和主动脉缩窄，所以主动脉瓣二叶畸形患者应排除这些异常。由于主动脉瓣功能异常会不可避免地进展，所以应终生随访。

瓣膜在PSSAX切面显示最佳（图12.13a），虽然有时图像会不清晰。瓣叶大小常不等，在M型超声的PSLAX切面上闭合线为离心的（图12.13b）。另一特点是闭合线在收缩期呈圆顶状，这是由于瓣尖融合而瓣体柔软在血流的压力下弯曲。

有时候，结构性三叶式主动脉瓣存在先天性的两个瓣叶融合，所以在功能上为二叶瓣（图12.14）。

四叶式主动脉瓣

在少见的情况下，主动脉瓣有四个分离的瓣叶，晚期可导致主动脉瓣反流，可能与其他先天性畸形有关。

主动脉瓣下狭窄

多种先天畸形可引起LVOT狭窄和梗阻。通常表现为纤维肌性嵴或膜延伸至室间隔和二尖瓣环之间，或局部肌性梗阻（图12.15）。主动脉瓣本身可能是正常的，但可能会发育不全。

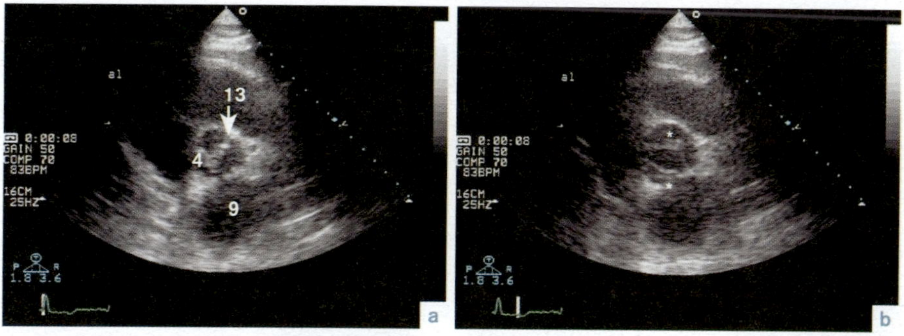

图12.14 主动脉瓣融合。PSSAX切面。(a) 舒张期；(b) 收缩期。右冠瓣与左冠瓣的缝隙融合（箭头）使其成为功能性二叶瓣。在收缩期可清楚地观察到两个瓣叶（*）。(4) 主动脉瓣；(9) 左心房；(13) RVOT。

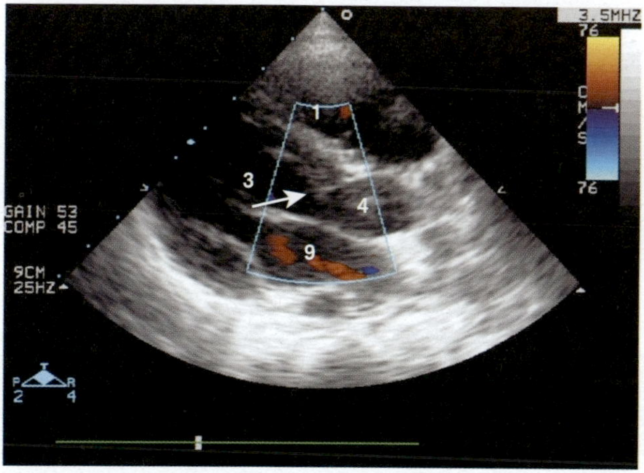

图12.15 主动脉瓣下狭窄。PSLAX切面。在此患儿的LVOT可见一个明显的肌性嵴（箭头），其表现与肥厚型心肌病明显不同。在彩色血流成像上可见血流紊乱的表现。(1) 右心室；(4) 主动脉瓣；(9) 左心房。

主动脉瓣下狭窄也可发生于成年人，虽然少见但常被误诊为主动脉瓣狭窄，应仔细评价瓣膜及梗阻的位置。

主动脉瓣上狭窄

瓣上狭窄可以由先天性升主动脉缩窄引起（图12.16）。最常发生于窦管交界或冠状窦之上。较少见的是全身动脉发育不全。

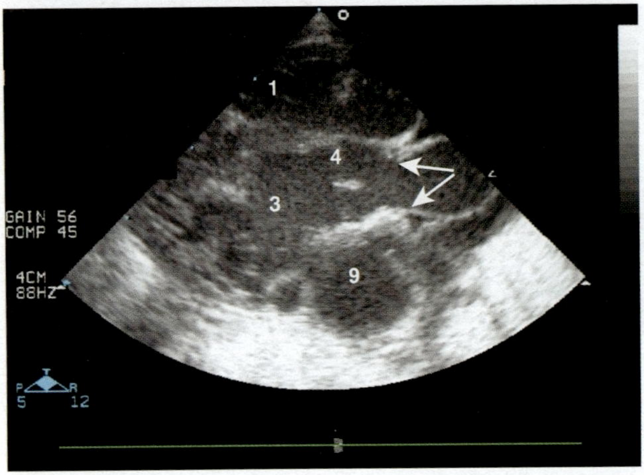

图12.16 主动脉瓣上狭窄。PSLAX切面。在窦管交界处，升主动脉明显缩窄（箭头）。(1) 右心室；(3) 左心室；(4) 主动脉瓣；(9) 左心房。

报告单

主动脉瓣狭窄的报告

摘要

- 基础病因
- 严重程度

定性数据

- 瓣膜结构：二叶瓣、三叶瓣等
- 钙化：严重程度和分布
- 瓣叶开放：受限程度

定量数据

- 峰值流速
- 峰值瞬时压差
- 平均压差
- 计算的主动脉瓣口面积
- 测面积法计算的瓣口面积（经食管超声心动图）

其他

- 左心室质量
- 左心室收缩和舒张功能
- 其他瓣膜疾病
- 瓣下/瓣上梗阻的证据
- 主动脉根部的结构

报告单

主动脉瓣反流的报告

摘要

- 基础病因
- 严重程度

定量数据

- 瓣膜结构：二叶瓣、三叶瓣等
- 主动脉根部结构
- 钙化：严重程度和分布
- 瓣叶完整性，赘生物的证据等
- 降主动脉血液反流

定量数据

- 狭径宽度
- 反流束在LVOT的宽度
- 压力降半时间和下降速率
- EROA
- 反流分数和反流量

其他

- 左心室内径
- 左心室功能
- 其他瓣膜疾病
- 主动脉根部内径

（郭春燕译　滕一星校）

二尖瓣

正常二尖瓣

二尖瓣是一个复合结构，包括两个瓣叶和瓣下的腱索和乳头肌结构。瓣叶呈半圆形，且前叶较大。每个瓣叶有三个皱褶（图13.1a）或节段。瓣叶附着于二尖瓣纤维瓣环，此瓣环与其他瓣膜的纤维环连接。

瓣叶本身柔软，并由瓣下结构支持防止瓣叶脱垂。二尖瓣的各个结构完整才能维持正常的瓣膜功能。腱索是将瓣叶连接于前外侧和后内侧乳头肌的纤维带。它们从左心室游离壁发出连接于二尖瓣瓣叶。在收缩期，乳头肌收缩支持瓣叶对抗较高的左心室压。

超声心动图表现

没有单一的切面可显示整个二尖瓣，因此重要的是仔细地从尽可能多的切面检查、构建完整的图画。在PSSAX切面上，瓣膜看起来像豆瓣，可以定义瓣叶的各个节段（在图13.1a中粗略指出）。超声束对准瓣叶瓣缘可显示瓣口（图13.1b），头侧摆动可显示瓣叶。声束直接指向足侧可看到乳头肌（图13.1c）。在PSLAX和心尖切面，可见前叶和后叶凸向左心室，且有时可识别瓣下结构。在A4C、A2C和A3C切面之间旋转可对每个瓣叶的不同节段进行详细观察。结合传统切面（PSLAX、PSSAX、心尖和剑突下切面）能扫查到多数皱褶部分。

二尖瓣瓣叶薄（不超过4mm），柔软无钙化。在舒张期，二尖瓣开放进入左心室，此时运动分两个时相。第一个时相在舒张期开始时出现，伴随瓣叶部分弹回。当舒张晚期左心房收缩，瓣叶被迫再次分开，直到收缩期开始时关闭。这可以通过慢动作播放二尖瓣运动的记录来观察。在M型超声的PSLAX切面的二尖瓣尖也可观察到二尖瓣的运动情况（图13.1g）。

在A4C切面测量二尖瓣环舒张期内径，正常应小于3.4cm。

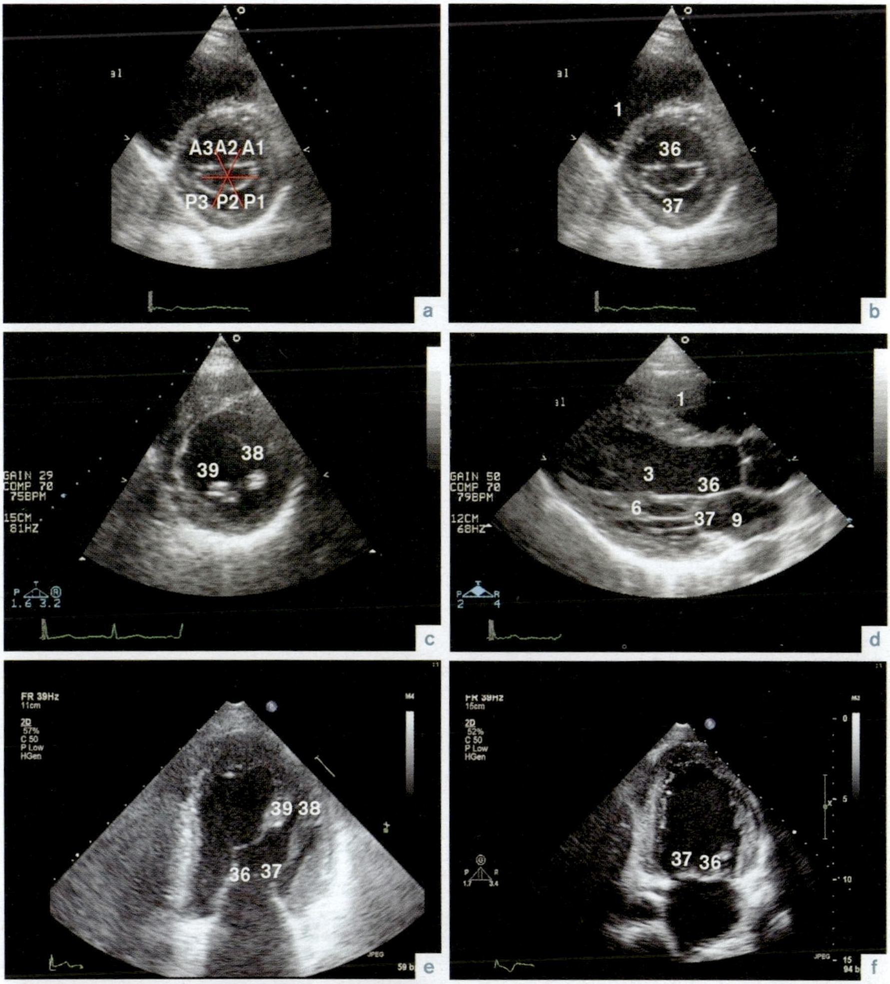

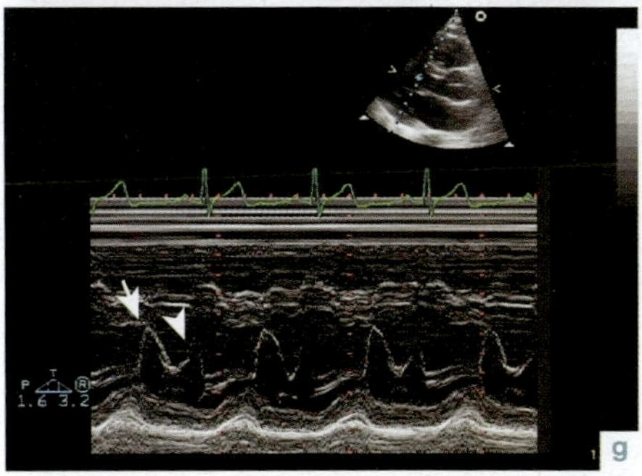

图13.1 二尖瓣切面。(a) PSSAX切面：二尖瓣水平。从外侧壁向内倒数二尖瓣皱褶。A1~3，前叶皱褶；P1~3，后叶皱褶。(b) PSSAX切面：二尖瓣水平；(c) PSSAX切面：乳头肌水平；(d) PSLAX切面；(e) A4C切面；(f) A2C切面；(g) M型超声的PSLAX切面：注意二尖瓣瓣叶在舒张早期（箭头）和晚期（箭尖）两个时相的运动。(1) 右心室；(3) 左心室；(6) 乳头肌；(9) 左心房；(36) 二尖瓣前叶；(37) 二尖瓣后叶；(38) 前外侧组乳头肌；(39) 后内侧组乳头肌。

多普勒检查

经二尖瓣的血流情况常规在脉冲多普勒的A4C切面将取样容积放置在二尖瓣尖进行检查。窦性心律时，正常的舒张期血流是两个时相：舒张早期的 E峰和舒张晚期的A峰（图13.2）。参见表13.1的正常值。取样容积放置不准确可能改变E峰和A峰的绝对值，但通常不影响其比值。根据经二尖瓣的血流情况可以获得有关二尖瓣功能、左心房压和左心室舒张功能的信息（见第4章）。应用彩色血流成像和频谱多普勒常可探测到二尖瓣少量的反流。

从肺静脉进入左心房的血流频谱受到二尖瓣疾病的影响，应常规进行检查，这将在后面的章节进行详述。

二尖瓣疾病

与其他瓣膜一样，二尖瓣易出现多种病理改变。在本章将详细讨论二尖瓣相对较特异的病理情况。心内膜炎（第15章）、二尖瓣缺血性和功能性反流（第7章）和心肌病（第8章）也会讨论到。

二尖瓣环钙化

这是一种退行性改变，常偶然发现。更常见于老年患者和肾功能不全的患者。二尖瓣环钙化的这种改变会延伸到二尖瓣瓣叶（图13.3），使得瓣环和瓣叶的回声增强，类似于风湿性瓣膜病。钙化改变可以是弥漫性的或局限性的。在多数病例，功能不受影响；但非常严重的钙化会限制瓣叶活动并可能引起反

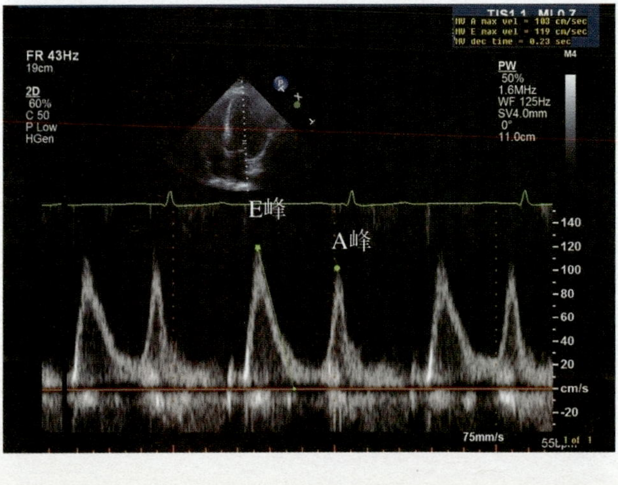

图13.2 经二尖瓣脉冲多普勒。将取样容积置于二尖瓣尖。图中已标出E峰流速、A峰流速和E峰下降时间。

表13.1　经二尖瓣血流的正常值

	<50岁	>50岁
E峰速度（cm/s）	72 ± 14	62 ± 14
A峰速度（cm/s）	40 ± 10	59 ± 14
E/A比值	1.9 ± 0.6	1.1 ± 0.3
下降时间（ms）	170 ± 20	210 ± 36

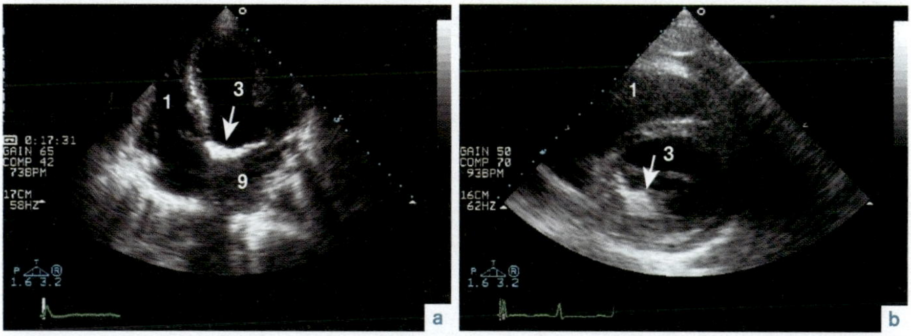

图13.3　二尖瓣环钙化的例子。注意钙化沉积的强回声表现（箭头）。(a) A4C切面。严重的二尖瓣钙化局限在二尖瓣前叶瓣环，延伸至二尖瓣前叶。(b) PSSAX切面。注意钙化沉积为强回声（箭头）。二尖瓣钙化结节，局限在二尖瓣后叶瓣环。(1) 右心室；(3) 左心室；(9) 左心房。

流，或在非常少见情况下发生狭窄。

风湿性二尖瓣疾病

风湿热是由上呼吸道链球菌感染诱发的一种炎性病变：在西方世界少见，但在发展中国家是一个严重影响健康的问题。

病程分为两个阶段：在急性期，全身病变可严重影响许多器官包括心脏的心内膜、心肌和心包。任何瓣膜都可能受累，但二尖瓣和主动脉瓣特别容易受到风湿性损伤。在急性期，二尖瓣和腱索被炎症累及，引起增厚，有时伴瓣膜结节、腱索延长，少见情况下可发生破裂。

慢性/反复的炎症起初可引起瓣叶交界处粘连和腱索挛缩，以致瓣膜不能充分开放，但瓣叶保持柔软。在经胸超声心动图，二尖瓣前叶出现“曲棍球棍”的特征性表现，二尖瓣尖粘连在一起，而瓣叶的其他部分由于升高的左心房压力在舒张期凸入左心室。结果可发生钙化、瓣叶/腱索增厚、活动差和超

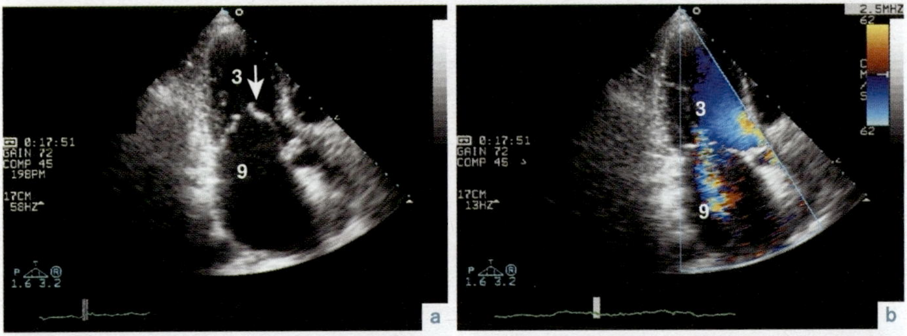

图13.4 风湿性二尖瓣疾病。(a) A3C切面：二尖瓣前叶典型的“曲棍球棍”的表现。这是由于瓣尖增厚活动受限。可见轻度钙化。注意主动脉瓣同时增厚，提示存在风湿病变。(b) 彩色血流成像的A3C切面：继发于风湿性瓣膜病变的二尖瓣反流。(3) 左心室；(9) 左心房。

声回声增强（图13.5）。这一过程可导致瓣膜狭窄、反流或二者同时存在。对风湿性二尖瓣狭窄的评价将在本章后面讨论。

风湿性二尖瓣疾病引起的二尖瓣反流的严重程度应仔细评价，因为基础的测量通常并不可靠。

二尖瓣脱垂

其特征是二尖瓣瓣叶的黏液样变性，导致瓣叶增厚、冗长而松软。瓣叶在收缩期超过瓣环平面对合欠佳，导致反流。有时，二尖瓣脱垂是潜在综合征的表现，例如胶原性疾病（Ehlers-Danlos综合征、成骨不全）或马方综合征。

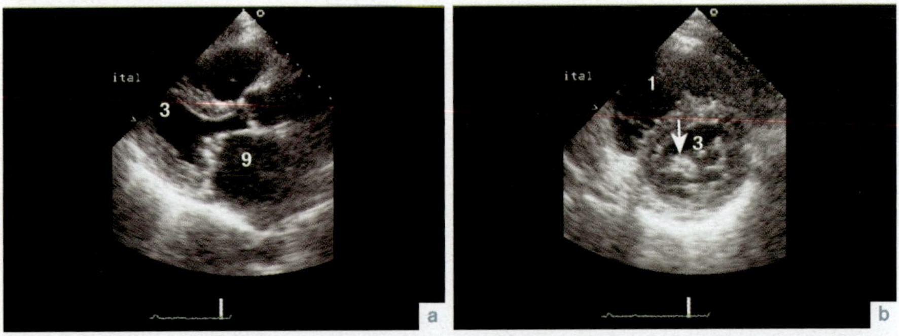

图13.5 风湿性二尖瓣疾病。(a) PSLAX切面：注意瓣叶和腱索的严重钙化。(b) PSSAX切面：在此切面，二尖瓣内联合可见明显的严重钙化（箭头）。(1) 右心室；(3) 左心室；(9) 左心房。

诊断二尖瓣脱垂的主要超声心动图标准是：

1．在PSLAX切面，收缩期时一个或两个瓣叶在瓣环平面之上（图13.6）。

2．在A4C切面对合点在瓣环平面之上（图13.7）。

在基础图像（例如不用组织谐波）上，瓣叶厚度超过5mm高度支持二尖瓣脱垂的诊断（图13.6和图13.7）。二尖瓣后叶，特别是P2部分，常受到影响。如果仅一个瓣叶发生脱垂，反流束是偏心性的，指向正常的瓣叶（图13.7）。如果两个瓣叶同时脱垂，反流束是中心性的。连带的结果包括瓣环扩展、腱索冗长、腱索断裂和连枷样改变。

二尖瓣脱垂的病例常常需要超声心动图随访，这取决于瓣膜功能异常的严重程度。在严重关闭不全的病例，可行二尖瓣修补，而且在疾病早期优于瓣膜

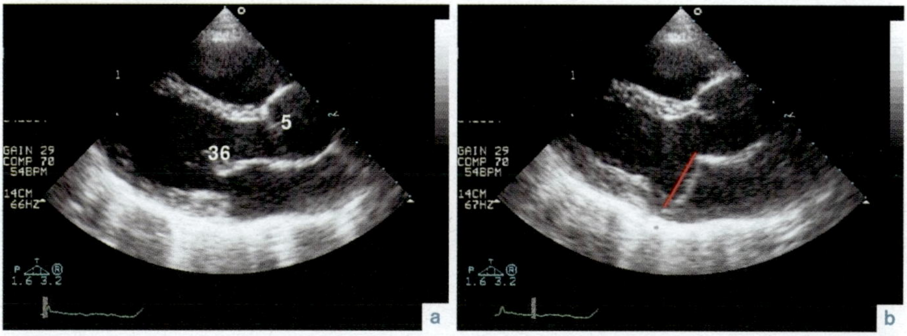

图13.6 二尖瓣脱垂。PSLAX切面。(a) 舒张末期；(b) 收缩末期。红线代表二尖瓣环平面。二尖瓣前叶增厚松软。脱垂发生于二尖瓣环平面之上诊断为二尖瓣脱垂。主动脉根部扩张提示基础疾病是马方综合征。(5) 主动脉根部；(36) 二尖瓣前叶。

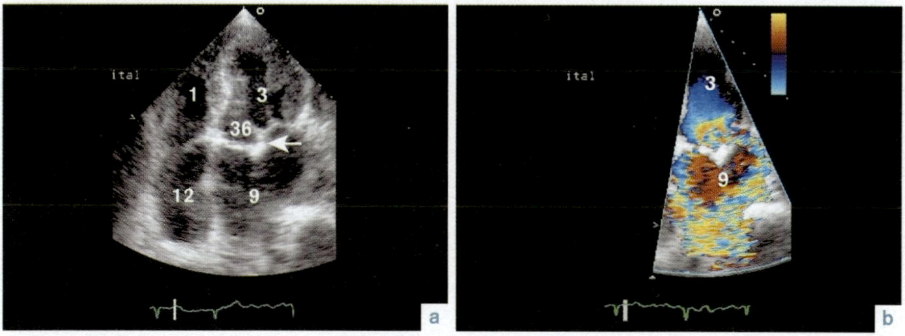

图13.7 严重的二尖瓣脱垂。(a) 二尖瓣前叶扭曲增厚，可见严重脱垂（箭头）。(b) 彩色血流多普勒显示偏心性二尖瓣反流束向后撞击左心房壁，并充满大部分左心房。可见大的血流会聚区以及狭径增宽。(1) 右心室；(3) 左心室；(9) 左心房；(12) 右心房；(36) 二尖瓣前叶。

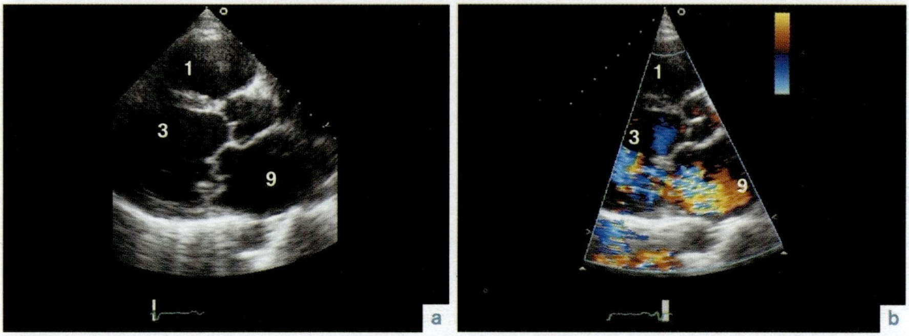

图13.8 继发于腱索断裂的二尖瓣连枷。PSLAX切面。很明显两个瓣叶脱垂而无法对合 (a)， 导致重度二尖瓣反流 (b)。在此图像，瓣尖呈连枷样改变，腱索与瓣叶运动无关。注意出现代偿性心动过速。(1) 右心室；(3) 左心室；(9) 左心房。

置换。对于修补的适应性，最好应用经食管超声心动图评价。

二尖瓣反流严重程度的评价

当左心室收缩，血液经二尖瓣回流就发生了二尖瓣反流。在正常人没有瓣膜异常改变时常常可见小量反流，这是生理性的。

探测

应用彩色血流成像很容易探测到二尖瓣反流，而且最好经心尖切面观察，在此二尖瓣反流背离探头，显示为蓝色。二尖瓣反流也可通过频谱多普勒探测。当探测到二尖瓣反流，你应当试图问三个问题：严重程度？原因是什么？是否有心脏失代偿的表现？

二尖瓣反流有多严重？

二尖瓣反流的严重程度可以通过经瓣膜漏回左心房的血流量而简单评价。如第10章中讲到，它不能通过超声心动图技术直接测量，需要许多其他测量代替。应当认识到不能依靠某个单一测量来定义反流的严重程度。因此，完整的评价需要考虑到多个不同的参数。

可以应用多种技术，并且强调应给出认为可靠的特异性参数，而不可靠的参数作为支持性的证据。图13.9简要给出了分层方法，而表13.2给出了每个参数的常用的参考值。

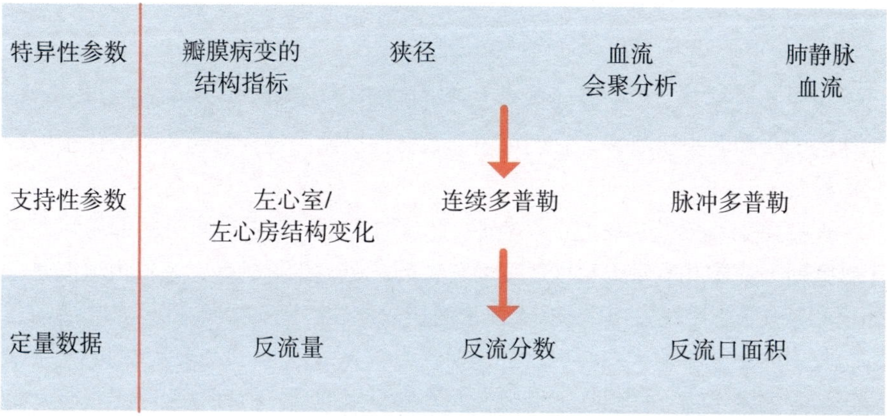

图13.9 分层评价二尖瓣反流。强调特异性参数。在做决断时，应少测重支持性证据，因为这些参数不可靠。进一步的诊断可以通过定量测量获得，如果操作者在此方面有经验。

表13.2 二尖瓣反流分级

参数	轻度二尖瓣反流	重度二尖瓣反流
特异性		
结构标志	正常值	异常值
反流狭径直径（cm）	＜0.3	≥0.7
PISA半径*（cm）	不存在	≥1.0
肺静脉血流	正常	收缩期血液反流
支持性		
左心室扩张	不存在	通常存在
肺动脉高压	不存在	常存在
连续多普勒	不增密	增密，三角形
脉冲多普勒	可能E峰＜A峰	不出现E峰＜A峰
定量		
反流口面积（cm^2）	＜0.2	≥0.4
反流量（ml/心搏）	＜30	≥60
反流分数（%）	＜30	≥50

* 失真速度设置为40cm/s。

特异性测量

结构指标

在一些情况下，二尖瓣的结构表现可提醒你出现重度反流的可能性。特别是连枷瓣叶和乳头肌断裂，它们可引起致命性反流。经食管超声检查优于经胸超声检查。

连枷二尖瓣瓣叶通常是二尖瓣脱垂（图13.10）或心内膜炎的并发症，由于腱索断裂或瓣叶本身退行性改变而导致的。更为少见的是，它可由风湿热、外伤和减压损伤引起。其表现依赖于确切的原因：有时候，可见瓣叶活动异常，收缩期完全脱垂入左心房且舒张期飘回左心室。也可见到断裂的腱索，附着于瓣叶如赘生物一样独立运动或在左心室自由摆动。然而，由于多根腱索附着于一个瓣膜，不可能一部分断裂后就出现连枷，因为其他部分可维持相对正常。这强调应从不同角度评价瓣膜各个节段的重要性，不然就会遗漏结构方面的线索。

乳头肌断裂最常发生于心肌梗死（图7.5），但也常继发于心内膜炎。再次强调，部分断裂可能表现不是很明显，需要仔细研究整个瓣膜。

狭径宽度

狭径是反流束最窄的部分，在反流口之后，可应用彩色血流多普勒显示（图13.10）。狭径的宽度与反流口的宽度相关，因此与反流严重程度相关。它不像反流束长度和面积一样会受到彩色血流成像增益设置的影响，因为狭径的血流速度非常高。然而，此宽度在收缩期可发生变化，应当测量最宽的狭径。通常，最佳测量在PSLAX切面获得，而A2C切面会高估二尖瓣反流的严重程度。为了尽可能减少测量误差，应当放大图像。

狭径直径小于3mm提示轻度二尖瓣反流，而直径≥7mm提示重度反流。

PISA法

PISA法是通过分析反流束的血流会聚区估测EROA的方法。PISA法是一种特异性应用于二尖瓣反流的简化计算。它不能用于其他的测量。

它是基于二尖瓣反流的峰值流速（V_{max}）近似500cm/s的假设：在多数病例中，这是合理的，因为左心室压高于左心房压（100mmHg压差=500cm/s）。如果彩色血流多普勒的失真流速（V_a）设置为40cm/s，PISA方程可以简化为：

$$EROA = (2\pi r^2 \times V_a)/V_{max}$$

$$\text{EROA} = (2 \times 3.142 \times r^2 \times 40)/500$$

$$\text{EROA} = r^2/2$$

这意味着在失真流速设置在40cm/s时，可以通过测量PISA壳的半径而简单估测EROA。实际上，这种情况可以更为简化，因为我们已经知道EROA＞0.4cm^{2}提示重度二尖瓣反流。在PISA公式中，相当于PISA半径为1.0cm或以上。

因此在实际操作中，PISA法需要一个血流会聚区的高质量的放大图像。失真流速调整至40cm/s，最好调整彩色对比的基线使PISA的彩色对比最大化。在经胸超声心动图的A4C切面，基线应当下调（指向反流束）使失真流速设置在40cm/s：给出蓝-黄彩色对比。相反，在经食管超声心动图上，探头方向相反，反流束看上去来自于左心房。在这种情况下，彩色对比基线应当上调（指向反流束），给出蓝-红对比。PISA壳的半径从失真壳的彩色界面测量至反流口。如果是1.0cm或以上，提示为重度二尖瓣反流（图13.10）。

肺静脉血流

如果出现严重的二尖瓣反流，由于左心房压升高从肺静脉进入左心房的血流可能受阻。有时，可以在彩色血流多普勒见到血液反流入肺静脉深处。肺静脉血流进入左心房发生在收缩期和舒张期，以收缩期占优势。出现重度二尖瓣反流时，进入左心房的前向血流受阻或甚至在收缩期出现逆流。

为了评价肺静脉血流，需要获得高质量的A4C切面。应用彩色血流多

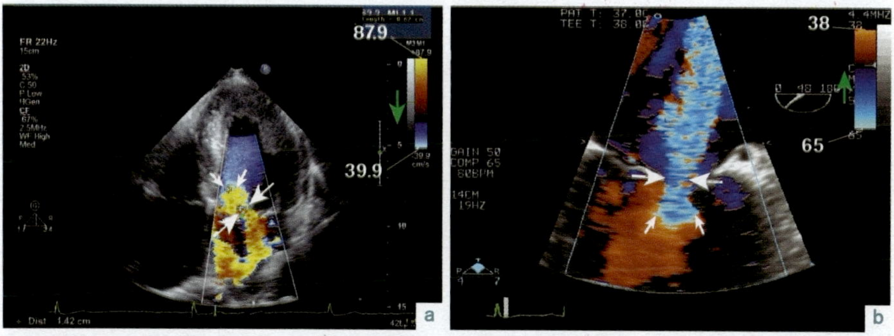

图13.10 PISA法和评价狭径。(a) 经胸超声心动图：重度偏心性二尖瓣反流的图例。彩色对比基线下调（绿箭头）至低限近似40cm/s。瓣口左心室侧的血流会聚区显示在蓝色和黄色之间的突然转换（小箭头）。PISA的半径可以从此界面测量到瓣口。(b) 经食管超声心动图：探测二尖瓣反流。注意与经胸超声心动图相比是相反的方向。彩色对比基线上调（绿箭头）至上限近似40cm/s，给出红-蓝对比。PISA壳和狭径与之前一样用大箭头标出。

普勒较高的增益设置识别右上肺静脉，邻近房间隔。将脉冲多普勒取样容积放置在静脉内1cm处记录几个心动周期。需要练习正确操作并解释这项技术。

支持性测量

结构指标

在慢性重度二尖瓣反流，只有心脏每搏输出量增加才能维持心排出量，并且这需要通过数月或数年通过左心室扩大和（有时）增加收缩力才能达到。结果是这些代偿机制不能无限期维持，重度二尖瓣反流最终将导致不可逆的左心室扩大和衰竭。

重要的是，注意重度二尖瓣反流会“高估”左心室功能，因为大量的血流被射入左心房，其压力低而顺应性高。因此，左心室射血分数的计算值会增加。这点应考虑到：因此，在出现明显的二尖瓣反流时，正常的射血分数应大于60%。

高压力的反流束漏回左心房从而使左心房压增加，进而引起肺静脉压增高，最终将导致肺动脉压力增高。血流淤积引起左心房扩大、肺动脉高压、右

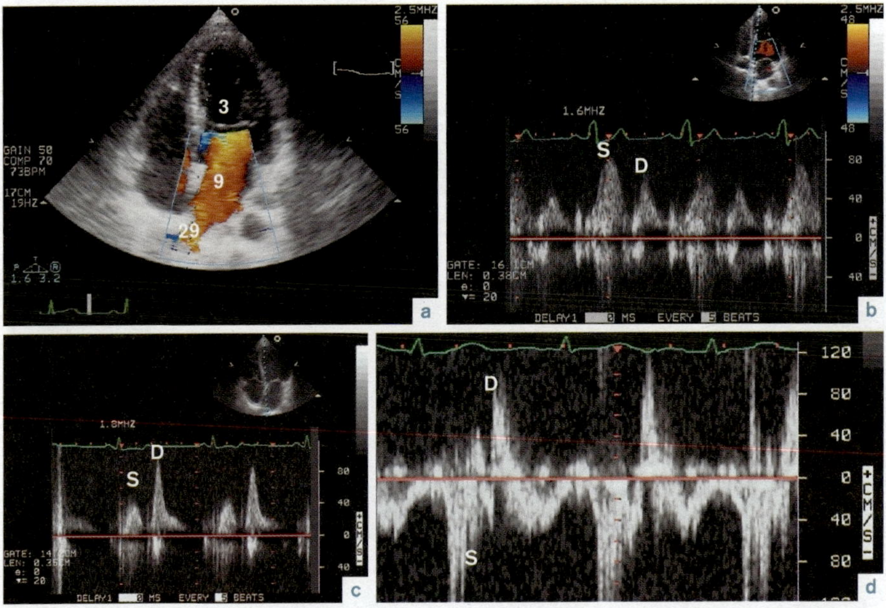

图13.11 肺静脉。(a) A4C切面：在彩色血流多普勒的引导下将脉冲多普勒取样容积置于右上肺静脉内。(b) 正常的肺静脉血流。收缩波（S）大于舒张波（D）。(c) 受阻的收缩期前向血流（S<D）。(d) 收缩期血液反流。(3) 左心室；(9) 左心房；(29) 右上肺静脉。

心衰竭和三尖瓣反流。识别这些特征为评价二尖瓣反流的严重程度提供了证据。（假如不存在其他重要的因素）。

二尖瓣反流束的连续多普勒检查

多普勒信号其实是红细胞血流速度相对于时间的图形标志。其表现依赖于血流的模式：通过异常瓣膜的反流是湍流，而不是层流，红细胞向不同方向以不同速度运动，所以多普勒信号是“填充”的。如果是重度反流，更多的红细胞出现在反流束，使多普勒信号更浓密。可将连续多普勒的取样线对准二尖瓣反流束的狭径进行评价，在彩色血流成像的心尖切面显示（图13.12）。比较反流束的密度与舒张期前向血流的密度。反流持续的时间也可用于评价严重程度：中重度二尖瓣反流通常持续整个收缩期。二尖瓣反流严重时，多普勒频谱的轮廓是三角形的，峰值位于收缩早期，而不是典型的圆形（图13.12）。

这种技术的明显缺点是主观性强。此外，不能对准二尖瓣反流束会低估反流的严重程度，特别是偏心性反流或多束反流。

脉冲多普勒

经二尖瓣的前向血流应使用脉冲多普勒将取样容积放在二尖瓣瓣尖的位置进行评价。重度二尖瓣反流（不存在二尖瓣狭窄）时，由于左心房压增高因而

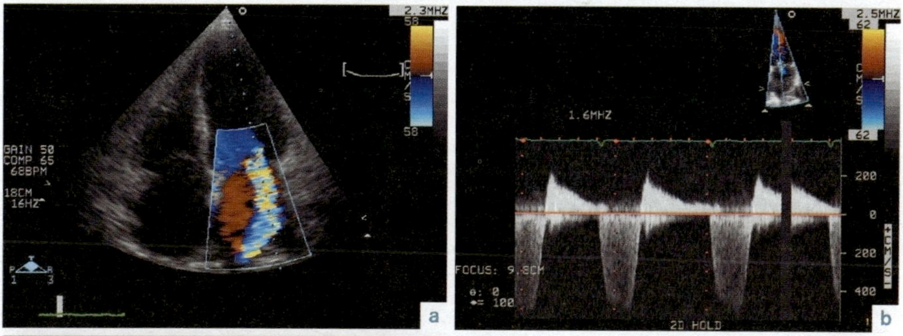

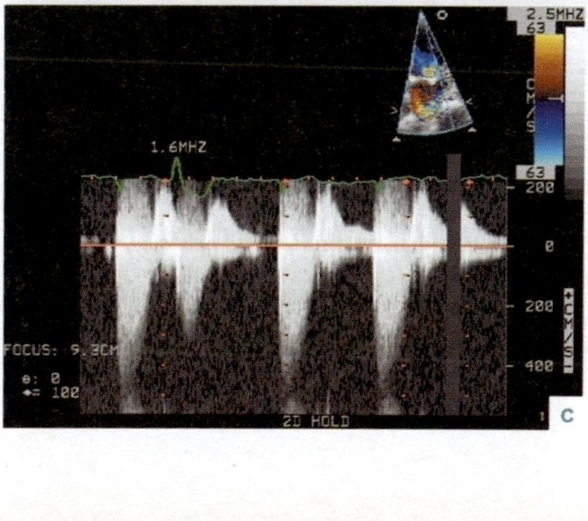

图13.12 连续多普勒评价二尖瓣反流。(a) A4C切面：调整连续多普勒方位标尺（虚线）对准二尖瓣反流束的狭径以获得最高流速。(b) 轻度二尖瓣反流的例子。整个收缩期都有二尖瓣反流。但连续多普勒信号弱，轮廓为圆形。(c) 重度二尖瓣反流的例子。连续多普勒信号密度几乎等同于前向血流的信号密度。峰值流速发生早，频谱的轮廓边缘直，有一个三角形的峰。

经常出现左心室舒张早期充盈占优势，E峰（>120cm/s）较A峰占优势。换句话说，A峰占优势时提示二尖瓣反流并不严重。

其他测量

反流束面积和长度

我们可以从彩色血流多普勒表现的一些特征推测有关反流量的信息。宽的反流束返回左心房深处提示大量反流。半定量测量二尖瓣反流束的宽度、面积和长度已应用许多年，但由于依赖于增益设置而认为不可靠。而且有40%的撞击左心房壁偏心性反流会出现低估，这是因为血流的物理限制和对邻近血流的募集效应，称为Coanda效应。

定量估测二尖瓣反流的严重程度

反流量和反流分数

通过测量左心室和右心室的每搏输出量可以定量估测反流量和反流分数。具体方法已在第11章中进行了讨论。

反流量超过60ml或反流分数大于左心室流入量的50%认为是重度反流。

PISA法

应用PISA计算EROA的方法在第11章中已讨论。EROA为0.4cm^{2}或更大提示重度二尖瓣反流，而低于0.2cm^{2}提示轻度反流。

急性二尖瓣反流

急性重度二尖瓣反流需要特殊考虑，因为其生理学和超声心动图特征明显有别于慢性二尖瓣反流。它可发生于引起瓣叶连枷、腱索断裂或乳头肌断裂的情况，如二尖瓣脱垂、心内膜炎和急性心肌梗死。

因为大部分每搏输出量逆行入左心房，突发的二尖瓣关闭不全常常引起急性肺水肿/心源性休克。由于左心房容积小且没有时间代偿性扩张，从而导致左心房压异常增高。因而，左心室大小常常正常，而且左心室功能经常增强。

在这种情况下，评价二尖瓣反流严重程度的基本标准常常不可靠，且容易低估其严重程度。可以应用特异性方法如狭径的宽度和PISA。此外，瓣叶连枷/乳头肌断裂的证据也提醒你为重度二尖瓣反流的可能。

原因是什么？

二尖瓣结构的任何部分出现问题都可能引起二尖瓣反流。根据基本机制可分为三种：影响瓣叶完整性，乳头肌/腱索装置、瓣环或同时存在上述异常。可能的原因列于表13.3中。

表13.3 慢性二尖瓣反流的原因和机制

原因	机制
缺血	乳头肌断裂
	乳头肌功能异常
	瓣环扩张、继发于心力衰竭的乳头肌错位
二尖瓣脱垂	瓣叶松软
	瓣叶连枷
	腱索断裂
风湿性	瓣叶纤维化、钙化
	腱索纤维化、钙化
功能性	瓣环扩张/继发于心脏衰竭的乳头肌错位
感染性心内膜炎	瓣叶破坏
	腱索断裂
肥厚型梗阻性心肌病	二尖瓣收缩期前向运动
	乳头肌异常
淀粉样变	瓣叶、腱索增厚
心内膜纤维化	瓣叶、腱索增厚
系统性红斑狼疮	瓣叶、腱索增厚
消耗性心内膜炎	瓣叶、腱索增厚
先天性	
瓣叶裂	瓣叶缺损
心内膜垫缺损	瓣叶缺损
双孔二尖瓣	瓣叶缺损
降落伞样二尖瓣	乳头肌异常

如果不能识别基础病因，“二尖瓣反流”的诊断是不完全的。这很重要，因为它决定进一步的治疗选择，如是否适合瓣膜置换/修补、应用抗生素、心力衰竭治疗等。

二尖瓣的表现常常提供了关于基础病因的重要线索。你应当寻找瓣膜增厚、钙化、脱垂、赘生物、连枷、腱索断裂、乳头肌功能不全/断裂和瓣环扩张的证据。如果瓣膜结构正常且存在左心室扩张/功能不全的证据，可能为功能性二尖瓣反流。

二尖瓣反流的外科治疗

超声医生并不直接参与是否行二尖瓣手术的决定，但其评估标准是很重要的，所以报告应是综合而准确的。

通常，急性重度二尖瓣反流伴血流动力学异常者需要急诊外科手术修补或瓣膜置换。超声心动图对探测和评价基础疾病非常重要，并且围手术期需要进行经食管超声心动图检查以指导手术。

对于慢性重度二尖瓣反流，外科手术常常用于治疗原发性二尖瓣疾病，如二尖瓣脱垂和风湿性二尖瓣病变，而不是继发性或功能性二尖瓣反流。通常，如果进行二尖瓣修补而不是瓣膜置换，而且如果左心室功能没有恶化时会获得最佳治疗效果。如果手术太晚，左心室功能异常将不能逆转。所以手术的最佳时间依赖于症状、瓣膜修补的可能性和心脏失代偿的证据。

外科手术的指征是有症状的重度二尖瓣反流，而左心室功能尚能维持者。外科手术不适用于左心室功能严重损害或扩大（射血分数＜30%和LVID＞55）者，但对于每个病例应当个体化处理。

对于无症状的重度二尖瓣反流患者，常建议在手术前寻找左心室内径进行性代偿性改变，除非可能进行修补或已经出现明显的失代偿（射血分数＜60%，LVIDs＞45mm，肺动脉收缩压＞50mmHg）。虽然目前的指南没有规定评价二尖瓣反流严重程度的方法，可能将来会使用PISA为基础的参数。

通常在外科手术前需要行经食管超声心动图以确定二尖瓣反流的严重程度。它能给出详细的二尖瓣所有结构的图像，并对二尖瓣脱垂病例评价外科修补或瓣膜置换的可能性提供信息。

二尖瓣狭窄

成人正常二尖瓣口面积平均为4～6cm^2，但减小至2.0cm^2以下为二尖瓣狭窄。当瓣口面积小于1.0cm^2时为重度狭窄。二尖瓣狭窄的主要病因为风湿性疾病，少见的原因包括二尖瓣环钙化、先天性二尖瓣狭窄、淀粉样变和糖脂代谢异常等。所有病例都表现为二尖瓣瓣叶增厚、活动差，阻塞血流由左心房进入左心室。

慢性风湿性二尖瓣狭窄的自然病史和超声心动图特征已在前面描述（图13.4和图13.5）。

二尖瓣狭窄严重程度的评价

二尖瓣狭窄的严重程度取决于二尖瓣口面积的大小，可用三种方法估测。通常需要用不止一种方法确定计算结果。

测面积法

此方法是在二尖瓣尖的PSSAX切面直接描记瓣缘以得到瓣口面积（图13.13）。在舒张早期瓣膜开放最大时进行测量。为了准确测量，探头必须与瓣叶水平一致。如果没有对准、瓣尖钙化或以前曾行二尖瓣手术则测量不可靠。表13.4给出了二尖瓣狭窄严重程度分级的相关数值。

表13.4　二尖瓣狭窄严重程度

	轻度	中度	重度
二尖瓣口面积（cm^2）	1.6～2.0	1.1～1.5	≤ 1.0
压力降半时间（ms）	＜ 130	130～220	＞ 220
平均压差（mmHg）	＜ 5	5～10	＞ 10

压力降半时间法

二尖瓣狭窄会引起左心房和左心室之间舒张早期的压差。如果是重度狭窄，压差持续；而轻度狭窄者，压力下降更快。由于血流速度会反映压差的大小（见第11章），因而根据跨二尖瓣速度下降的速率可获知关于二尖瓣口面积的信息。应用脉冲多普勒测量压力下降50%的时间，而不是测量压差。这称为压力降半时间，且不等于速度下降50%的时间。研究显示，下列公式可以可靠地用于估测二尖瓣瓣口面积：

$$二尖瓣口面积 = 220/压力降半时间（ms）$$

因此，压力降半时间＞220提示重度狭窄；压力降半时间＜130提示轻度狭窄（表13.4）。

为了测量压力降半时间，在连续多普勒的A4C切面应对准二尖瓣流入血流（图13.13）。当多普勒扫描速度设为100mm/s时最准确，可清晰显示下降速率。描记从E峰顶点至最低点的曲线：多数超声仪将自动通过压力降半时间计算出二尖瓣口面积。

清楚此方法的可能的局限性是很重要的。如果多普勒频谱显示不清楚或斜率为非线性，就会出现问题，难于确定从何处测量。对于如何处理这种情况仍没有共识：如有可能，选择一个有线性E峰的心动周期测量其下降速率，或者在峰值后测量斜率。在放置脉冲多普勒取样容积时应小心，只应采集二尖瓣流入血流的信号，避免偶尔发生的主动脉瓣反流束的混淆。

如果心率大于100次/分时，此方法的可靠性降低，因为A峰可能会完全掩盖下降斜率。如果发生心房颤动时，应测量3～5个心动周期的平均值。

平均压差

使用连续多普勒可通过描记狭窄的二尖瓣多普勒频谱估测其平均压差，如图12.12显示。重度狭窄时压差＞10mmHg，中度5～10mmHg，轻度＜5mmHg。

二尖瓣狭窄的并发症

除了评价狭窄的严重程度，还需要检查其并发症。特别应评价以下指标：

1．左心房内径
2．左心耳出现血栓或自发性声学显影（需要经食管超声心动图排除）
3．肺动脉压
4．右心室功能

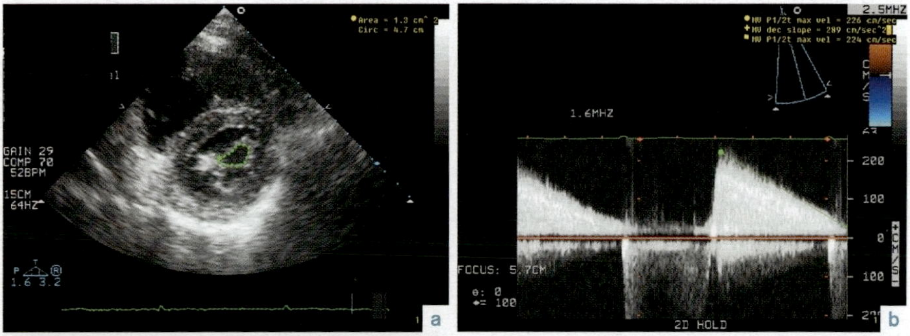

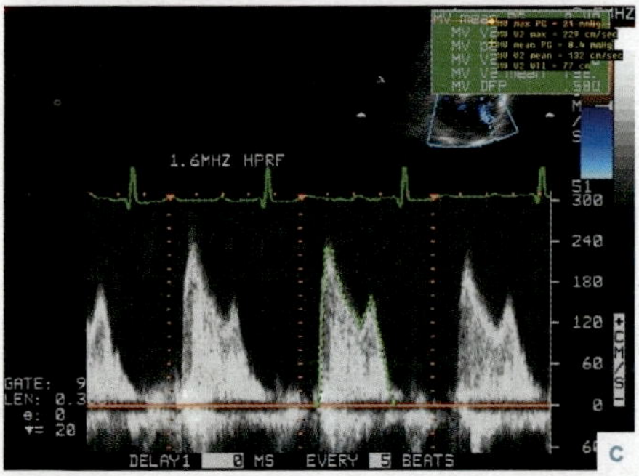

图13.13 二尖瓣狭窄严重程度的评价。(a) 测面积法。在PSSAX切面的二尖瓣尖水平可显示二尖瓣口。描记瓣口并计算其面积。(b) 压力降半时间。使用连续多普勒在二尖瓣尖观察二尖瓣的血液流入情况。描记E峰下降波以获得压力降半时间。(c) 平均压差。描记流入血流的连续频谱获得VTI，可自动计算平均压差。

5．其他瓣膜发生风湿性损伤情况

二尖瓣狭窄的外科治疗

二尖瓣口面积小于1.5cm^{2}且有症状的患者是经皮手术或外科干预治疗的适应证。当瓣膜轻度钙化、二尖瓣轻度反流且经食管超声心动图检查证实无左心房血栓时，可进行经皮球囊瓣膜成形术治疗。有时，此类患者可行外科瓣膜切开术治疗。当瓣膜出现严重退行性改变时，瓣膜置换是唯一的选择，且需要进行心肺转流。

报告单

二尖瓣反流的报告

摘要

- 严重程度
- 基础病因和机制

定量数据

- 瓣叶结构，例如正常、脱垂、钙化、受限
- 瓣叶完整性，例如连枷、赘生物、穿孔
- 瓣下装置和瓣环的结构，例如增厚、断裂
- 反流束特征：中心性、偏心性、心壁撞击、后面界限
- 连续多普勒特征

定量数据

- 反流狭径
- PISA半径
- EROA
- 反流分数/反流量

其他

- 左心室内径
- 左心室功能（射血分数）
- 肺动脉压
- 其他瓣膜病变

报告单

二尖瓣狭窄的报告

摘要

- 基本病因
- 严重程度

定量数据

- 瓣膜结构
- 瓣膜功能：活动性
- 瓣下结构和功能
- 钙化：严重程度和分布

定量数据

- 压力降半时间
- 评价压差
- 测面积法测量瓣膜面积

其他

- 肺动脉压
- 左心房内径
- 其他瓣膜疾病

（郭春燕译　滕一星校）

14 右心瓣膜

正常的三尖瓣和肺动脉瓣

三尖瓣的结构和功能与二尖瓣相似。三尖瓣位于右心房和右心室之间，在右心室收缩期可以防止血液反流入右心房。三个瓣叶附着于间隔、后壁和前壁。隔侧叶瓣最短且活动度最小。与二尖瓣一样，其瓣下结构中包括腱索，乳头肌发出腱索与三尖瓣相连。与二尖瓣相比，三尖瓣略朝向心尖，乳头肌附着于室间隔而不是游离壁。

在结构和功能上，肺动脉瓣与主动脉瓣相似。二者都有三个瓣叶，可防止血液反流入相应的动脉。

超声心动图表现

观察三尖瓣的最佳切面包括PSLAX（右心室流入道）、PSSAX（主动脉水平）、A4C和剑突下切面（图14.1）。瓣叶应不超过4mm且无钙化。隔侧叶瓣最短且活动度最小，在A4C切面显示最佳，但部分可显示于PSLAX切面。它位于膜性和肌性室间隔之间，与二尖瓣相比，瓣叶略偏向心尖。后叶瓣位于下间隔和下侧壁之间。前叶瓣和后叶瓣的运动具有双相性，与二尖瓣类似。三尖瓣环可在A4C切面上观察，在成人为2.0～3.8cm。虽然瓣叶常很好显示，但瓣下结构显示欠佳。

肺动脉瓣在经胸超声心动图常显示欠佳，但在向头侧倾斜的PSLAX切面以及主动脉瓣水平的PSSAX和剑突下切面显示最佳（图14.1b和14.2）。可见肺动脉瓣在主动脉瓣前约90° 处。瓣叶厚度应不超过2mm且无钙化。

多普勒检查

经三尖瓣的血流流速低，分早期的被动充盈期和晚期的右心房收缩的主动充盈期。在脉冲多普勒A4C切面的三尖瓣瓣尖处观察最佳。三尖瓣血流的正常

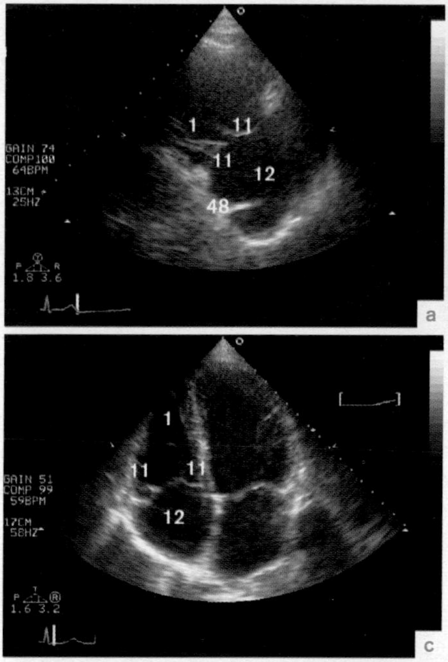

图14.1 三尖瓣切面。(a) 右心室流入道切面；(b) PSSAX切面；(c) A4C切面。(1) 右心室；(4) 主动脉瓣；(9) 左心房；(11) 三尖瓣；(12) 右心房；(14) 肺动脉瓣；(48) 欧氏瓣。

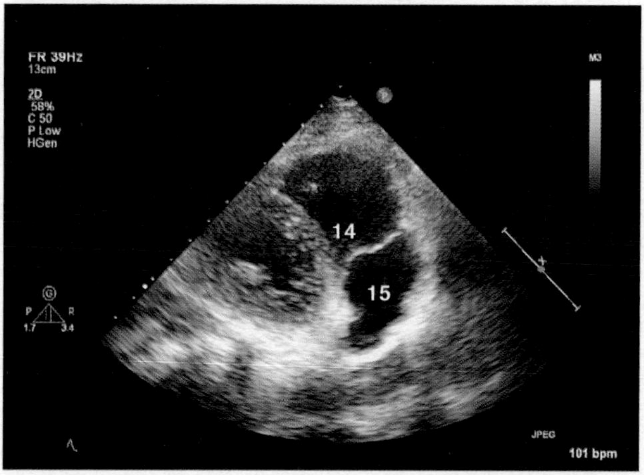

图14.2 肺动脉瓣的PSLAX切面。(14) 肺动脉瓣；(15) 肺动脉。

值存在年龄依赖性（表14.1）。正常人E峰峰值流速的变化程度可达40%。大多数人可以从彩色血流成像或频谱多普勒探测到轻度三尖瓣反流。

肺动脉瓣的血流流速范围为0.6～0.9m/s（图14.3）。这通过脉冲多普勒或连续多普勒在PSSAX/RVOT切面测量。正常人常可探测到肺动脉瓣反流。

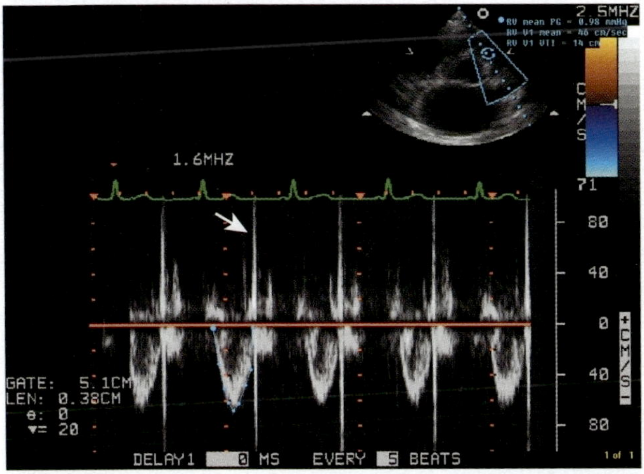

图14.3 RVOT的脉冲多普勒图像。PSSAX切面。前向血流几乎是层流，峰值流速约为0.6cm/s。在收缩末期还可探测到肺动脉瓣的关闭信号，表现为密集的线性频谱（箭头）。

从腔静脉进入右心房的血流可受到右心病变的影响，并可以提供有关右心功能的信息。经胸超声心动图无法评价腔静脉的血流情况，但可以评价肝静脉的血流情况。可以在脉冲多普勒的剑突下切面上探测肝静脉，多普勒取样容积设为1cm（图14.4）。正常的肝静脉血流是混合性的，前向血流主要发生在收缩期，也可发生于舒张期并伴低流速的反流（图14.4）。

右心血流受呼吸的影响很大，以至于在吸气时各个部位的前向血流流速都会增加。

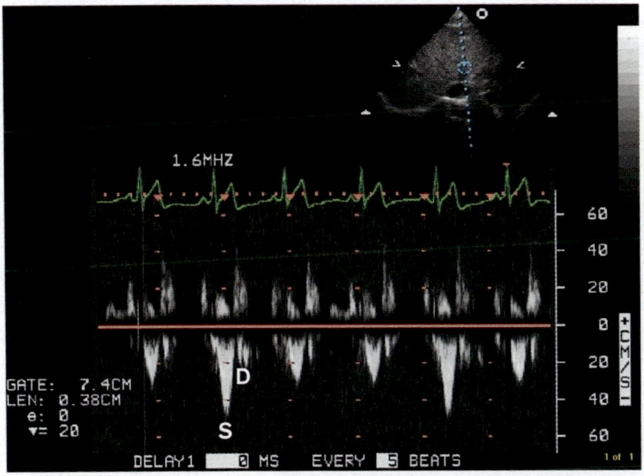

图14.4 肝静脉的脉冲多普勒图像。与舒张期（D）相比，注意收缩期明显的前向血流（S）。流速随呼吸变化明显。

表14.1 三尖瓣多普勒参数

	50岁	>50岁
E峰峰值流速（cm/s）	51 ± 17	41 ± 8
A峰峰值流速（cm/s）	27 ± 8	33 ± 8
E/A比值	2.0 ± 0.5	1.34 ± 0.4
下降时间（ms）	188 ± 22	198 ± 23

右心瓣膜的疾病

三尖瓣和肺动脉瓣易受到多种病理情况的影响，例如心内膜炎和风湿性瓣膜病。此外，每一瓣膜的特异性情况需要特殊考虑。

Ebstein畸形

这是一种罕见的三尖瓣先天性畸形，可见三尖瓣隔侧叶瓣向心尖错位（与二尖瓣不同，超过0.8cm），伴心室部分的“心房化”。其他瓣叶可能发生或不发生错位。根据其严重程度，右心室功能可能受累。瓣叶常有结构异常（发育不良），引起三尖瓣反流，最终导致右心室和右心房扩张（图14.5）。

虽然这是一种先天性畸形，较轻微病例可到成年时才发现，伴有右心衰竭表现。Ebstein畸形常合并Wolff-Parkinson-White综合征以及右侧房室传导旁路。

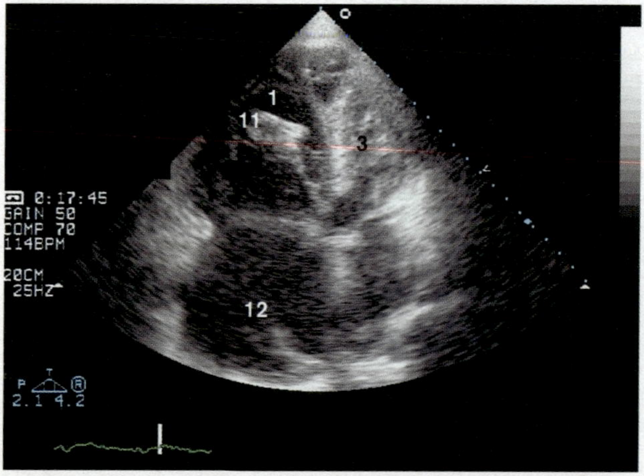

图14.5 Ebstein畸形。A4C切面。三尖瓣隔侧叶瓣向心尖错位，呈严重异常表现。右心房和右心室均扩大。(1) 右心室；(3) 左心室；(11) 三尖瓣；(12) 右心房。

三尖瓣脱垂

三尖瓣可出现脱垂，并常伴有二尖瓣脱垂（见第13章）。诊断标准类似，在A4C切面可见瓣膜增厚和瓣叶移位于三尖瓣环平面之后。

类癌综合征

类癌综合征的特点是三尖瓣和肺动脉瓣可发生严重障碍。它由类癌引起，可分泌高水平的5-羟色胺，刺激瓣膜纤维化。瓣叶增厚且运动完全受限，导致严重的瓣膜反流，有时会出现狭窄（图14.6）。如果不发生肺转移，左心瓣膜常不会受累。某些药物（曾用于节食减肥）可以导致类似的瓣膜病变。

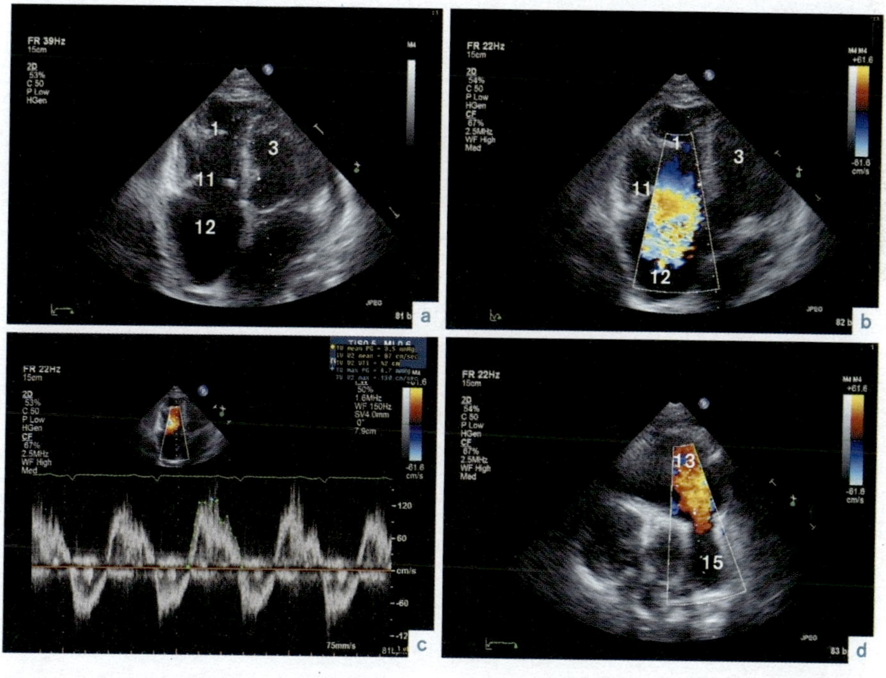

图14.6 类癌性心脏病。(a, b) A4C切面。三尖瓣瓣叶增厚在收缩中期僵硬开放，导致三尖瓣反流。伴有严重的右心室扩张。(c) 脉冲多普勒检测三尖瓣流入血流显示重度三尖瓣狭窄，平均压差6.7mmHg。(d) 由于肺动脉瓣受累出现重度肺动脉瓣反流。注意RVOT严重扩张。(1) 右心室；(3) 左心室；(11) 三尖瓣瓣叶；(12) 右心房；(13) RVOT；(15) 肺动脉。

三尖瓣反流

用彩色血流成像和频谱多普勒检查是否存在三尖瓣反流。轻度反流很常见，但中、重度反流常为病理性。如果发现有三尖瓣反流，应评价其严重程度并识别其潜在的病因。

严重程度的评价

与任何瓣膜病变一样，三尖瓣反流的严重程度的评价基于对多种显像方法的综合分析。首先用二维超声观察原发性瓣膜病变和继发于右心腔改变（例如右心室或右心房扩大）的瓣膜病变情况。下一步，使用彩色血流成像和频谱多普勒评价反流束特点和对下腔静脉血流的影响。基本上，所用技术与二尖瓣反流的评价方法类似。

二维图像

三尖瓣表现是分析其病因的重要线索（表14.2），并可为其严重程度提供信息。

评价瓣叶的厚度、活动度和是否正常对合。异常表现例如瓣叶受限、不能对合、增厚、赘生物、脱垂和瓣环扩张都会增加出现明显三尖瓣反流的可能性。

彩色血流多普勒

对于任何反流束，彩色血流多普勒都可以获取其血流流速以及反流严重程

表14.2　三尖瓣反流的原因

病因	瓣膜形态
原发性	
Ebstein畸形	瓣膜发育不良并向心尖错位
室间隔缺损	膜周部室间隔缺损＋隔侧叶瓣瘤封闭缺损
心内膜炎	赘生物
类癌	瓣叶增厚＋受限
心内膜纤维化	瓣叶和心内膜增厚＋受限
脱垂	瓣叶增厚，部分脱垂，常伴二尖瓣脱垂
风湿性	瓣叶、腱索和交界处增厚、钙化和受限
胸部外伤	瓣叶撕裂
继发性	
功能性	结构正常的瓣膜＋由于其他原因导致右心室扩张

度的信息。然而应注意，反流束的形态会受到心室压力的影响。当出现肺动脉高压时，右心室收缩压增高，三尖瓣反流较右心室低压时更明显。此外，增益和失真流速设置会使变化更大。因此，不建议进行彩色血流多普勒简单测量，例如反流束长度和面积。

PISA半径和狭径宽度分析可以为三尖瓣反流严重程度分析提供更有力的信息（图14.7）。同样适用于其他瓣膜。这里有一条有用的经验法则：当重度三尖瓣反流的失真流速为40cm/s时，PISA半径＞7mm且狭径宽度≥7mm。这与应用PISA方法评价二尖瓣反流类似。

频谱多普勒

用连续多普勒在反流束狭径的高速湍流处取样，可以对反流的严重程度进行半定量分析。将反流频谱的密度与前向血流的密度进行对比。轻度三尖瓣反流时，反流边缘不完全且不密集。当反流程度恶化，密度近似前向血流（图

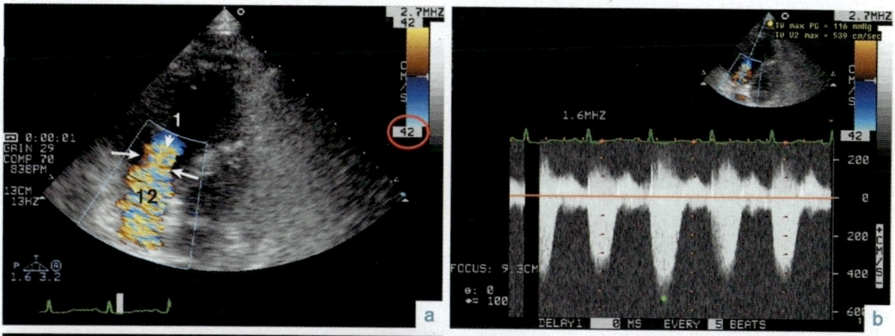

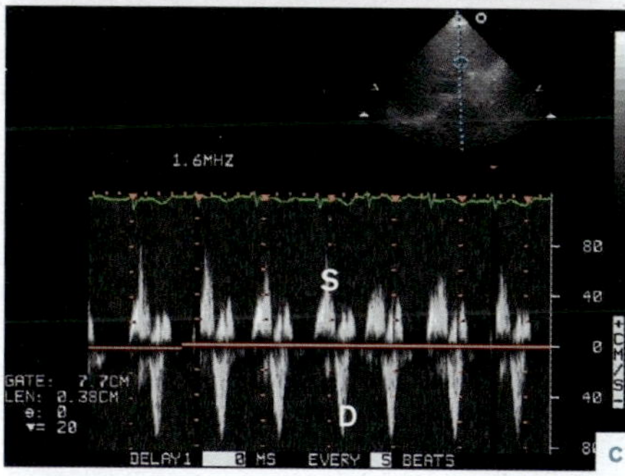

图14.7 三尖瓣反流严重程度的评价。(a) PSSAX切面。彩色血流多普勒显示一个大而宽的反流束。狭径以箭头标示。PISA区出现从蓝色到黄色的突然变化（箭尖）。测量从PISA至瓣口的半径和反流束的峰值流速（539cm/s）可计算EROA。简易方法是设置失真流速约40cm/s（红圈）。PISA半径≥7mm时提示重度三尖瓣反流。(b) 三尖瓣反流的连续多普勒。连续多普勒显示密集的反流束，密度等于前向血流，提示存在重度反流。右心房和右心室的压差为116mmHg，提示重度肺动脉高压。(c) 肝静脉血流：有收缩期血液反流的表现（S）和舒张期为主的前向血流（D）。(1) 右心室；(12) 右心房。

14.7）。此外，当右心房压等同于右心室压时会出现收缩晚期血流受阻。

继发性特点

明显的反流会使右心房压增高，引起心房、下腔静脉和肝静脉的扩张。血流从大静脉进入右心房主要发生在收缩期：三尖瓣反流可能引起前向血流受阻甚至出现血液反流（图14.7）。这通常可以在剑突下切面的肝静脉血流模式进行评价，因为此处容易进行多普勒取样。

对于原发性瓣膜病变，由于容量负荷过重会导致右心室扩张，后者提示存在重度三尖瓣反流。

原因

最常见的情况是继发于各种病理过程导致右心压力和容量负荷增加引起的右心室扩张的功能性三尖瓣反流。在这种情况下，可见结构正常的三尖瓣、扩张的三尖瓣环和瓣叶不能对合。

原发性结构异常的情况较少见，包括Ebstein畸形、风湿性瓣膜病、类癌综合征和心内膜炎。风湿性三尖瓣改变常常伴随左心瓣膜（例如二尖瓣狭窄）发生，伴交界处融合、瓣叶/腱索增厚、钙化和收缩。三尖瓣的心内膜炎常发生于滥用静脉注射药物者。膜周部室间隔缺损常被三尖瓣隔侧叶瓣闭合，从而可能导致三尖瓣反流（图20.8）。

三尖瓣狭窄

三尖瓣狭窄比较罕见。它可能是一种先天异常，但更常见的是由类癌综合征、风湿性病变或心内膜纤维化引起。在过去，也可由服用某些药物引起。在这些情况下，会出现瓣叶增厚和受限的表现，经常累及瓣下结构（图14.6）。

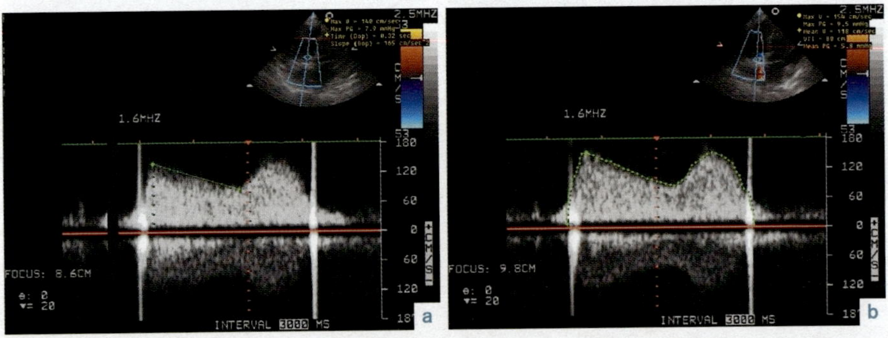

图14.8 三尖瓣狭窄的评价。(a) 测量压力降半时间；(b) 测量三尖瓣平均压差。

狭窄和反流经常混合存在。

三尖瓣狭窄的评价原则与二尖瓣狭窄相同，除了无法测量瓣口面积。可用脉冲多普勒测量经三尖瓣的右心室流入血流的：

1 压力降半时间（图14.8）：跨三尖瓣的压差下降一半的时间值。测量舒张早期血流压力下降时间。压力降半时间超过190ms时提示重度狭窄。

2 平均压差（图14.8）：描记前向血流多普勒曲线以获得跨瓣的平均压差。轻度 < 2mmHg，中度 < 5mmHg，重度 > 5mmHg。

单纯的三尖瓣狭窄患者通常右心室结构和功能正常。与合并三尖瓣狭窄和反流时的表现不同。继发于三尖瓣狭窄的特点包括右心房扩张和腔静脉淤血，伴肝静脉收缩期前向血流减少。

肺动脉瓣狭窄

肺动脉瓣狭窄可以是先天性的，可独立存在或与其他先天性心脏畸形联合存在。与Noonan综合征尤其相关，瓣膜发育不全可引起异常增厚。在其他先天性肺动脉瓣狭窄中，瓣膜薄而柔软，但交界处发生融合阻止正常的瓣膜开放，导致瓣叶在收缩期呈圆隆样特征。偶尔，肺动脉瓣可为二叶瓣。获得性肺动脉瓣狭窄罕见，继发于风湿性心脏病和类癌综合征。

肺动脉瓣上或瓣下狭窄可发生在某些先天异常（例如法洛四联症），是纤维肌性狭窄的结果，并且可能出现类似肺动脉瓣狭窄的多普勒超声表现。

出现明显血流动力学异常的肺动脉瓣狭窄，常出现右心室肥厚，并且有时会引起动力性RVOT梗阻。未纠正的肺动脉瓣狭窄可最终导致右心室衰竭和扩张。

肺动脉瓣狭窄的评价

瓣膜压差

应用Bernoulli方程评价跨肺动脉瓣压差，与在主动脉瓣的应用相同。在PSSAX切面将连续多普勒探头对准肺动脉瓣血流。测量峰值流速：压差 = $4V_{max}^2$。

肺动脉瓣狭窄的范围：轻度＜50mmHg，中度≤80mmHg，重度＞80mmHg。

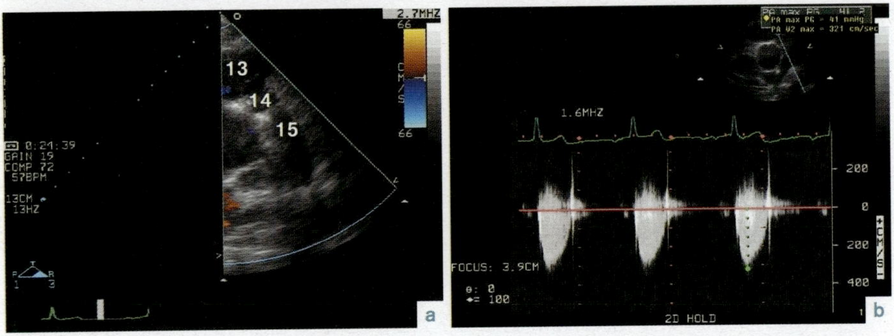

图14.9 肺动脉狭窄。(a) 瓣膜增厚且运动差；(b) 连续多普勒显示肺动脉瓣轻度狭窄（瞬时峰值压差41 mmHg）。(13) RVOT；(14) 肺动脉瓣；(15) 肺动脉。

连续方程

应用连续方程计算肺动脉瓣口面积，已在第11章中论述。

$$\text{肺动脉瓣口面积} = (\text{面积}_{RVOT} \times VTI_{RVOT}) / VTI_{\text{肺动脉瓣}}$$

其中面积_{RVOT}是计算所得的瓣下RVOT的面积，VTI_{RVOT}是应用脉冲多普勒测得的经RVOT的VTI，$VTI_{\text{肺动脉瓣}}$是应用连续多普勒通过肺动脉瓣的VTI。可用峰值流速代替VTI。肺动脉瓣口面积分级如下：轻度1～3cm^2，中度0.5～0.9cm^2，重度＜0.5cm^2。

肺动脉瓣反流

肺动脉瓣反流可发生于先天性肺动脉瓣缺如或先天性瓣膜发育不良。肺动脉瓣反流的继发性原因包括风湿性瓣膜病、类癌综合征、感染性心内膜炎、继发于肺动脉高压和马方综合征的肺动脉瓣环扩张。

肺动脉瓣反流的评价

在彩色血流多普勒的PSSAX切面上可以探测到肺动脉瓣反流（图14.10a）。对准反流束进行频谱多普勒分析（图14.10b）。肺动脉瓣反流的原理与主动脉瓣反流类似。对于任何瓣膜损伤，应综合考虑多个参数。

瓣膜表现

严重瓣叶异常（如无法对合、增厚、破坏）常提示存在明显的肺动脉瓣反

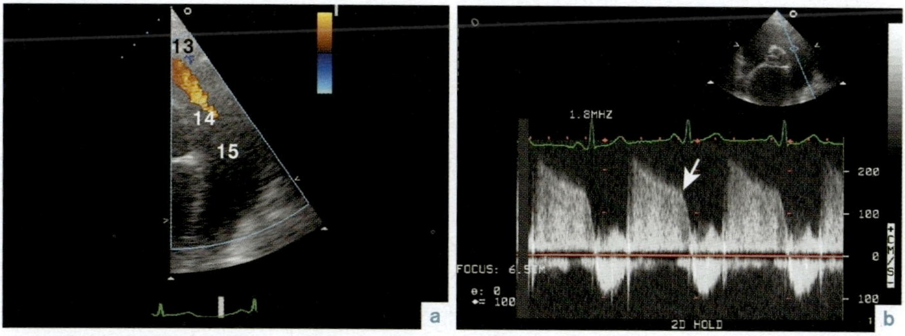

图14.10 肺动脉瓣反流。(a) PSSAX切面。彩色血流多普勒。可见中心性窄的肺动脉瓣反流束。(b) 应用连续多普勒对准反流血流测量压力降半时间（红线）。舒张末期流速（箭头）可用于计算肺动脉舒张压。(13) RVOT；(14) 肺动脉瓣；(15) 肺动脉。

流。同时检查是否存在肺动脉瓣环扩张。

彩色血流多普勒

与RVOT内径近似等宽的反流束提示存在重度肺动脉瓣反流。无特异性的临界值。反流束长度超过20mm或反流束面积超过1.5cm²时提示重度反流（图14.6d）。

连续多普勒

肺动脉反流信号与前向血流信号密度相等提示存在重度肺动脉瓣反流。测量反流束的压力降半时间：轻度＞100ms，中重度＜100ms。

定量技术

理论上，可以通过右心和左心的每搏输出量的差值计算反流量（见第11章）。

继发效应

严重的慢性肺动脉瓣反流常引起右心室容量负荷过重，出现扩大和肥厚。

肺动脉压的评价

右心室需要在对抗肺血管阻力的情况下工作，血管阻力可通过肺动脉压反映。如果肺动脉压增加，会增加右心室的血流动力学负荷，发生组织重构如肥厚和扩张，最终导致功能恶化和右心衰竭。因此肺动脉压的评价是每次超声检查的重要部分。

肺动脉收缩压

肺动脉收缩压可以基于之前讨论的定量技术进行估测。如果右心室和肺动脉之间无梗阻（例如肺动脉瓣狭窄），肺动脉收缩压等同于右心室收缩压。

因此，可以通过估测右心室收缩压估测肺动脉压。但这只有在三尖瓣反流存在时可行，因为这样可以使用Bernoulli方程经峰值流速估测右心室和右心房之间的压差（图14.11）。因为需要考虑右心房压，压差不等同于右心室收缩压。

右心室收缩压 = 三尖瓣反流束压差 + 右心房压 = 肺动脉收缩压

虽然三尖瓣反流非常常见，但如果反流量较小时很难记录到反流峰值流速。肺动脉收缩压增高的病例经常出现更严重的反流，测量较容易。

右心房压可在剑突下切面通过下腔静脉的内径估测（图14.11）。如果右心房压正常，肝内下腔静脉内径正常（<1.5cm），吸气时出现塌陷。急剧吸气时可以很好的检查下腔静脉的塌陷性。下腔静脉扩张和塌陷性降低是右心房压增高的标志，参见表14.3。

肺动脉压的大致范围参见表14.4。实际上，分类之间无统一的确切临界值标准。而且老年人经常会出现肺动脉压增高，但没有其他病理表现。

肺动脉舒张压

只有存在肺动脉瓣反流时才会要评价肺动脉舒张压。肺动脉和右心室之间反流流速取决于二者在舒张期的压差大小。压差可应用舒张末期肺动脉反流流速通过Bernoulli方程计算。为了计算肺动脉舒张压的实际值，应准确估测右心室舒张末压，因为后者会影响压差。右心室舒张末压无法通过超声直接测量。

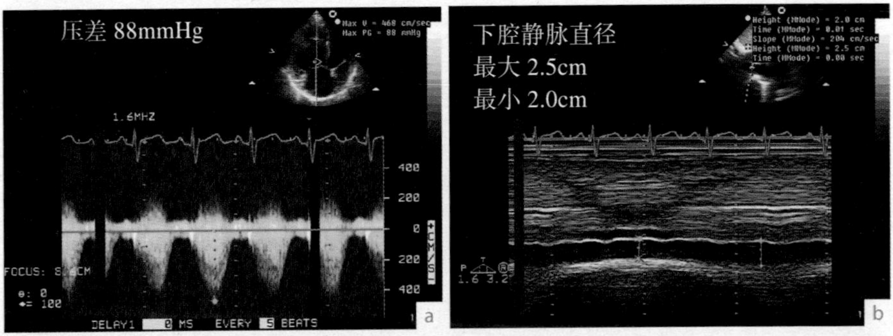

图14.11 肺动脉收缩压的估测。(a) 三尖瓣反流束的连续多普勒；(b) 下腔静脉的M型超声。肺动脉收缩压为跨三尖瓣压差（88mmHg）和右心房压（15～20mmHg）的总和。

表14.3 从下腔静脉生理学变化估测右心房压

下腔静脉内径	塌陷	右心房的平均压力（mmHg）
< 1.0	> 50%	0～5
1～1.5	> 50%	5～10
> 1.5	> 50%	10～15
> 1.5	< 50%	15～20
> 1.5	无塌陷	> 20

表14.4 肺动脉收缩压的分类

分类	压力（mmHg）
正常	< 35
轻度	< 45
中度	< 60
重度	≥ 60

如果不存在三尖瓣狭窄，右心室舒张末压必然等同于右心房压力。因此：

$$肺动脉舒张末压 = 4V^2 + 右心房压$$

其中 V 是指肺动脉瓣反流束的舒张末期流速（图14.10）。

报告单

三尖瓣反流的报告

摘要

- 严重程度
- 病因诊断和机制

定性数据

- 瓣叶结构，例如正常、脱垂、增厚、钙化、赘生物、穿孔
- 瓣膜活动性，例如连枷瓣叶、受限
- 瓣下结构和瓣环，例如增厚、断裂
- 反流束特征：数量、中心性、偏心性、冲击心壁、延伸
- 连续多普勒特征

定量数据

- 反流狭径宽度

- PISA半径（失真流速为40cm/s）
- EROA
- 反流分数/量

其他
- 肺动脉压
- 右心室内径和功能
- 右心房内径
- 下腔静脉内径和塌陷性
- 肝静脉血流模式

三尖瓣狭窄的报告

摘要
- 严重程度
- 病因诊断

定量数据
- 瓣叶结构，例如增厚、钙化
- 瓣叶功能，例如限制活动性
- 瓣下结构和功能

定量数据
- 压力降半时间
- 平均压差

其他
- 相关的瓣膜损伤，例如三尖瓣反流
- 右心室内径
- 右心房内径
- 下腔静脉内径
- 肝静脉血流模式

报告单

肺动脉瓣反流的报告

摘要
- 严重程度
- 病因诊断和机制

定性数据
- 肺动脉瓣结构，例如正常、增厚、钙化、赘生物、穿孔、不能闭合、瓣环扩张

- 肺动脉瓣功能
- 反流束特征：数量、中心性、偏心性、冲击心壁、向后延伸
- 连续多普勒特征

定量数据

- 反流束长度和面积
- 反流束宽度和RVOT宽度
- 压力降半时间
- 反流分数和反流量

其他

- 肺动脉压
- 右心房、右心室、下腔静脉、肺动脉的内径
- 右心室功能
- 肝静脉血流模式
- 相关的瓣膜损伤

肺动脉瓣狭窄的报告

摘要

- 严重程度
- 病因诊断

定性数据

- 瓣膜结构
- 钙化：严重程度和分布
- 瓣叶开放：受限程度

定量数据

- 峰值流速
- 峰值压差
- 平均压差
- 估测瓣口面积

其他

- 右心室内径
- 右心室肥厚
- 肺动脉内径
- 相关的瓣膜损伤
- 瓣下/瓣上狭窄的证据

（郭春燕译　滕一星校）

感染性心内膜炎

感染性心内膜炎通常是指因细菌性感染而产生的心瓣膜和心内膜的炎症性疾病。这是一种严重的疾病，应早期发现并迅速进行恰当的抗生素治疗，有时还需要进行瓣膜置换。在大多数病例中，之前存在的心脏病变更容易引起感染。心脏内或附近的植入人工材料（中心静脉导管、起搏器导线、人工瓣膜）也容易引发感染而出现类似的结果。

诊断

感染性心内膜炎的特异性表现是赘生物的形成，后者是附着于瓣膜或心内膜其他部位的感染性纤维蛋白团块。典型的赘生物是有蒂的、与瓣膜独立活动的团块（图15.1）。在合适的临床背景下，赘生物为心内膜炎提供了主要证据，但相反则不成立：缺乏赘生物存在的证据也不能排除感染性心内膜炎诊断的可能性。其原因包括经胸超声心动图无法100%地检测到赘生物，而且典型的赘生物不总是存在。有时候，炎症感染会形成一个无蒂的团块或瓣膜弥漫性增厚，导致瓣膜功能障碍或破坏（图15.1）。经治疗后，赘生物不一定都能退化，所以赘生物的出现可能仅代表既往发生过感染性心内膜炎。

因此，感染性心内膜炎的诊断不能仅仅依靠赘生物的识别，而要综合分析临床资料，包括进行血培养分离微生物。对于高度怀疑的病例，无法通过经胸超声心动图检查确定诊断的，需要行经食管超声心动图检查。特别是对于人工瓣膜的病例，很难通过经胸超声心动图充分显影。

最常见的感染部位是主动脉瓣和二尖瓣。虽然多个瓣膜同时受累并不常见，但一旦确诊感染性心内膜炎时需要彻底检查所有瓣膜。在先天性心脏病的患者中，分流处和人工导管是可能感染的部位。在某些地方，所有感染性心内膜炎的患者在治疗期间均接受经食管超声心动图检查，以明确疾病的严重程度并排除未怀疑到的并发症。

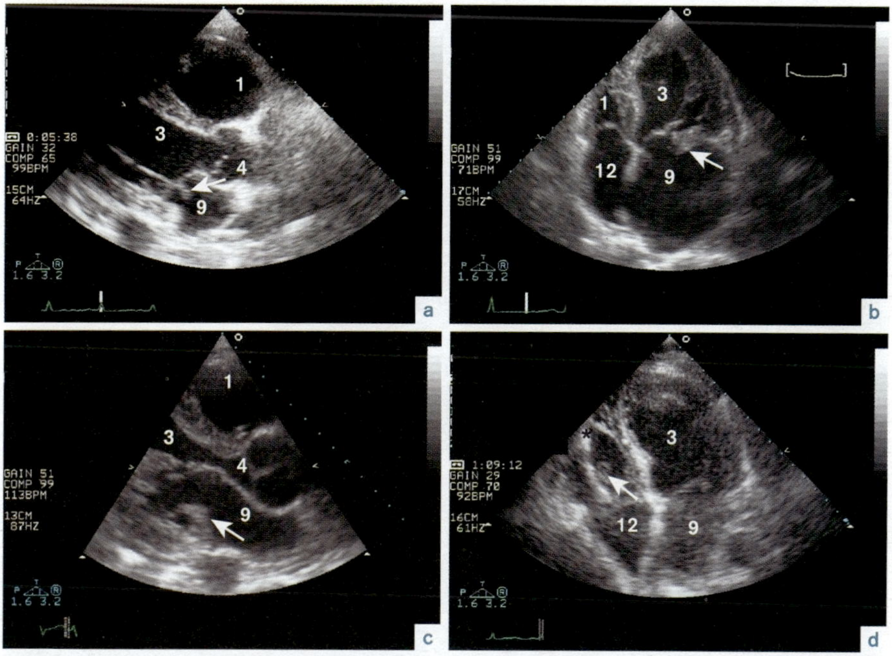

图15.1 赘生物。(a) 有蒂的小赘生物附着于二尖瓣（箭头）。观察cd图中赘生物的活动情况。(b) 无蒂的赘生物附着于二尖瓣后叶（箭头）。(c) 在一例因金黄色葡萄球菌感染引起的感染性心内膜炎病例的二尖瓣后叶增厚。瓣叶明显异常，几天后出现一个大的赘生物。(d) 在右心室中感染的起搏器导线（*）。赘生物由箭头标出。(1) 右心室；(3) 左心室；(4) 主动脉瓣；(9) 左心房；(12) 右心房。

切记不仅仅只有感染性心内膜炎可以导致瓣膜团块的形成（表15.1）。其鉴别诊断范围非常大，且不可能仅仅通过病变的形态鉴别开来。通常，其他的临床信息也可以提供特殊的病因的诊断依据。

并发症

脓肿形成

当瓣膜感染扩展到瓣膜周围结构和心肌时会有脓肿形成，形成一个独立的脓肿。它常常表现为一个无回声区，并且重要的是要认识到抗生素治疗可能会失败，常常需要瓣膜置换。脓肿最常见的部位是主动脉瓣根（图15.2）和二尖瓣环。它可能导致其他并发症，如完全性心脏传导阻滞和窦道形成。

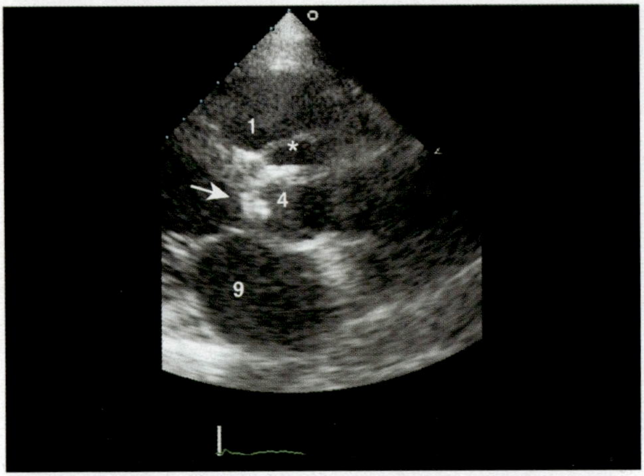

图15.2 主动脉根部脓肿。PSLAX切面。主动脉瓣的右冠状动脉瓣异常增厚（箭头），好像围绕在主动脉根部的组织。无回声区代表脓肿（*），存在于主动脉根部和右心室之间。(1) 右心室；(4) 主动脉瓣；(9) 左心房。

表15.1 瓣膜团块的鉴别诊断

鉴别诊断	特点
急性感染性心内膜炎	瓣膜破坏，血细菌培养阳性
已接受治疗的感染性心内膜炎	既往感染性心内膜炎的病史，钙化的赘生物
消耗性心内膜炎	恶性肿瘤/免疫性疾病
Libman-Sacks心内膜炎	系统性红斑狼疮，常无蒂
风湿性瓣膜炎	瓣尖增厚，急性风湿热的临床特点
腱索断裂	潜在的二尖瓣脱垂
弹力纤维瘤	多为主动脉瓣或二尖瓣。带茎的叶样外观。其他瓣膜正常。栓塞的危险性高
Lambl赘生物	主动脉瓣或二尖瓣对合点的退行性病变，<2mm（经胸超声心动图常观察不到），无瓣膜功能异常
心房黏液瘤	瓣膜性少见，常附着于房间隔
血栓	通常附壁

瓣膜破坏

感染性心内膜炎可能会引起瓣膜破坏而导致穿孔/瓣叶连枷（图15.3）或腱索断裂导致瓣膜功能障碍。后果是将引起反流，并可能是致命性的。

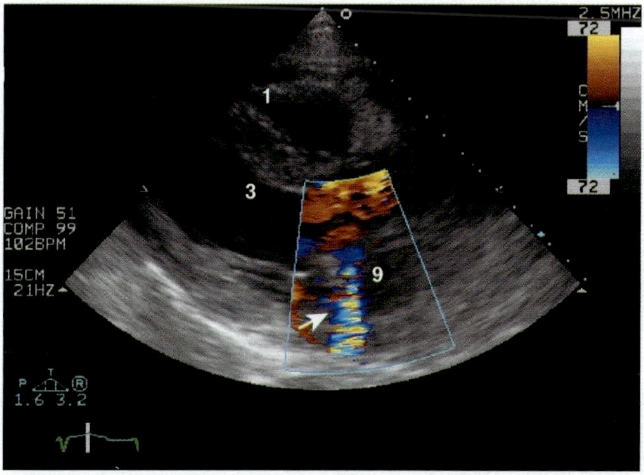

图15.3 继发性心内膜炎损害。PSLAX切面。主动脉瓣心内膜炎伴重度主动脉瓣反流。反流束撞击二尖瓣前叶，造成前叶穿孔，导致继发性二尖瓣反流（箭头）。(1) 右心室；(3) 左心室；(9) 左心房。

播种

有时赘生物可经反流束到达其他瓣膜或非瓣膜性心内膜引起继发性损害（图15.3）。

栓塞性并发症

应在多个切面上测量赘生物的直径。大的赘生物（>10mm）可能更容易发生栓塞。

易感因素的分析

完全正常的瓣膜发生感染的情况并不常见，除非是侵袭力特别强的微生物，如金黄色葡萄球菌。根据心内膜炎发生相关的各种结构异常的危险性大小，可分成高、中、低三级（表15.2）。高危险者包括人工心脏瓣膜和未纠正的发绀性先天性心脏病。除了有高压血流束的部位应认为是中等危险性之外，其他损害的争议性较大。这些病变应预防性使用抗生素以防止菌血症的发生，例如口腔治疗。

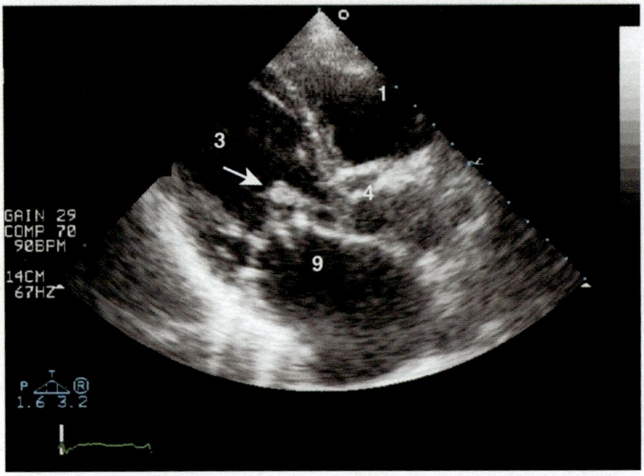

图15.4 赘生物大小。PSLAX切面。一个大的长约2cm的赘生物（箭头）附着于主动脉瓣。此赘生物增加了栓塞的危险性。二尖瓣的异常形态也可疑为心内膜炎。(1) 右心室；(3) 左心室；(4) 主动脉瓣；(9) 左心房。

表15.2 易于发生感染性心内膜炎的心脏损害

高危险	中等危险	低危险
人工瓣膜	获得性心脏瓣膜病，例如风湿性心脏病，退行性瓣膜病，二尖瓣脱垂伴明显的反流	继发孔型房间隔缺损
发绀性先天性心脏病		永久起搏器导线
外科手术建立的体-肺动脉分流	非发绀性先天性心脏病，例如主动脉瓣下/瓣上狭窄、主动脉缩窄、动脉导管未闭、室间隔缺损、原发性房间隔缺损、主动脉瓣双叶畸形不伴狭窄	正常的瓣叶伴轻度反流
外科修补心内损伤伴残留的血流动力学异常	其他结构性心脏病，例如肥厚型梗阻性心脏病	外科修补心内损伤（无残留的血流动力异常）

报告单

可能的心内膜炎的报告

摘要

- 可能的诊断
- 感染的瓣膜
- 并发症
- 需要进一步的检查，例如经食管超声心动图

定性数据

- 感染的瓣膜
- 感染的瓣叶
- 瓣叶完整性：完整、反流、穿孔、连枷
- 脓肿
- 无瓣膜累及

定量数据

- 赘生物直径

其他

- 对瓣膜反流严重程度的评价

（郭春燕译　滕一星译）

人工瓣膜

人工瓣膜的类型

多种多样的人工瓣膜可分为两大类：机械瓣和生物瓣（图16.1）。为了进行超声心动图检查，只需要了解不同类型瓣膜的情况以及评价人工瓣膜功能的基本原则。

机械瓣

机械瓣由金属合金构成，但有时也有非金属成分。长期以来，瓣膜的设计不断进行了改进，但是它们的基本构造是相同的，有一个缝合环（外科医生可以通过缝合环将瓣膜缝合到组织上）、瓣架和阀体（只允许单向血液流动）。机械瓣设计的主要差别在于阀体，后者可以是笼球瓣（Starr-Edwards瓣膜）、侧倾碟瓣（例如Bjork-Shiley瓣）或双叶侧倾碟瓣（图16.1）。目前最常用的是双叶瓣，其血流动力学特性最佳。

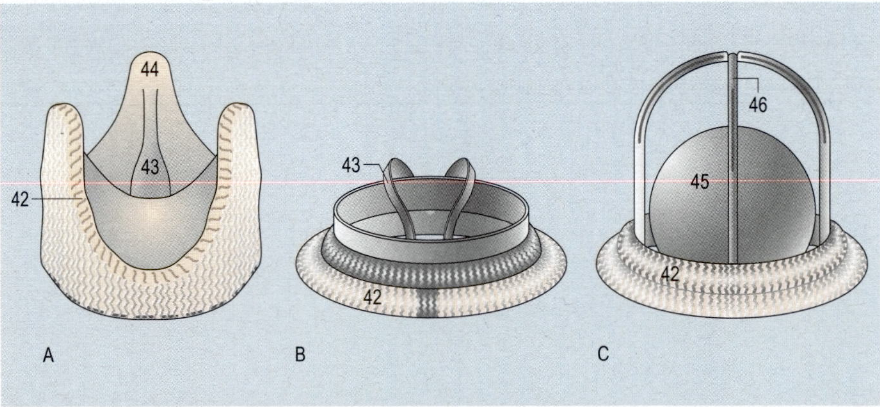

图16.1 人工瓣膜类型。(a) 带支架的心包人工瓣膜（St Jude）；(b) 双叶式机械瓣（Sorin）；(c) Starr-Edwards 人工瓣膜。(42) 缝合环；(43) 人工瓣瓣叶；(44) 人工瓣支柱；(45) 硅橡胶球；(46) 笼。

生物瓣

生物瓣有多种来源，包括从人的供体（同种移植）和猪（异种移植）上切除完整瓣膜。瓣膜可以根据各种设计由心包组织（从人或动物）建立框架（例如Carpentier Edwards，Ionescu，Wessex）。有时，在某些患儿可以使用自身的肺动脉瓣代替病变的主动脉瓣（自体瓣膜置换），称为Ross方法。

一般情况下，生物瓣在超声心动图中无法鉴别；但是人工瓣架/缝合环（生物瓣支架）可反射超声，而无支架者不会。

正常功能

形态

评价人工瓣膜功能应先评价瓣膜的形态。无支架生物瓣看上去非常像正常的瓣膜。另一方面，机械瓣和带支架的生物瓣超声回声非常强，所以瓣膜结构和周围组织结构经常完全模糊。其实，声学阴影和反射可产生伪像，使瓣膜评价变得困难（图16.2）。机械瓣类型不同，其形态特征也各不相同，但由于伪像的存在使得不能总是完全确定瓣膜类型。

首先识别人工瓣膜的类型以及确定瓣膜位置是否恰当。然后，观察瓣膜的活动部分（瓣叶，盘或球），并判断是否有任何异常、活动延迟或受限。最后，寻找血管翳或赘生物。有时，人工瓣膜可出现细小的损伤，这是正常现象。偶尔可见外科缝线从缝合环上突出，这很难与血栓或赘生物相鉴别。有时

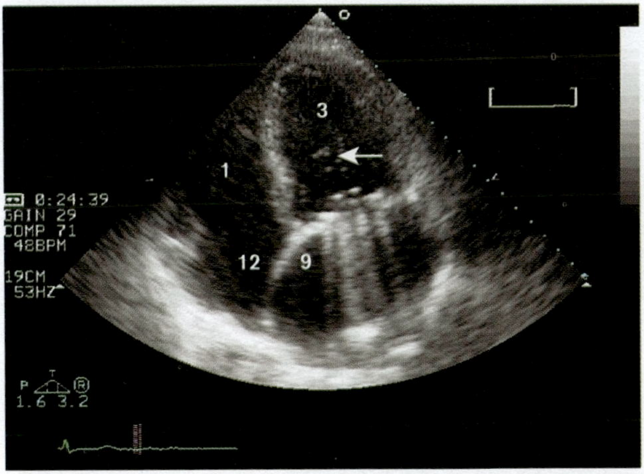

图16.2 机械瓣引起的伪像。A4C切面。双叶式人工二尖瓣将反射伪像投影至左心房，使其他结构完全模糊。此外，左心室可见到微泡（箭头）。(1) 右心室；(3) 左心室；(9) 左心房；(12) 右心房。

也可见到小气泡形成，这可能是瓣膜金属成分周围的湍流形成的微小气泡。这完全是正常的。

功能

与评价原始瓣膜功能一样，人工瓣膜功能的评价需要综合分析各种多普勒结果。然而，人工瓣膜不是正常瓣膜的复制，常在一定程度上阻碍前向血流。与评价原始瓣膜一样，这需要用连续多普勒评价瓣口血流情况。虽然瓣膜的类型和尺寸的正常范围各不相同，但根据原始瓣膜的评价标准，血流阻塞不应超过轻度范围。对于旧式设计，如Starr-Edwards瓣膜，出现中度血流阻塞是正常的。由于人工瓣膜瓣口为复合式的，因而可出现多个不同的反流束（图16.3），很难准确估测瓣膜压差/瓣口面积。因为双叶侧倾碟瓣形成的中心瓣口常小于侧倾碟瓣与瓣架形成的中心瓣口，因而双叶式人工瓣膜的跨瓣压差的计算值常偏高。

微量的瓣膜反流也较常见，特别是双叶式人工心脏瓣膜在设计上允许少量反流束冲刷，以减少瓣膜血栓形成的危险。

人工瓣膜功能异常

瓣周漏

瓣环组织周围的反流一定是异常的，而非通过瓣膜的血流（图16.5）。瓣

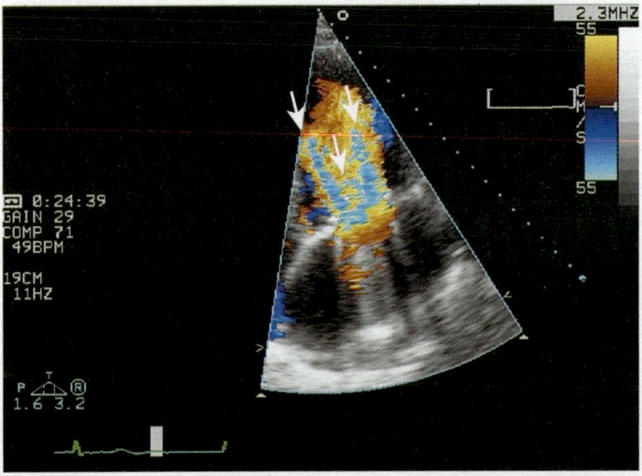

图16.3 双叶式人工二尖瓣。彩色血流多普勒的A4C切面（放大）。由于此瓣膜的设计，存在三束前向血流。虽然血流束可以在某种程度上汇合，但频谱多普勒可能只会检测到某个血流束，导致检查结果错误。

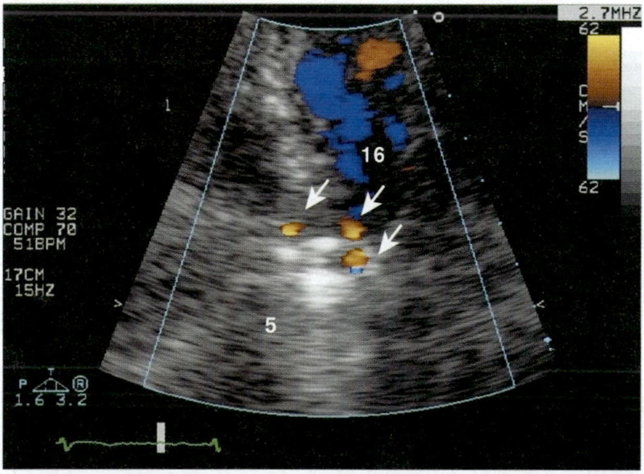

图16.4 反流束冲刷。彩色血流多普勒的A5C切面（放大）。可见三个小的反流束从双叶式人工主动脉瓣发出。对于这种瓣膜这是完全正常的。(5) 主动脉根部；(16) LVOT。

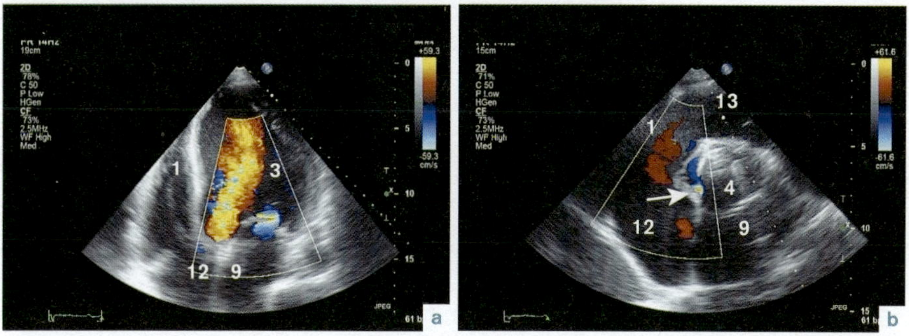

图16.5 瓣周漏。(a)彩色血流多普勒的A5C切面；(b)彩色血流多普勒的PSSAX切面。主动脉位置的Starr-Edwards瓣膜。(a) 彩色血流多普勒显示重度人工瓣膜反流；(b) PSSAX切面显示反流束起源于人工瓣膜之外（箭头）。(1) 右心房；(3) 左心室；(4) 主动脉瓣；(9) 左心房；(12) 右心房；(13) RVOT。

周漏提示缝合环与周围组织分离，可能是各种因素如感染、周围组织薄弱和缝合不良的结果。瓣周漏的临床意义取决于反流的严重程度、瓣膜位置的稳定性以及基础病因。轻度或中度的瓣周漏如果不加重且不发生感染可能会很好耐受。然而，如果进行性恶化可能需要再次外科手术治疗。

在经胸和经食管超声心动图的反射伪像可能会阻碍反流束的准确定位和特征。

缝线裂开

缝线裂开是一种严重的情况，需要进行人工瓣膜置换，可通过人工瓣膜的不稳定或出现摇摆确定诊断（图16.6）。缝线裂开可能与瓣周感染或脆弱缝合合并血流动力学负荷加重引起的瓣周漏有关。

血管翳

血管翳是用于描述人工瓣膜周围以及有时在瓣膜内的纤维组织增生。血管翳是数年后发生的并发症，可能导致瓣叶梗阻，使瓣膜反流或狭窄，并通常在再次手术时得以诊断。

血栓

所有的人工机械瓣都有可能血栓形成，其中更常见于三尖瓣和二尖瓣，因为此处血流流速相对较低。机械瓣血栓形成最终会引起急性瓣膜梗阻、瓣膜狭窄或反流以及栓塞。血栓可直接在瓣叶上观察到，或根据瓣叶活动度降低推测。

心内膜炎

应高度警惕人工瓣膜心内膜炎的发生。后者可表现为赘生物的出现（图16.7），引起瓣膜功能障碍（反流或狭窄）、瓣周脓肿、瓣周漏或断裂。经胸超声心动图很难充分显示人工瓣膜，所以对于人工瓣膜心内膜炎的疑似病例必须进行经食管超声心动图检查。

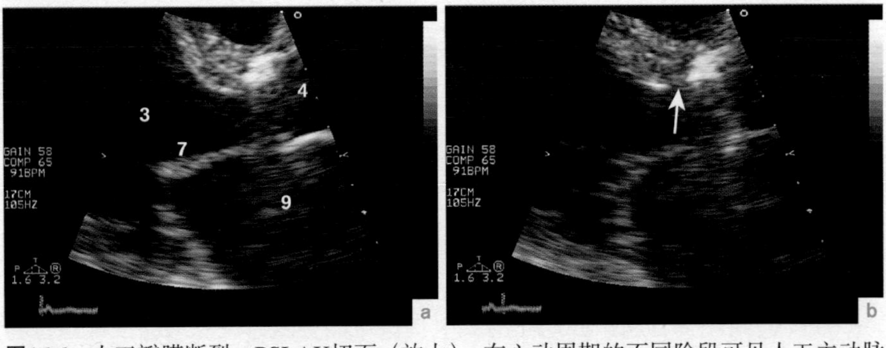

图16.6 人工瓣膜断裂。PSLAX切面（放大）。在心动周期的不同阶段可见人工主动脉瓣与瓣周组织分离（箭头）。(3) 左心室；(4) 主动脉瓣人工瓣；(7) 二尖瓣瓣叶；(9) 左心房。

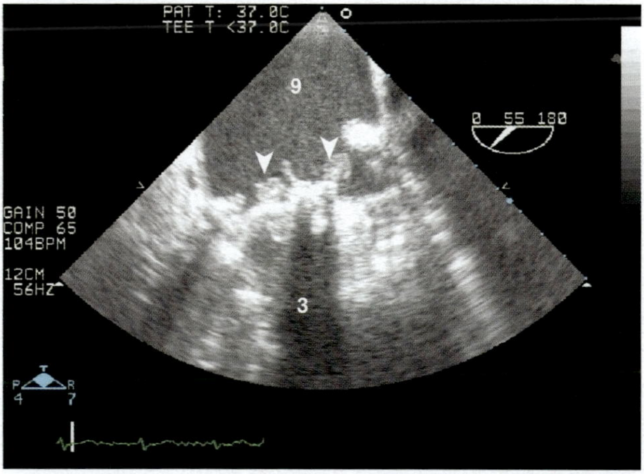

图16.7 人工瓣膜心内膜炎。经食管超声心动图。人工二尖瓣有几个赘生物附着于左心房表面（箭尖），其他的在瓣膜内。(3) 左心室；(9) 左心房。

报告单

人工瓣膜的报告

摘要

- 人工瓣膜的类型
- 功能正常与否
- 异常的严重程度
- 进一步检查的建议

定性数据

- 瓣膜的位置
- 瓣膜的稳定性
- 出现反流：瓣膜性、瓣周性、中心性、偏心性、冲刷
- 出现梗阻或异常的瓣叶活动度
- 异常占位，例如赘生物、血栓、血管翳、缝合

定量数据

- 峰值流速和跨瓣平均压差
- 反流严重程度的参数

（郭春燕译　滕一星校）

心包疾病

概述

心包是包裹心脏的一个保护组织。它由一个粗糙的壁层和两个脏层构成，内外层之间形成一个润滑腔。心包的厚度通常不超过4mm。超声心动图对检测心包疾病以及对心脏功能的生理学影响方面是非常有价值的。

超声心动图表现

在胸骨旁、心尖和剑突下切面上几乎都能观察到心包，后者表现为心脏周围的强回声结构。在正常情况下，它与邻近心肌的距离较小（图17.1）。

心包积液和心脏压塞

心包积液是指心包腔内液体的异常积聚。它表现为心包和心肌之间的无回声暗区，通常在剑突下切面最容易观察到。（图17.2）。

心包积液的病因列于表17.1中。在发达国家，多数心包积液是由良性自限性的病毒感染引起的。不是所有的病例都会发展为可探测到的心包积液，所以当探测不到心包积液而其他临床特点符合心包炎的特征时，不能排除心包炎的诊断。从超声表现上通常不可能识别心包积液的病因。纤维素的渗出提示为炎性或感染性原因，但不具有诊断意义（图17.3）。

鉴别诊断

心包积液必须与左侧胸腔积液和心包脂肪进行鉴别。与胸腔积液不同，心包积液通常会围绕心房，但与心脏和降主动脉之间有一定的距离（图17.4a）。但是区别不总是这么明显，上述症状可能会同时存在。右侧胸腔积液在剑突下切面容易识别（图17.4b），表现为肝脏附近的无回声区。心包脂肪为颗粒状或斑点样表现，常围绕在右心室游离壁，多见于老年人以及肥胖的糖尿病患者。

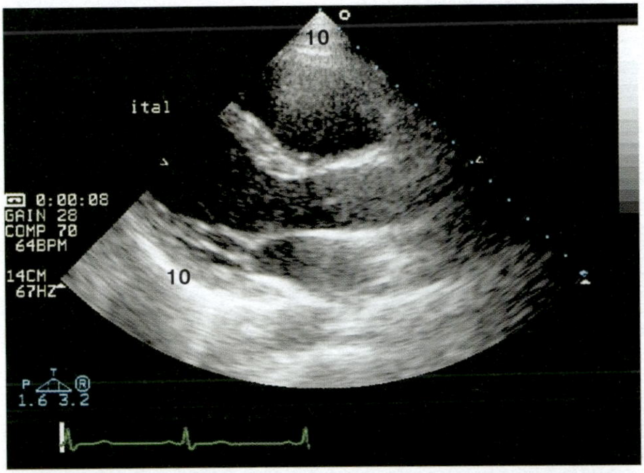

图17.1 正常心包。PSLAX切面。正常心包为强回声 (10)。

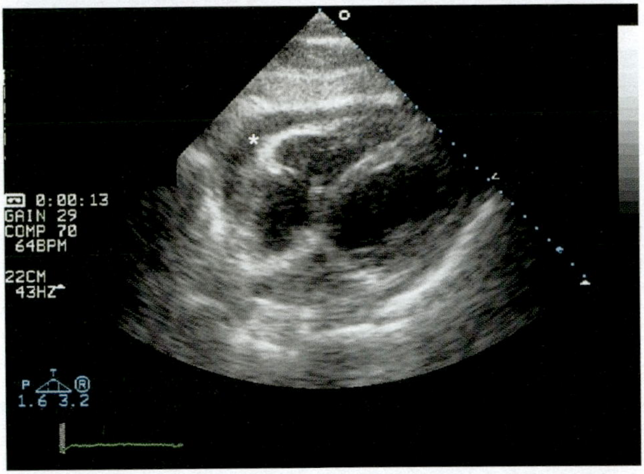

图17.2 心包积液。剑突下切面。在右心室游离壁处有少量心包积液（*）。

心包积液的评价

心包积液相对常见，因此必须评价积液的生理意义，包括积液深度/量、位置以及心脏压塞征象。

深度

根据心包积液的最大深度可以粗略估计液体量：＜1cm，少量（＜100ml）；＜2cm，中量（＜500ml）；＞2cm，大量（＞500ml）。此方法不适用于局限性积液。

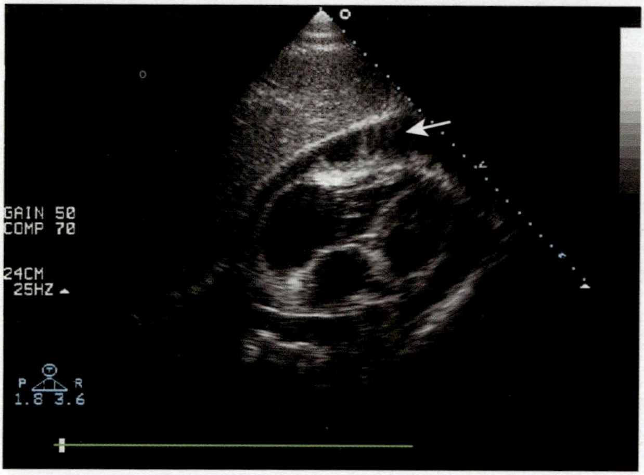

图17.3 剑突下切面。心包积液（箭头）内有大量的纤维素。

表17.1 心包积液的原因

原因	常见	少见
感染性	病毒	结核
		细菌
		真菌
恶性肿瘤	肺、乳房、淋巴瘤	
炎症	Dressler综合征	系统性红斑狼疮
	心脏外科术后	类风湿性关节炎
		硬皮病
		结节病
其他	心力衰竭	尿毒症
		主动脉夹层
		创伤
		甲状腺功能低下

位置

一般情况下，大多数心包积液会弥漫至整个心包腔，但心包内的粘连可能将积液限制在一个特定区域，特别是在心脏外科手术后。因此，应在多个超声切面上识别局限性积液。

心脏压塞

当心脏受到心包液体压迫时可发生心脏压塞。这属于急症，因为可导致心

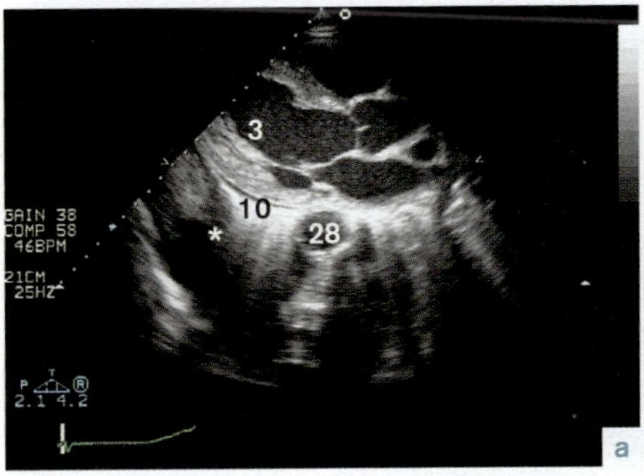

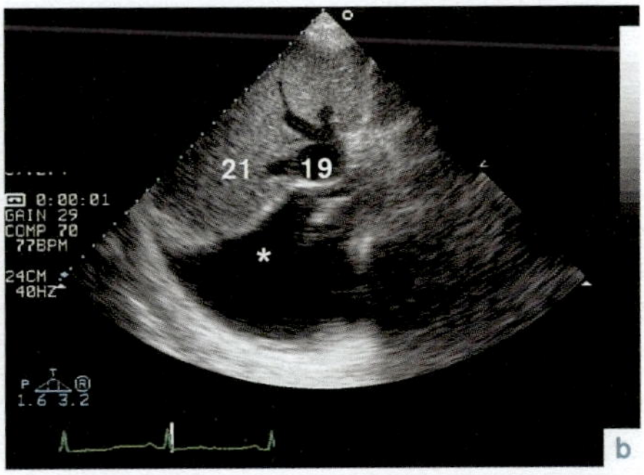

图17.4 胸腔积液。(a) PSLAX切面。左心室后可以看到积液（*）。仔细检查，注意其相对于降主动脉的位置，提示此为左侧胸腔积液。 (b) 剑突下切面。右侧胸腔积液（*）。(3) 左心室；(10) 心包积液；(19) 下腔静脉；(21) 肝脏；(28) 降主动脉。

脏骤停。如果心包内压力超过心室的舒张压，不管心包积液量多少都会导致心脏压塞。慢性心包积液的渗出液积聚慢，纤维性心包代偿性扩张速度大于液体的积聚速度，所以不会引起心包内压力的大幅度增长。当心包扩张到极限无法再扩张时，心包压力就会明显增高导致心脏压塞。这种情况最常见。另一种情况是，小量的心包积液快速积聚使心包不能代偿性扩张（例如心室破裂），导致心包压力大量增长和快速心脏压塞。局限性积液（例如心脏外科手术后）也可能导致心脏压塞，并且难以探测。

心房最易受到压迫而损伤，因为心房壁薄并且工作压力低。在相同病因的情况下，右心室比左心室更敏感。因此，升高的心包内压力最先压迫心房，然后是右心室，导致心脏充盈受限以及心排出量降低。吸气时会加重心排出量的降低。在正常情况下，呼吸会引起心脏充盈的轻度改变。吸气时，腔内压力降低，右心充盈增加。然而，在发生心脏压塞时，心室间变得“相互依赖”，在右心室的充盈时会影响左心室的充盈：左心室的心排出量在吸气时下降，而右心室的心排出量在呼气时下降。

心脏压塞的超声心动图特点

心脏压塞的超声心动图诊断需要有心包积液和呼吸时心脏充盈或每搏输出量的过度变化的依据（图17.5）。超声心动图的最早征象是心房塌陷，但这不是心脏压塞的特异性表现。右心室在舒张期时塌陷会更明显，但从RVOT的PSSAX切面上可能会有过度诊断。

通过脉冲多普勒检查测量二尖瓣和三尖瓣的流入血液流量以确定心脏充盈随呼吸的明显变化情况。吸气时，二尖瓣舒张早期充盈（E峰峰值）下降超过

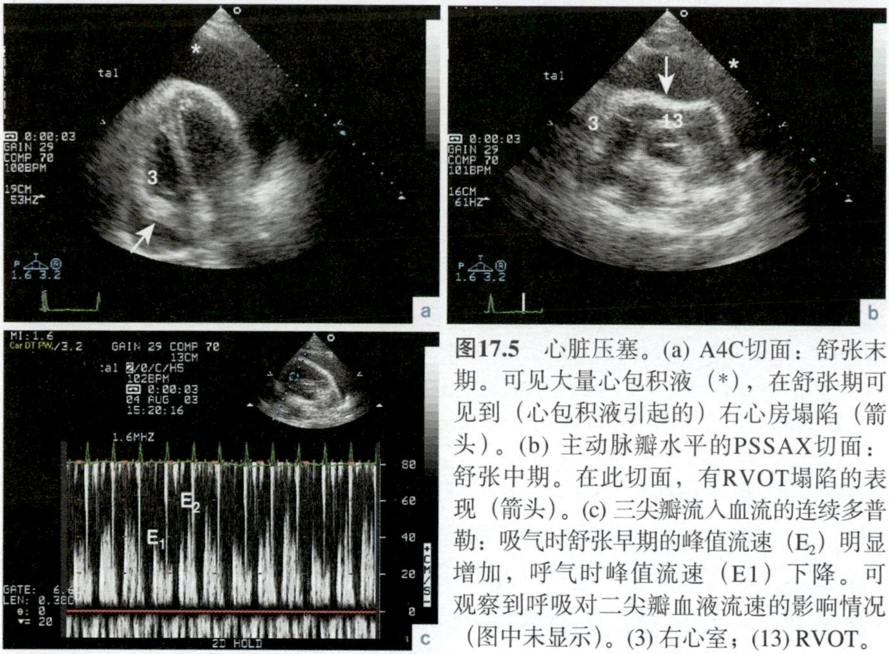

图17.5 心脏压塞。(a) A4C切面：舒张末期。可见大量心包积液（*），在舒张期可见到（心包积液引起的）右心房塌陷（箭头）。(b) 主动脉瓣水平的PSSAX切面：舒张中期。在此切面，有RVOT塌陷的表现（箭头）。(c) 三尖瓣流入血流的连续多普勒：吸气时舒张早期的峰值流速（E_2）明显增加，呼气时峰值流速（E1）下降。可观察到呼吸对二尖瓣血液流速的影响情况（图中未显示）。(3) 右心室；(13) RVOT。

25%时符合心脏压塞。吸气时，三尖瓣E峰流速增加40%时更有意义。在LVOT和RVOT有类似的变化。

心脏充盈受损会导致下腔静脉扩张，收缩期时前向血流占优势，而呼气时会发生肝静脉血液反流（见下文）。

在某些情况下，超声表现可能会变化或不典型。例如，局限的积液量可能较小，多普勒参数不会随着呼吸而发生变化。接受正压通气的患者也缺乏典型的多普勒表现。在引起心腔舒张末压增高的情况下（例如之前存在的肺动脉、瓣膜以及心肌疾病）会延迟发生心脏压塞。因为心包内的压力必须达到更高才会引起血流动力学变化。同样，血管内容量降低的患者（例如脱水）易于在较低的心包内压力下发生心脏压塞。此外，之前存在的心包增厚可能会导致积液-缩窄性心包炎的生理学改变（见下文）。

超声心动图检查的另一优点是有助于评价经皮心包引流（心包穿刺）的最佳途径：经剑突下（剑突下切面）或是胸前（心尖切面）。深度在2cm或以上常认为可以进行安全的引流。

缩窄性心包炎

由于纤维化和钙化，使得心包变得坚硬时就会发生心包缩窄。它可以发生在任何原因的心包炎之后，但最常见于感染性心包炎、放疗或心脏外科术后。有时在渗出性心包炎时可短暂地观察到缩窄性的生理学特点。

心包缩窄常会影响心脏的所有心腔，但有时局限在一个心腔。在某些病例，纤维化和钙化可以累及心肌，所以除了心包缩窄之外，还伴有心肌功能障碍。

心包缩窄的生理学变化

理解并记住缩窄性心包炎的超声心动图特点的关键是理解其生理学变化。基本问题是心脏被包裹于僵硬的（纤维化的或钙化的）心包内，阻止了心腔的充分扩大。这意味着心室充盈在舒张早期至中期就提前终止，心室在舒张末期的体积减小。后果是心脏排出量减小，导致所有心腔和与其相通的静脉压力增高。心房压力增高和充盈受限意味着从心房到心室的血流流速高但时间短。

心包缩窄会产生许多其他影响。首先，由于心脏的最大容量是固定的，四个心腔的舒张末压力必然相等。这就意味一个心腔容量的增加会使其他心腔的容量减少（相互依赖性）。第二，虽然心脏不受在胸腔内压力下的呼吸性变化的影响，但连接于心脏的心包外的静脉和动脉仍会受到影响，导致心脏充盈出现呼吸性异常变化。例如，在吸气时，左心室充盈减少，因为胸腔内压力的降低只影响肺静脉，而不会影响左心房，因而减少了血液流向左心房的压差。右心充盈时，变化相反。例如，在呼气时充盈减少。这些变化都是心包缩窄的特点。

二维和M型超声表现

常有心包增厚（大于4mm）的表现。然而，这不是诊断心包疾病的可靠依据，因为心包厚度的测量在很大程度上受超声仪增益调节和组织谐波设置的影响。而且，心包增厚可能在没有缩窄时发生或反之亦然。

异常的心室充盈/相互依赖引起特征性“室间隔反跳”，这是由于舒张期室间隔向右心室的运动增强造成的。在M型超声心动图上，可见舒张早期由于心室充盈中断造成的左心室后壁变平。心脏压力升高可引起各种异常，包括二尖瓣提前关闭、肺动脉瓣提前开放和下腔静脉扩张。

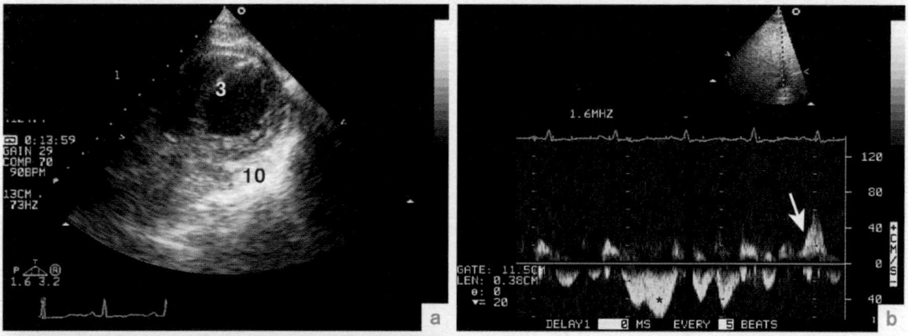

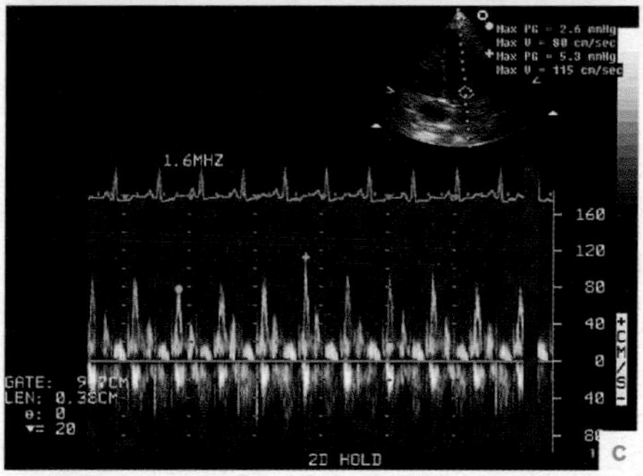

图17.6 缩窄性心包炎。(a) PSSAX切面。注意增厚的心包附近的左心室后壁。(b) 肝静脉血流：注意呼气时舒张期明显的血液反流（箭头）和舒张期明显的前向血流（*）。(c) 二尖瓣血液流入的连续多普勒：注意血流的缩窄型变化，正常呼吸时流速变化达30%以及明显的快速的左心室早期充盈（E/A＞1.5）。(3) 左心室；(10) 心包。

多普勒表现

左心室舒张期充盈常表现为“缩窄型”。其特点是E峰高，下降时间短（＜150ms）以及E/A比值≥1.5。这些表现与限制型的表现相似，但后者没有这么严重。多数患者的心肌功能正常，反映在组织多普勒上表现为二尖瓣环侧壁流速（Ea峰值流速）≥8cm/s和E/Ea比值＜15。少数患者表现为限制型（见表17.2）。

此外，常可见到左心室充盈的明显的呼吸性变化。吸气时，二尖瓣E峰流速下降超过25%。右心室功能异常时，也会有类似的变化（例如肺心病）。某些有严重左心房高压的患者不存在呼吸性变化，但患者处于头高位倾斜时此变化会重现。右心室充盈表现为呼气时三尖瓣E峰流速下降超过40%。

静脉血进入左心房的异常表现为吸气时肺静脉收缩期血流受阻（S/D＜1）。肝静脉血流也出现异常改变，收缩期和舒张期前向血流受阻和舒张末期呼气时血液反流。

缩窄性心包炎的超声心动图表现无明显特点且容易被漏诊。因此在出现右心衰竭的临床表现（增高的颈静脉压和周围水肿）而右心室功能正常时，应考虑此诊断。然而，没有单一的参数是具有诊断性的，应综合考虑所有的异常表现进行分析。

积液–缩窄性心包炎

这一名词描述了既有心包积液又有心包缩窄的情况。通常，在心包积液引流后心脏仍然无法正常充盈时即可作出此诊断，提示必然存在心包缩窄。

心包缩窄与限制型心肌病

心包缩窄和限制型心肌病的临床表现相似，二者都具有心脏充盈受限的特点。所以进行超声心动图检查有助于对二者进行比较（表17.2）。心包缩窄时，心肌功能通常不受影响，所以组织多普勒的超声参数可能最有帮助。有时无法进行鉴别时，还需要进行其他的检查，例如心导管、心脏MRI或计算机X射线断层扫描（CT）。

表17.2　心包缩窄和限制型心肌病的超声心动图表现的比较

特点	心包缩窄	限制型心肌病
心包	增厚	正常
心房	正常	增大
左心室	正常	左心室肥厚，左心室腔小
左心室功能	正常，室间隔反跳	舒张和/或收缩功能障碍
跨二尖瓣充盈情况	E/A＞1.5，DT＜150ms 明显的呼吸变化	E/A＞2.0，DT＜120ms 正常的呼吸变化
肝静脉血流	呼气时舒张期血液反流	吸气时收缩和舒张期
组织多普勒	正常流速	流速降低
E/Ea比值	＜15	＞15

DT，E峰下降时间；E/A，E峰和A峰流速的比值。

报告单

心包积液的报告

摘要

- 积液的严重程度
- 心脏压塞的表现

定性数据

- 积液量：微量、少量、中量、大量
- 弥漫或局限
- 最大深度的位置
- 纤维素或占位的表现
- 舒张期心房/右心室塌陷的表现

定量数据

- 最大深度
- 二尖瓣或三尖瓣随呼吸变化的程度
- 肝静脉的脉冲多普勒表现

心包缩窄的报告

摘要

- 诊断

定性数据

- 心包增厚的表现
- 室间隔反跳
- 肺静脉和肝静脉的血流流向

定量数据

- 最大心包厚度（经常不可靠）
- E峰峰值流速
- E/A比值
- 下降时间
- E/Ea比值
- 二尖瓣和三尖瓣血流随呼吸变化的程度
- 下腔静脉内径及塌陷

（郭春燕译　滕一星校）

18 心脏占位

概述

心脏内占位很少见。其鉴别诊断的范围很广，但可以根据其位置、大小和形态的基本特征而缩小鉴别范围。超声心动图上可表现为心脏占位的有肿瘤、血栓、赘生物、正常结构或伪像。有时，心脏外压迫也会造成心脏占位影像，文中将会简单讨论。

原发性肿瘤

良性

心房黏液瘤

心房黏液瘤是最常见的原发性心脏肿瘤，但即使如此，仍很少见。它几乎总是生长在左心房房间隔卵圆窝位置，但也可以生长于任何心腔，甚至是二尖瓣或三尖瓣。心房黏液瘤常为孤立性，但多发性黏液瘤也可发生在家族遗传的病例。偶尔，手术切除后可复发。

当心房黏液瘤脱落入二尖瓣时，可导致瓣膜梗阻（图18.1）。此外，可发生血栓，既可以是肿瘤脱落也可以是肿瘤血栓形成。

黏液瘤需要与大的心房血栓进行鉴别。典型的黏液瘤附着于房间隔且表现为非均质性，并经常伴有空洞形成（图18.1）。相反，血栓多发生于左心耳，且表现为均质性。

心脏横纹肌瘤

心脏横纹肌瘤实际上是一种非肿瘤性的横纹肌生长紊乱（错构瘤）的病变。许多病例发生于儿童期，并与结节性硬化有关。肿瘤可以生长在心脏的任何部位（壁内或腔内），并且经常为多发。肿瘤对心脏功能的影响（例如心律失常、瓣膜梗阻）取决于其大小和位置。其超声心动图特点常表现为小的、均

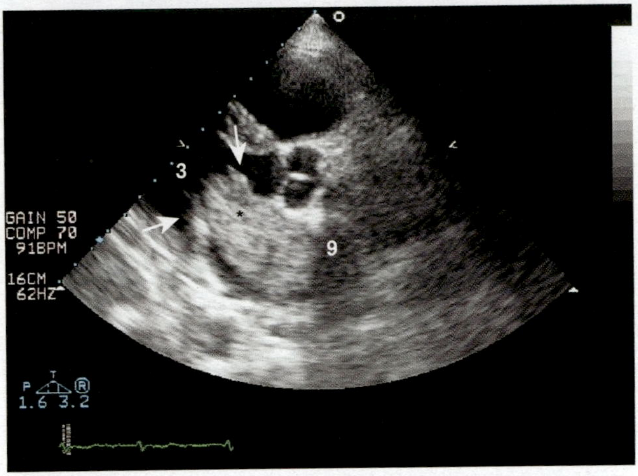

图18.1 心房黏液瘤。PSLAX切面。大的黏液瘤（*）占据左心房的大部，舒张期时凸入二尖瓣口，阻止血流进入左心室。注意其非均质性超声表现。(3) 左心室；(9) 左心房。

一的、分叶的、高回声的肿物（图18.2）。

乳头状弹力纤维瘤

乳头状弹力纤维瘤是少见的良性的生长在瓣膜上的肿瘤（图18.3）。其特点是在形态上与赘生物相似，肿瘤呈叶样并带茎。最常见于主动脉瓣和二尖瓣上，常发生在主动脉瓣的主动脉侧或二尖瓣的左心室侧。

乳头状弹力纤维瘤有很高的栓塞并发症，例如脑卒中，因此需要外科手术切除。

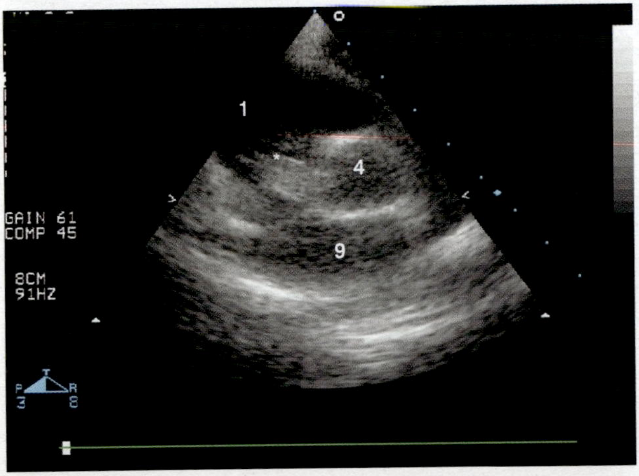

图18.2 心脏横纹肌瘤。PSSAX切面。在这个伴有结节性硬化的儿科患者的右心室可见一单发的横纹肌瘤（*）。(1) 右心室；(4) 主动脉瓣；(9) 左心房。

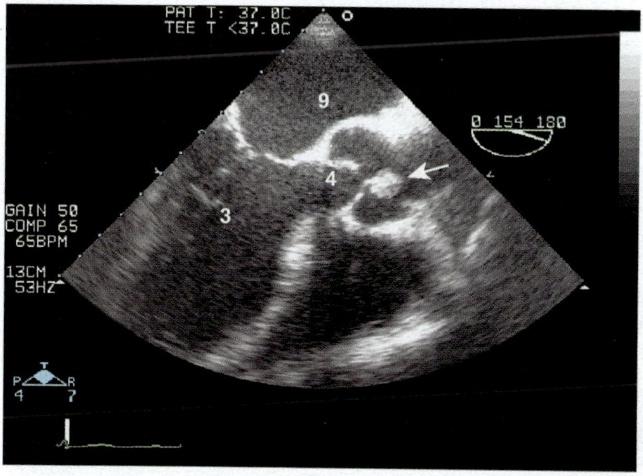

图18.3 弹力纤维瘤。经食管超声心动图。在主动脉瓣右冠瓣有一个乳头样占位（箭头）。其诊断已经组织学确定。(3)左心室；(4) 主动脉瓣；(9) 左心房。

恶性

心脏最常见的原发性恶性肿瘤是肉瘤，并且常常生长在右心室。它们可能会弥漫性浸润或是表现为分离的息肉样或无蒂的团块而侵入心包或左心室腔。常会发生远处转移，并且预后非常差。

继发性肿瘤

与原发性心脏肿瘤相比，肿瘤从其他原发部位传播（转移）到心脏更为常见。转移到心脏的最常见的原发肿瘤包括肺、乳房、黑色素瘤和淋巴瘤。肿瘤可以通过血液传播或直接侵及心包，肿瘤可能侵犯心脏的任何部位。肿瘤的超声纹理常与心肌不同（图18.4）。

肾细胞癌是转移到心脏的特殊情况，其特点是侵犯肾静脉和下腔静脉。在肿瘤晚期，肿瘤会上升至下腔静脉并到达右心房甚至更深，从而引发阻塞和栓塞并发症（图18.5）。其表现与右心房黏液瘤相似。

血栓

如果存在血流淤滞、内皮受损或异常凝血时容易形成心腔内血栓。如果缺乏血栓形成的危险因素，应考虑其他诊断。

血栓的形态变化较大，可以是球形/有柄且为活动性（图18.6a），或者是分层的、不运动的高回声表现（图18.6b）。扩张型心肌病和近期透壁性心肌梗死

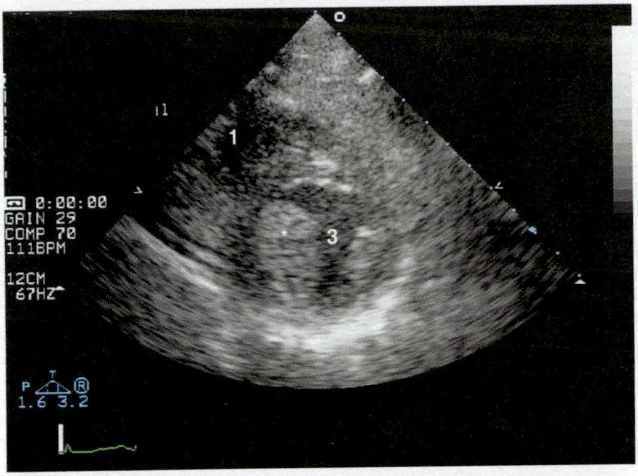

图18.4 心脏转移。PSSAX切面。此患者已知有晚期乳腺肉瘤。由于占位（*）的生长而室间隔增厚，与其余心肌相比其超声表现明显不同。(1) 右心室；(3) 左心室。

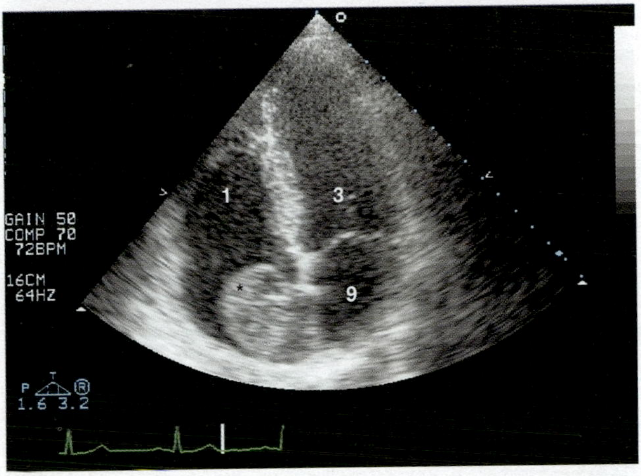

图18.5 肾细胞癌。A4C切面。可见一个不均一的占位（*）占据右心房。在此切面上，无法与右心房黏液瘤相鉴别。进一步的影像学检查和外科手术切除证实是肾细胞癌。(1) 右心室；(3) 左心室；(9) 左心房。

可能与无运动部位壁内血栓有关。在这种情况下，分层的血栓可能会被误诊为无运动的心肌。

心房颤动和二尖瓣狭窄的特点为可导致左心耳的血栓形成，左心房的其他部位也可有血栓形成（图18.7）。左心房血栓不能由经胸超声心动图检查排除，需要行经食管超声心动图检查。

赘生物

赘生物的特点和瓣膜团块的鉴别诊断已在第15章中讨论。

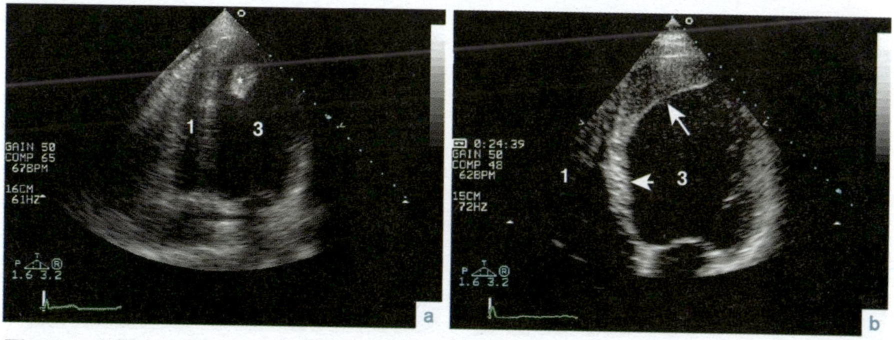

图18.6 左心室血栓。(a) A4C切面；(b) A4C切面。这两个病例都是在心肌梗死后出现心尖血栓。(a) 在左心室心尖可见大的带柄的血栓形成（*）。血栓有柄且有活动性，长约2cm。(b) 广泛的分层血栓（箭头）与邻近心肌组织纹理和厚度（箭尖）相似。(1) 右心室；(3) 左心室。

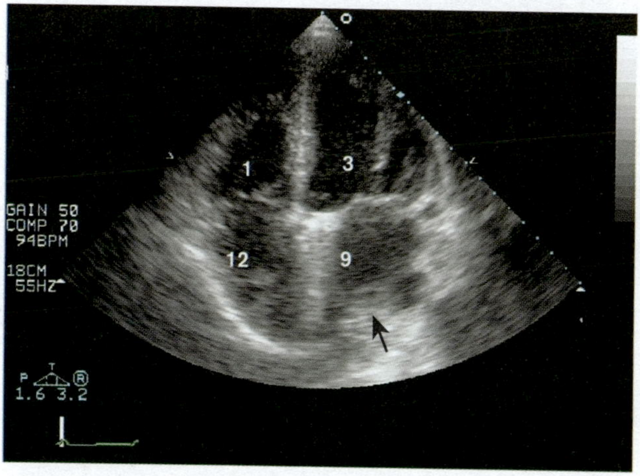

图18.7 左心房血栓。A4C切面。在左心房上部可见血栓形成（箭头），可经食管超声心动图证实。(1) 右心室；(3) 左心室；(9) 左心房；(12) 右心房。

血管内装置

常可在右心发现永久起搏器或植入型心脏除颤器的电极，表现为高回声、细的线性结构，但通常只能显示一小部分导线并且开始时可能会有误诊（图18.8）。有时，可见反射伪像。多部位起搏治疗心脏衰竭的患者可以在冠状静脉窦见到起搏电极。

也可使用封堵器闭合房间隔缺损和室间隔缺损。这些装置呈伞样结构，带有金属支架并由装置的中心放射，封堵缺损部位。其最后的形态如同铆钉（图18.9和图20.12）。

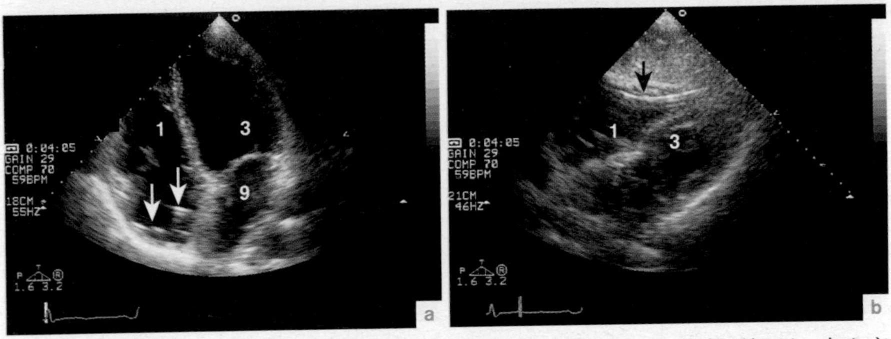

图18.8 起搏电极。(a) A4C切面：右心房起搏电极（箭头）；(b) 剑突下切面：右心室起搏电极（箭尖），尖端位于心尖。(1) 右心室；(3) 左心室；(9) 左心房。

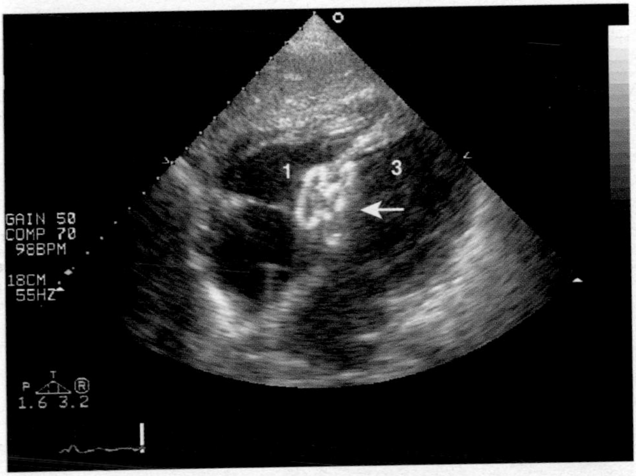

图18.9 室间隔缺损封堵器。A4C切面。箭头指出室间隔缺损的封堵器位置。(1) 右心室；(3) 左心室。

正常变异和伪像

正常变异，例如欧氏瓣、调节束、脂肪瘤样肥厚和希阿里网，可能与心腔内的占位混淆。

超声伪像的出现有各种原因，例如超声结构的反射（例如钙化、金属结构）（图18.10）。超声伪像无解剖结构或界限，且通常仅能从一个切面观察到。

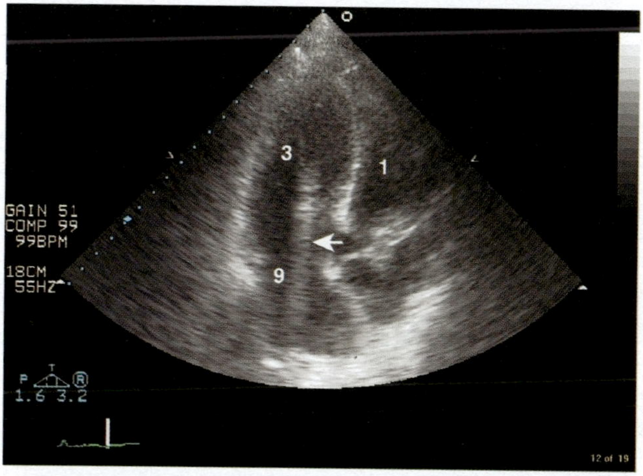

图18.10 A3C切面。这一线性结构是一种伪像（箭头）。注意它不符合任何解剖结构特点。(1) 右心室；(3) 左心室；(9) 左心房。

心脏外占位

偶尔，可发现心脏外占位压迫心脏。到目前为止，最常见的原因是食管裂孔疝，少见的情况包括心包积液、肺或纵隔的肿物（图18.11a）。虽然恶性肿瘤的局部侵犯可能引起心包积液，但无特异性鉴别诊断特点。

食管裂孔疝可通过腔内出现气体或颗粒状物质旋转进行鉴别（图18.11b）。其诊断可以通过让患者喝泡沫丰富的饮料确定，在超声上为暴风雨样的表现。

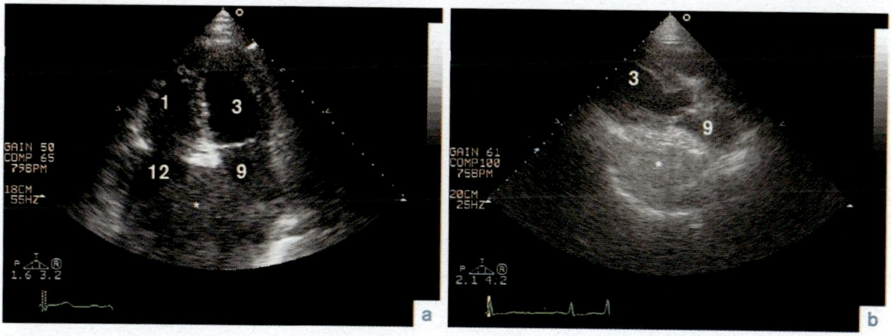

图18.11 心脏外压迫。(a) 心包纤维瘤。A4C切面。在左心房和右心房之间可见一占位（*）。之后证实为一个大的心包纤维瘤。(b) 食管裂孔疝。PSLAX切面。左心房被一个大的含有液体和颗粒物质的囊性隆起压迫（*）。其表现与食管裂孔疝一致。(1) 右心室；(3) 左心室；(9) 左心房；(12) 右心房。

报告单

心脏内占位的报告

摘要

- 诊断或鉴别诊断
- 位置
- 并发症，例如瓣膜梗阻

定性数据

- 肿物的位置：腔的、瓣膜的、壁的、壁内的、心脏外
- 形态：无蒂、有柄
- 活动度：固定的、独立的、栓系的
- 超声纹理：均一的、不均一的、含腔的、钙化的、含液的

定量数据

- 直径

（郭春燕译　滕一星校）

19 主动脉

概述

基本解剖

主动脉是身体的主要动脉管道，由膈分为胸部和腹部两部分。胸主动脉由头臂干和左锁骨下动脉分为升主动脉、弓部和降主动脉。主动脉弓分出所有支配头部和上肢的大血管（图19.1）。主动脉根部包括主动脉瓣环、主动脉窦和窦管交界。

胸主动脉始于前纵隔，位于心包内。它在气管前呈弓形弯曲，向左到达后纵隔，位于胸椎前和食管后。

与所有动脉一样，主动脉由三层组织构成：内膜、中层和外膜。内膜是由内皮和内皮下结缔组织构成的薄的内层。中层是厚的肌肉层，提供大部分强度和弹性。最后，外膜是一层纤维保护层。

超声心动图表现

主动脉表现为一个薄壁的强回声管道，除了在主动脉窦轻度扩张之外，其内径均一。在PSLAX切面常可以观察到主动脉根部和近端升主动脉（图19.2），在左心房后方也可以见到部分降主动脉。在右侧胸骨旁切面，可用于观察升主动脉，而胸骨上窝切面可显示主动脉弓及其分支（图19.3）。在剑突下切面可评价肾脏以上的腹主动脉（图19.4）。

经胸超声心动图上的胸主动脉显示情况因患者而异。经常图像欠佳，无法确定诊断或排除病理情况。所以，如果怀疑主动脉病变时，常需要进行其他影像学检查如经食管超声心动图、CT或MRI以确定诊断。

标准测量

每项检查都应当测量主动脉根部，包括测量主动脉瓣环（在瓣膜交点之

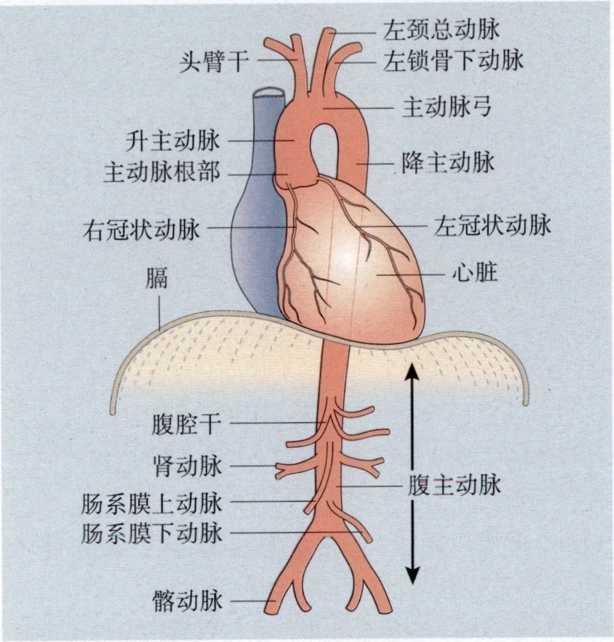

图19.1 主动脉的解剖结构。

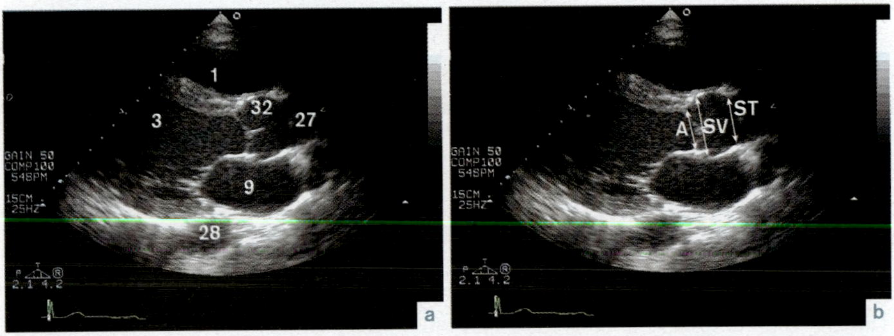

图19.2 主动脉根部和升主动脉。PSLAX切面。(a) 可见到主动脉根部、主动脉窦、窦管交界和近端升主动脉。在左心房后面还可见到部分降主动脉。(b) 图中显示了线性内径的测量：A，主动脉瓣环；SV，主动脉窦；ST，窦管交界。(1) 右心室；(3) 左心室；(9) 左心房；(27) 升主动脉；(28) 降主动脉；(32) 主动脉窦。

间)、主动脉窦和窦管交界处（图19.2）。传统上使用M型超声在PSLAX切面上测量，但内径测量值常偏低，现在建议在二维图像上直接测量。正常值因身材和性别存在差别，参见附录1。中等身材的成人主动脉根部和近端主动脉常小于3.7cm。用体表面积标化的主动脉根部的计算公式参见附录1。

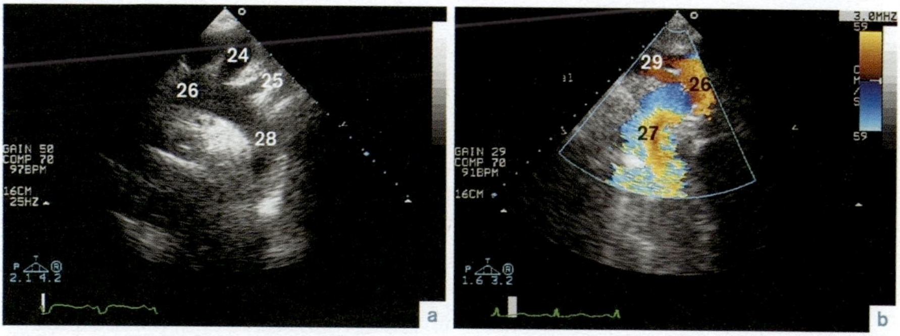

图19.3 正常主动脉弓。胸骨上窝切面。(a) 主动脉弓和降主动脉；(b) 升主动脉（彩色血流多普勒）。(24) 左颈总动脉；(25) 左锁骨下动脉；(26) 主动脉弓；(27) 升主动脉；(28) 降主动脉；(29) 头臂干。

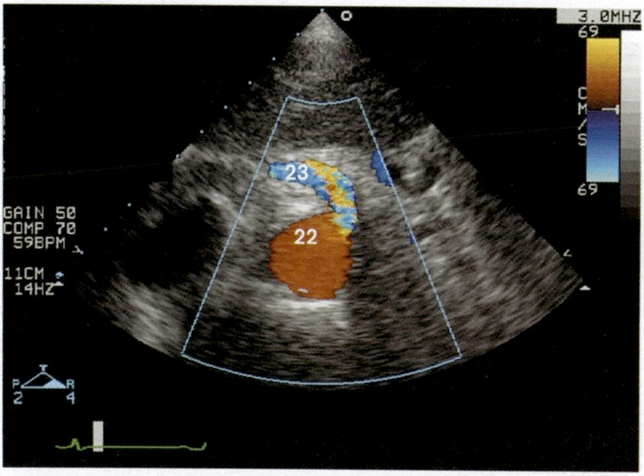

图19.4 肾上的腹主动脉。腹部切面。腹主动脉常常于剑突下切面易于显示。彩色血流多普勒有助于识别主动脉及其分支。(22) 腹主动脉；(23) 肠系膜动脉。

主动脉疾病

主动脉粥样硬化

与其他大动脉一样，动脉粥样硬化可以累及主动脉，并经常与冠状动脉粥样硬化性疾病共存。动脉粥样硬化表现为动脉壁的增厚，可以是局部或全身（图19.5a)，并可能与钙化有关。严重的动脉粥样硬化（>4mm）或复合病变如凸入的或获得性动脉粥样硬化（图19.5b）可导致脑卒中和体循环栓塞。经食管超声心动图检查远比经胸超声心动图可靠。

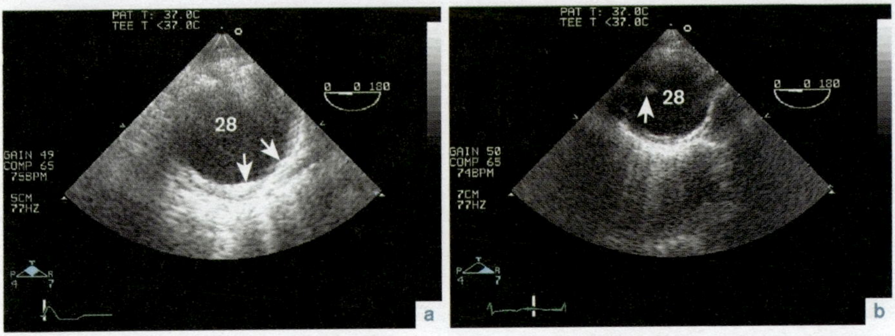

图19.5 主动脉粥样硬化。经食管超声心动图。(a) 主动脉粥样硬化（箭头）表现为主动脉内膜的增厚。此病例的超声回声提示钙化。(b) 活动的主动脉粥样硬化（箭头）。(28) 降主动脉。

表19.1 主动脉瘤的原因

动脉壁薄弱

- 动脉粥样硬化
  - 炎性病变
    - 主动脉炎
    - Takayasu动脉炎
    - 强直性脊柱炎和其他脊柱关节炎
    - 巨细胞动脉炎
- 胶原性疾病
  - 马方综合征
  - Ehlers-Danlos综合征
- 感染
  - 梅毒
  - 结核
  - 沙门氏菌
- 创伤性
  - 减压伤
  - 导管损伤

动脉壁压力增加

- 高血压
- 主动脉后狭窄
- 主动脉瓣二叶畸形
- 主动脉缩窄

胸主动脉瘤

动脉瘤是指动脉固定的局部扩张，其最大直径超过正常上限的50%。动脉瘤可以是纺锤形（对称性扩张）或囊状（不对称，囊样窄颈）。动脉瘤是由于血流动力学异常而导致主动脉壁薄弱或动脉壁压力增加引起的病变。

升主动脉瘤多由引起中层囊性坏死的病变引起，与马方综合征以及其他遗传性主动脉疾病尤其相关，但也可能出现于老年和高血压患者。降主动脉瘤常由动脉粥样硬化引起。

超声心动图表现

经胸超声心动图（PSLAX切面）检查有助于探测主动脉瘤，特别是累及主动脉根部和窦管交界时，但对识别其他部位的动脉瘤不太可靠。动脉瘤的超声心动图表现为收缩期动脉局部扩张（图19.6）。应测量其最大内径并根据患者的年龄和体表面积进行调整。动脉瘤的病因有时可以通过动脉瘤的表现（例如马方综合征的主动脉根部扩张）或其他病理改变（例如主动脉瓣二叶畸形、主动脉缩窄）进行推测。主动脉根部扩张可以导致瓣叶分离，引起主动脉瓣反流。

当内径超过5.0～5.5cm时应考虑行选择性主动脉置换术，因为发生自发性破裂的危险性高。

急性主动脉综合征

主动脉夹层动脉瘤

主动脉夹层是指内膜从主动脉壁上撕裂分离，形成飘动的组织和假腔（图

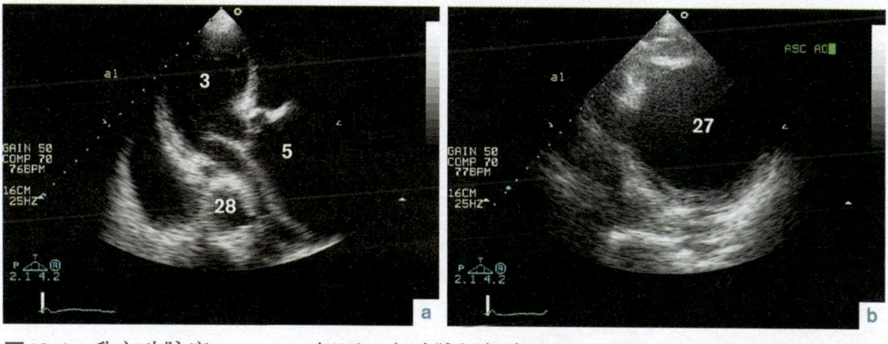

图19.6 升主动脉瘤。(a) A3C切面。主动脉根部直径相对正常，但是在窦管交界后的升主动脉扩张严重。注意主动脉瘤压迫左心房。(b) 右侧PSSAX切面。升主动脉的最大内径约为8cm（正常＜3.7cm）。(3) 左心室；(5) 主动脉根部；(27) 升主动脉；(28) 胸部降主动脉。

19.7)。夹层可以沿主动脉壁延展并在远端部位进入真腔，或导致主动脉及其分支阻塞。如果主动脉根部受累，可发生严重的急性主动脉瓣反流、冠状动脉闭塞和心包积液。

其基础病因就是主动脉瘤的病因，与引起中层囊性坏死的情况尤其相关。

主动脉夹层具有快速致命性，必须保证急诊治疗。治疗取决于夹层的部位：累及升主动脉或弓部（Stanford A型，图19.8）时需要急诊主动脉置换，而仅累及胸部降主动脉（Stanford B型）时需要快速降压治疗。

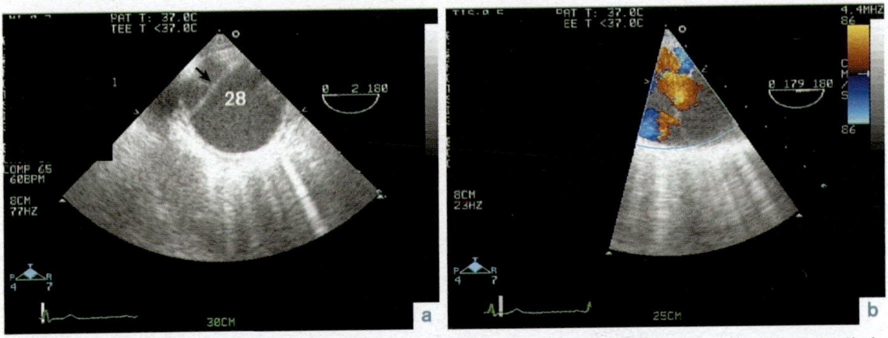

图19.7 主动脉夹层动脉瘤。经食管超声心动图。(a) 夹层片（箭头）可以清晰地分离真腔和假腔；(b) 经彩色血流多普勒显示血流进入假腔。(28) 胸部降主动脉。

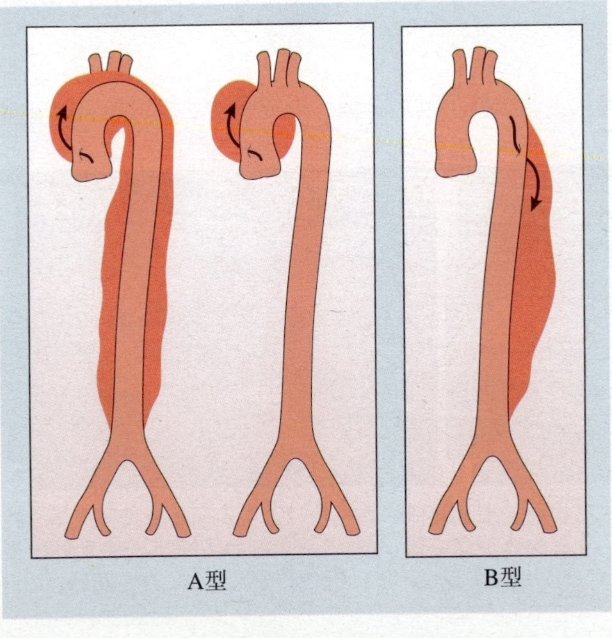

图19.8 主动脉夹层或壁内血肿的Stanford分型。A型：累及升主动脉或弓部。B型：限制在降主动脉。

超声心动图表现

主动脉夹层的明确的超声心动图表现需要显示活动的夹层片、假腔以及真假腔之间的入点或出点（图19.7）。然而许多时候，经胸超声心动图检查的表现较为模糊，例如主动脉根部扩张、急性主动脉瓣反流、主动脉瓣叶脱垂、心包积液和胸腔积液。夹层也可累及冠状动脉，导致心肌梗死并伴有室壁运动异常的表现。通常需要经食管超声心动图检查或断层显像（CT和MRI）才能确诊。

如果不进行治疗，慢性夹层的假腔可形成血栓（图19.9）。这种表现在B型夹层更常见并且可以在经食管超声心动图上观察到。

主动脉壁内血肿

这是因为急性出血而进入主动脉壁，常常是主动脉壁内出血。常没有夹层片或假腔，但可以在晚些时候成为并发症。血肿可以消退，或者引起主动脉扩张或动脉瘤形成。治疗同主动脉夹层：如果累及升主动脉需要行外科手术；或者加强降压治疗。

在经食管超声心动图上，壁内血肿表现为主动脉壁的一个新月形或向心性增厚，并且不侵入腔内（图19.10）。很难辨别是壁内血肿或动脉粥样硬化。

穿透性溃疡

为主动脉内复合性粥样硬化斑块的急性溃疡，可以表现为胸痛。溃疡侵入主动脉内膜至中层，并可能成为主动脉夹层的诱因。在经食管超声心动图可见到溃疡的壁龛，但无夹层片和假腔（图19.11）。

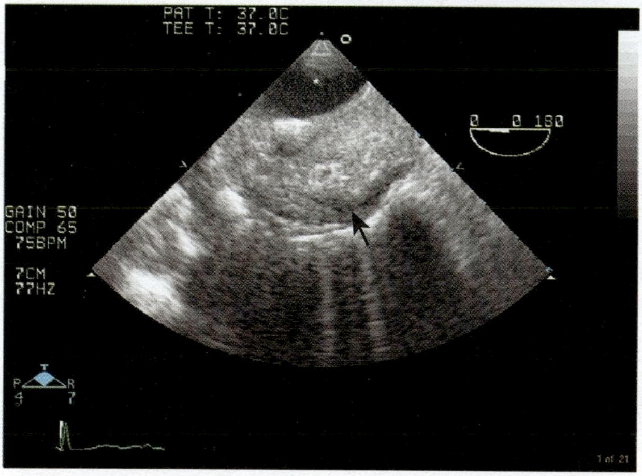

图19.9 慢性降主动脉夹层血栓形成。经食管超声心动图。大块血栓充满假腔（箭头）。真腔相对较小（*）。

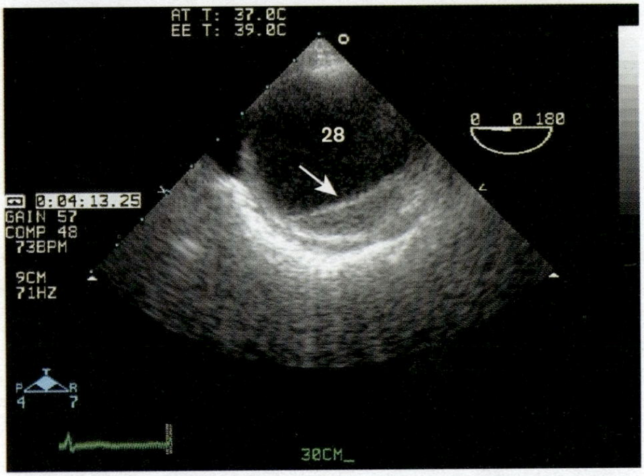

图19.10 主动脉壁内血肿。经食管超声心动图。在胸部降主动脉可见一个新月形的壁内血肿（箭头）。可见夹层片。(28) 降主动脉。

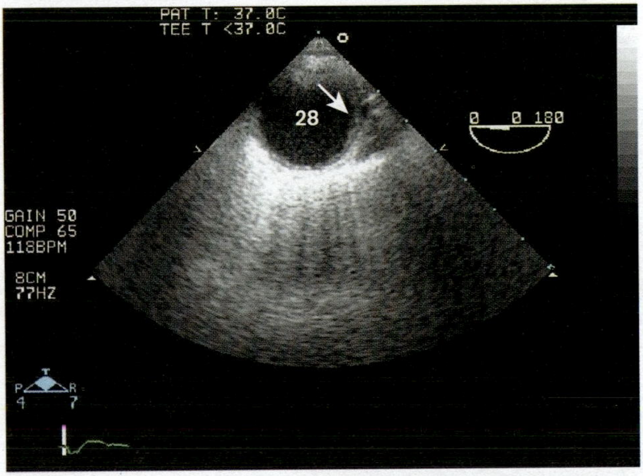

图19.11 穿透性溃疡。经食管超声心动图。主动脉壁被穿透性溃疡破坏，表现为与胸部降主动脉腔连续的无回声区。(28) 胸部降主动脉。

主动脉窦动脉瘤

主动脉窦是主动脉在主动脉瓣水平向外的膨出，冠状动脉从此发出。在经胸超声心动图上常不能获得满意图像。

窦部的瘤样扩张最常见于先天性疾病，与室间隔缺损相关。也可发生于主动脉根部疾病和心脏外科手术后。少见并发症是动脉瘤破裂，导致主动脉血液分流进入右心室或其他心腔，这种情况限于主动脉窦被累及。

先天性主动脉疾病

主动脉缩窄

这是由于胚胎发育异常而出现的主动脉收缩。缩窄部位位于胸部降主动脉的左锁骨下动脉起源的远端，邻近动脉导管索。主动脉缩窄可独立发生或伴有其他先天性缺陷，常伴有主动脉瓣二叶畸形，尤其与Turner综合征相关。大多数病例出现于婴儿期，少数病例出现在青年伴有并发症如高血压、主动脉夹层、主动脉瘤、感染性心内膜炎、心力衰竭和脑出血。

在胸骨上窝切面，缩窄表现为胸部降主动脉的脊样狭窄，伴高速湍流（图19.13）。长管状狭窄较少见。通过连续多普勒检查以及应用Bernoulli方程有助于评价缩窄处压差的严重程度。压差大于25mmHg时，需要进行干预治疗，可行外科手术或球囊扩张。这些患者需要进行超声心动图随访，以防止再狭窄。

动脉导管未闭

动脉导管是胎儿循环的一部分，连接与主动脉与肺动脉之间，为子宫内正在发育的肺提供氧合的血液。出生后，大部分发生自然闭合，纤维化形成动脉导管索。它经常伴有其他先天性畸形，并常在婴儿或儿童期发现并接受治疗。

动脉导管未闭在彩色血流多普勒的PSSAX切面的RVOT水平显示最佳。表现为从降主动脉到肺动脉的异常血流束（图19.14）。肺动脉可以由于高压分流而扩张。

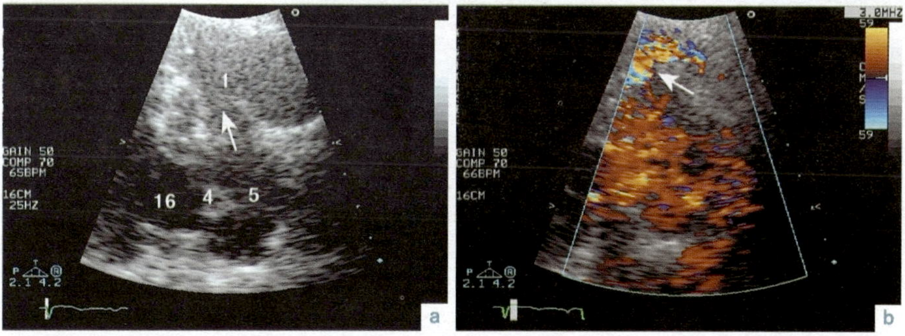

图19.12 破裂的主动脉窦瘤。PSLAX切面的放大图像。(a) 右冠窦的主动脉窦瘤（箭头）；(b) 彩色血流多普勒显示了右冠窦与右心室之间的血流（箭头）。(1) 右心室；(4) 主动脉瓣；(5) 主动脉根部；(16) LVOT 。

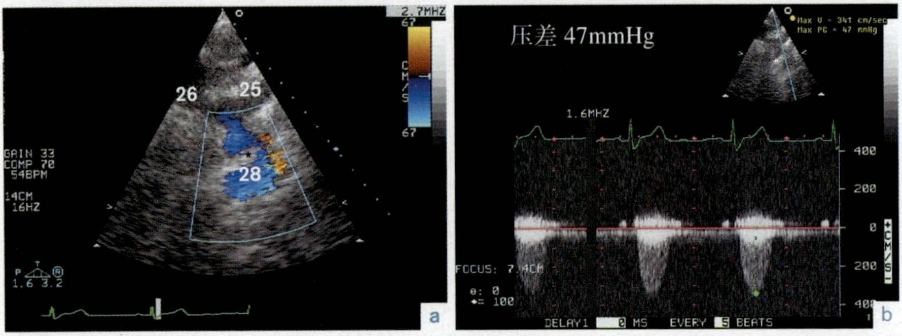

图19.13 主动脉缩窄。(a) 在降主动脉有一个脊样狭窄（*），这是由于血流加速（彩色血流多普勒的红色血流束）造成的。(b) 经缩窄的主动脉的连续多普勒估测压差为47mmHg。(25) 左锁骨下动脉；(26) 主动脉弓；(28) 胸部降主动脉。

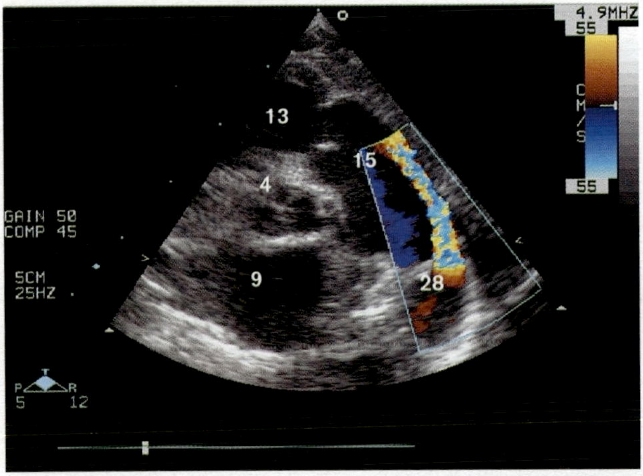

图19.14 动脉导管未闭。PSSAX切面。存在从胸部降主动脉到肺动脉的血流，提示存在动脉导管未闭。(4) 主动脉瓣；(9) 左心房；(13) RVOT；(15) 肺动脉；(28) 胸部降主动脉。

（郭春燕译　滕一星校）

20 先天性间隔异常

房间隔缺损

胚胎学

在发育过程中，房间隔是由不同的组织脊融合而成。一部分组织从心房上部向下生长（原发隔），另一部分组织从原始的房室交界区向上生长，称为心内膜垫。间隔之间在不同的发育时期形成洞，如果这些洞不能闭合或者部分房间隔未完全生长则形成房间隔缺损。

卵圆孔未闭和房间隔瘤

卵圆孔是心房间的交通，是正常胎儿循环的一个重要部分。经卵圆孔可有右向左分流，使氧合的血液从胎盘进入胎儿体循环。大部分胎儿在出生后，卵圆孔可自然闭合，但仍有20%的成人保持开放。开放的卵圆孔直径不超过5mm。

卵圆孔未闭的超声表现为房间隔的双层回声、并有斜形缝隙，但这不是一个相对特异性的表现，因为即使卵圆孔闭合也常常较间隔的其他部位薄且回声低。由于超声束垂直于房间隔，因此卵圆孔未闭在剑突下切面观察最佳。在彩色血流图像中可见心房间有血液流动（图20.1），但不显示血液流动时也不能排除卵圆孔未闭的诊断。未闭的卵圆孔由一个片状组织覆盖，因此在正常情况下，心房间无分流；但如果右心房压增加（例如Valsalva动作），片状组织移位并可能发生分流。

房间隔瘤是一种与卵圆孔未闭相关的畸形，但也可独立发生：房间隔瘤可以被认为是具有高活动度的房间隔组织，可以从一侧跳到另一侧。如果一侧心房的压力增高，它可能形成房间隔的永久性凸起。房间隔瘤的严格定义为房间隔至少偏移1cm以及长度至少为1cm（图20.2）。

超声微泡造影

卵圆孔未闭最可靠的检查是用混合的生理盐水作为造影剂进行气泡试验。

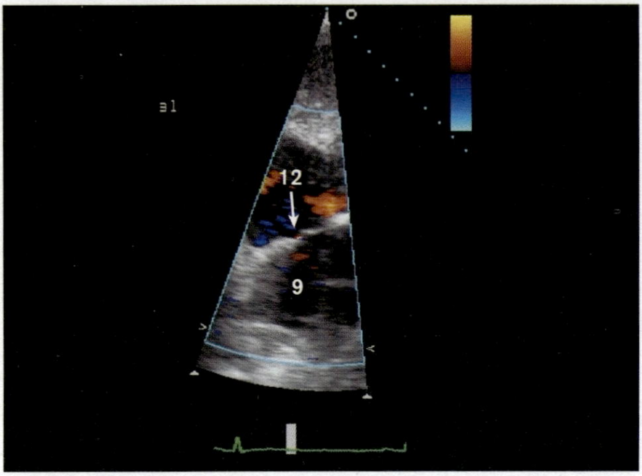

图20.1 卵圆孔未闭。彩色血流成像的剑突下切面。彩色血流多普勒探测到小量血流（箭头），提示存在卵圆孔未闭。在动态图像中观察最佳。(9) 左心房；(12) 右心房。

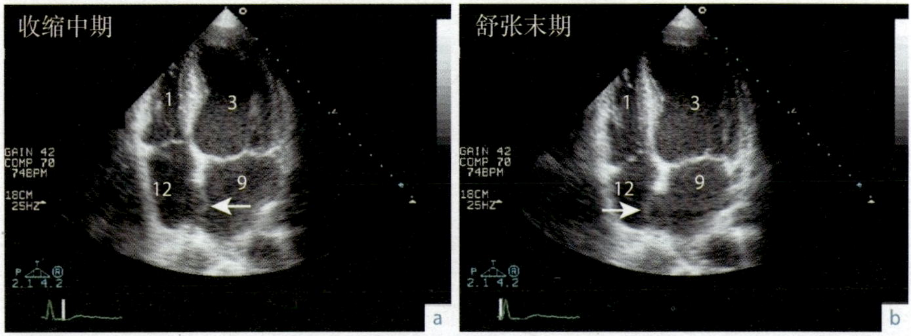

图20.2 房间隔瘤。A4C切面。房间隔有一个冗长的组织异常摆动（箭头），提示为房间隔瘤。(1) 右心室；(3) 左心室；(9) 左心房；(12) 右心房。

用两个10ml的注射器连接三通龙头将9ml生理盐水与小于1ml的空气快速混合。将混合的生理盐水快速注射入上肢静脉，于A4C或剑突下切面记录约10s的超声图像。显然，这需要两个人才能成功操作。一些有实践经验的人建议应用琥珀酰明胶（Gelofusin）代替生理盐水，或将1ml患者的血液加入盐水-空气混合物中促进浑浊化。

微泡使右心显影。在正常情况下，微泡被肺毛细血管分散，所以在左心见不到微泡。左心房或左心室出现微泡提示存在右向左分流，可能在心房、心室或肺循环水平。在右心出现微泡的四个心动周期内左心也出现微泡提示存在心脏分流，超过四个心动周期左心出现微泡提示存在肺内分流。

在左心出现20个以上的微泡定义为大量分流（图20.3）。如果在正常呼吸时无分流表现，应进行Valsalva动作。嘱患者有如在上洗手间时用力，然后正常呼吸。这样起初胸内压会增加，包括双房压力增加，使静脉回流减少。当压力释放，静脉回流增加，使右心房压瞬间增高并高于左心房压。这个压差足以使卵圆孔未闭片状组织开放，出现血液和微泡分流。在此期间很难获得高质量的超声图像，在注射造影剂之前应练习几次。

超声微泡造影结果阴性时不能完全排除卵圆孔未闭，必要时需要进行经胸超声心动图检查（添加造影剂或Valsalva动作）。此外，从股静脉注射造影剂比从上肢注射更敏感，因为来自下腔静脉的血液可经欧氏瓣直接流向卵圆窝。

有关卵圆孔未闭的临床意义仍存在争议，但有证据显示由于矛盾性栓塞会导致隐源性卒中和短暂性脑缺血发作。与单纯性卵圆孔未闭的患者相比，同时患有卵圆孔未闭和房间隔瘤的患者更容易发生脑卒中。目前已有临床试验对不明原因卒中的年轻患者经皮封堵卵圆孔未闭的效果进行评价。

继发孔型房间隔缺损

继发孔型房间隔缺损是继发隔生长缺损或原发隔再吸收的结果。它可以是单发、多发或筛孔状，可以独立存在或与其他先天性畸形共存。有10%的病例可发生肺静脉畸形引流。

继发孔型房间隔缺损常表现为房间隔中央部分的明显缺失，靠近卵圆窝（图20.4）。与原发孔型房间隔缺损不同的是，继发孔型房间隔缺损与房室瓣之间常存在一个明显的房间隔区。与卵圆孔未闭一样，继发孔型房间隔缺损在

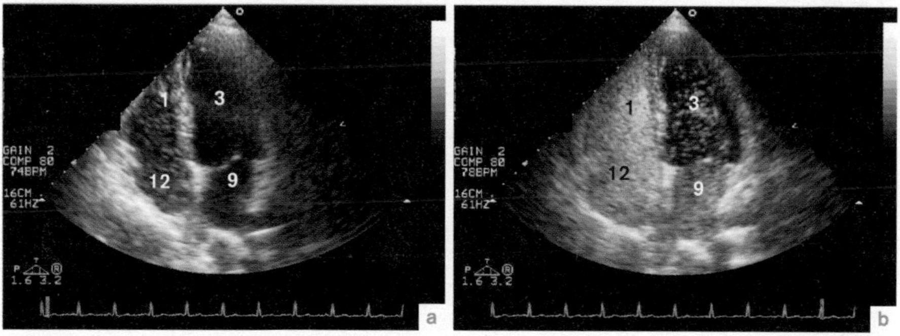

图20.3 做Valsalva动作时静脉注射微泡造影剂。A4C切面。(a) 在做Valsalva动作的加压时，未注射混合的生理盐水。(b) 注射混合的生理盐水后右心完全显影。在做Valsalva动作之后，可见明显的气泡分流至右心，提示存在大的卵圆孔未闭。(1) 右心室；(3) 左心室；(9) 左心房；(12) 右心房。

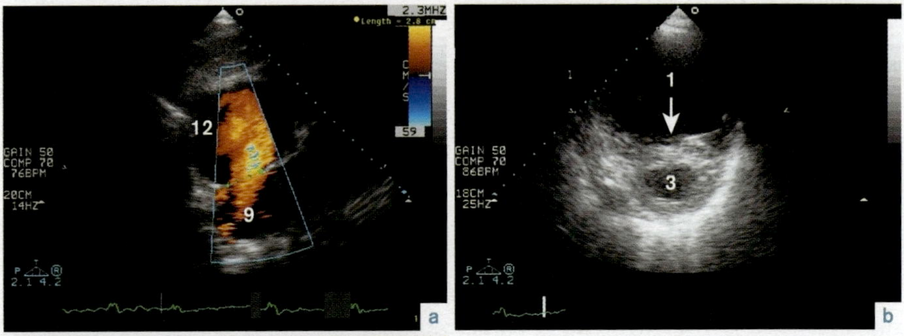

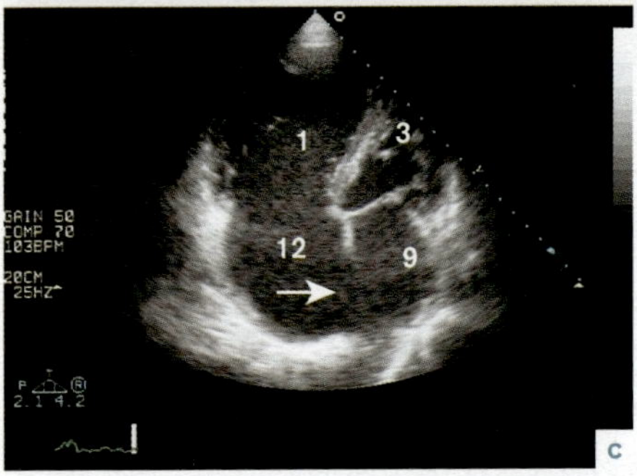

图20.4 继发孔型房间隔缺损。(a) 剑突下切面：彩色血流多普勒显示房间隔中央有一个直径2.8cm大小缺损，从左向右分流。(b) PSSAX切面：整个右心室扩张的表现。室间隔在舒张期变平（箭头）提示右心室容量负荷过重。(c) A4C切面：右心室扩张和在此切面明显可见的房间隔缺损（箭头）。(1) 右心室；(3) 左心室；(9) 左心房；(12) 右心房。

剑突下切面观察最佳，也可在A4C切面和PSSAX切面观察（图20.5）。

应用多普勒技术可显示经房间隔缺损血流，常为连续双向性，但主要为左向右，并随呼吸而变化。

大的继发孔型房间隔缺损常有明显的左向右分流，使右心容量负荷过重，并可能导致右心扩张和肺动脉高压。与房间隔缺损严重程度不符的右心室扩张的出现提示可能存在肺静脉畸形引流。分流量的大小可以应用脉冲多普勒定量技术测定体循环和肺循环的输出量（Qs和Qp）估测（见第11章）。大量分流常在儿童期时症状就很明显，而少量分流可能在老年期时才出现症状。

如果肺循环血流量是体循环血流量的两倍以上（Qp/Qs＞2：1）时，应进行继发孔型房间隔缺损封堵治疗。可进行外科手术封堵，但越来越多应用导管器械封堵。

原发孔型房间隔缺损

原发孔型房间隔缺损是由于在房室交界区心内膜垫发育不全引起的。此病变复杂而严重，在心脏中部可发生房室间隔与房室瓣汇合。除了房间隔缺损，

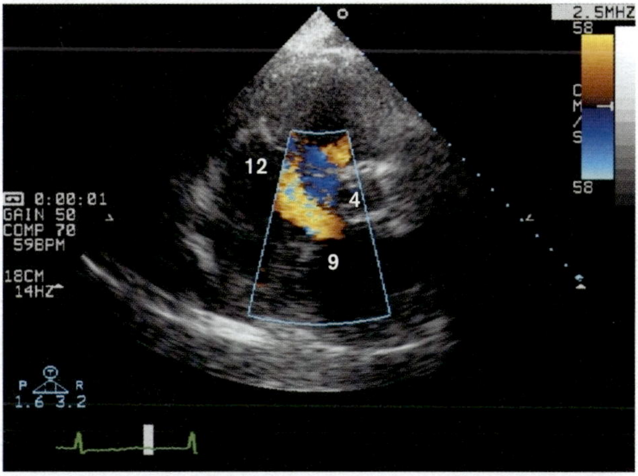

图20.5 继发孔型房间隔缺损。PSSAX切面。此切面可显示继发孔型房间隔缺损与主动脉瓣的关系。彩色血流多普勒显示存在从左向右的分流。(4) 主动脉瓣；(9) 左心房；(12) 右心房。

还可能存在室间隔缺损和二尖瓣裂或房室共瓣（图20.6）。它经常出现在婴儿期，并需要外科手术纠正。

其他房间隔缺损

已经认识到两种其他类型的房间隔缺损，但它们非常少见并且在经胸超声心动图上难于显示。静脉窦型房间隔缺损常常发生在房间隔的上部，在该处上腔静脉可进入右心房，因此上腔静脉可有效引流至双房。更为少见的是，它们可能发生在下腔静脉。它们几乎总是伴随肺静脉畸形引流。

冠状静脉窦型房间隔缺损发生于邻近冠状静脉窦的房间隔区域，位于三尖瓣环、下腔静脉和欧氏嵴之间。

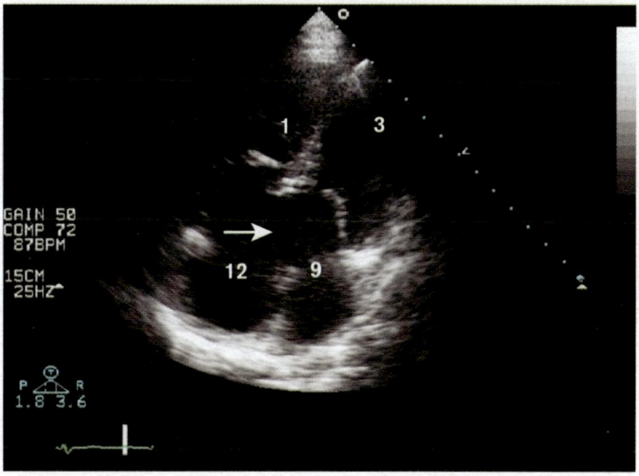

图20.6 原发孔型房间隔缺损。A4C切面。在房间隔邻近房室瓣和室间隔处存在缺损（箭头）。(1) 右心室；(3) 左心室；(9) 左心房；(12) 右心房。

室间隔缺损

室间隔缺损是儿童最常见的先天性心脏畸形。室间隔起源于多种胚胎成分，因此其中一种或另一种发育异常会导致不同类型的室间隔缺损。其术语容易混淆但易于掌握。

圆锥隔心室型室间隔缺损（流出道室间隔缺损）

这是最常见的类型（75%），发生于LVOT和RVOT部位，邻近主动脉瓣和肺动脉瓣。包括三种不同类型。

1．膜周部室间隔缺损　缺损处邻近三尖瓣内侧乳头肌。特征是在主动脉瓣水平的PSSAX切面的11点位置可探测到左心室和RVOT之间的血流（图20.7）。可发生自发性闭合，与三尖瓣隔侧叶瓣粘连，形成膜部瘤样膨出（图20.8）。

2．肺动脉瓣下室间隔缺损　缺损处邻近肺动脉瓣。在PSSAX切面，位于1点位置（图20.9）。

3．错位室间隔缺损　发生在法洛四联症。

肌部室间隔缺损

可发生在室间隔中部或心尖的任何位置（图20.10）。约60%的病例可在儿童期自发性闭合。

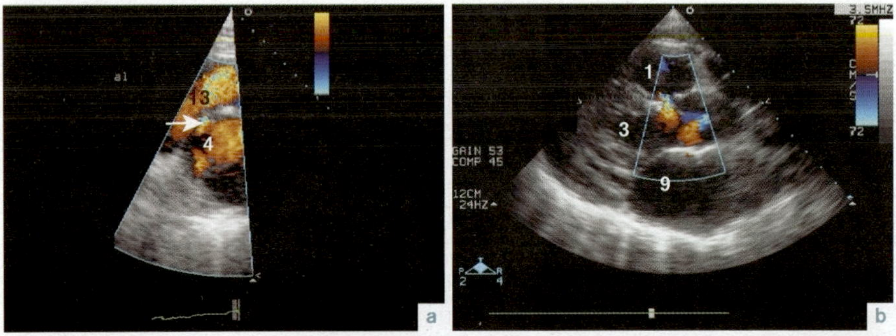

图20.7　膜周部室间隔缺损。(a) PSSAX切面。室间隔缺损在主动脉瓣区与右心室交通。彩色血流多普勒显示从左向右的血流（箭头）。(b) PSLAX切面。在此切面，室间隔缺损位于主动脉瓣下。(1) 右心室；(3) 左心室；(4) 主动脉瓣；(9) 左心房；(13) RVOT。

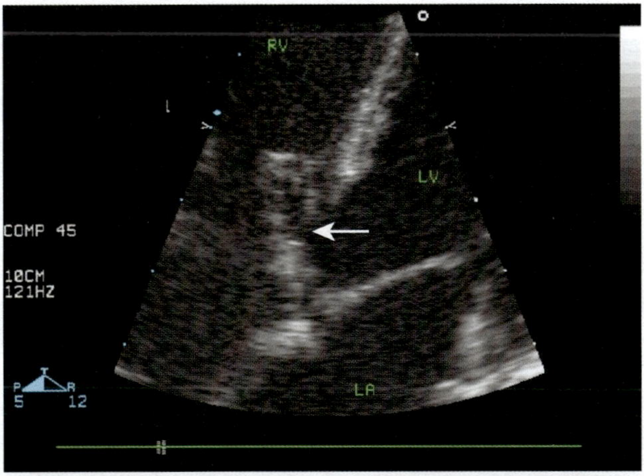

图20.8 膜周部室间隔缺损：自发性闭合。A4C切面。发生了膜周部室间隔缺损的自发性闭合，留下一个瘤样的膜（箭头）。LA，左心房；RV，右心室；LV，左心室。

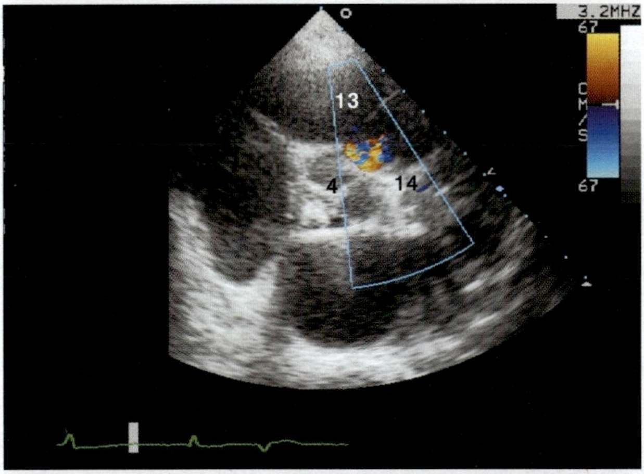

图20.9 肺动脉瓣下室间隔缺损。PSSAX切面。彩色血流多普勒定位室间隔缺损位于RVOT肺动脉瓣之前。分流从左向右。(4) 主动脉瓣；(13) RVOT；(14) 肺动脉瓣。

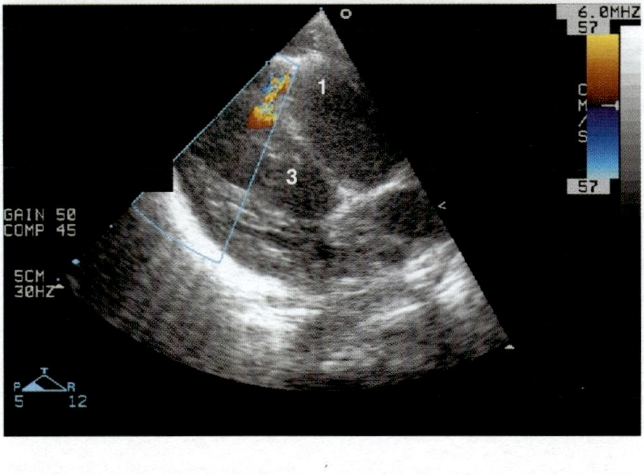

图20.10 肌部室间隔缺损。PSLAX切面。在此病例，室间隔缺损位于心尖部室间隔。彩色血流成像探测到从左向右的分流。(1) 右心室；(3) 左心室。

流入道室间隔缺损

流入道室间隔缺损非常少见，并与原发孔型房间隔缺损相关。它们邻近三尖瓣并常常与房室瓣畸形有关（例如二尖瓣裂）。

许多小的室间隔缺损无法在二维图像上直接观察到，但彩色血流成像可探测到异常的血流。分流部位的连续多普勒常显示从左向右的高速流束，并常伴有相同流向的舒张期低速血流（图20.11）。

室间隔缺损的严重程度主要取决于分流量的大小。少量分流不可能有严重的血流动力学变化，可保守治疗。大缺损会导致高压左心室向低压右心室的严重分流。虽然可以定量分析估测分流量的大小，但右心室扩张必定是大量分流的结果。肺动脉高压的发展最终会使左心室和右心室压相等，使分流量减少。

右心室收缩压可以应用连续多普勒测量经室间隔缺损的收缩期峰值血流流速估测。可应用改良Bernoulli方程计算心室压力差：由于收缩压与左心室收缩压大致相等（假定不存在主动脉瓣狭窄），那么可以根据以下公式计算右心室收缩压：右心室收缩压（mmHg） = 收缩压 – 室间隔缺损压差。

心腔间分流的定量评价

心腔间分流（例如房间隔或室间隔缺损）评价的一个重要部分是通过比较心脏肺循环输出量（Qp）和体循环输出量（Qs）与分流量进行定量。参见第10章中描述的（非）连续方程。例如，如果从左心室到右心室经室间隔存在明

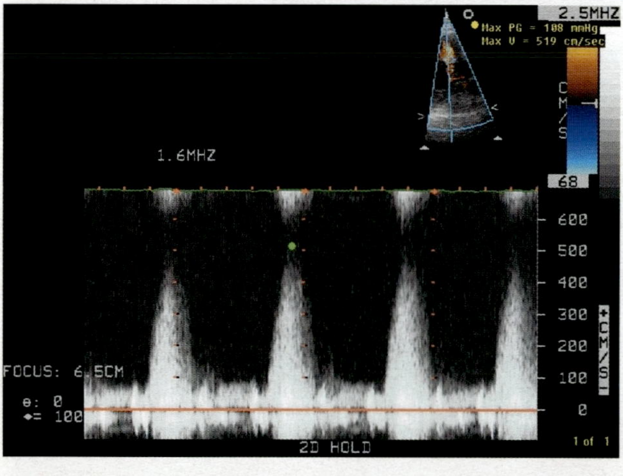

图20.11 经膜周部室间隔缺损血流的连续多普勒图像。峰值流速高，提示收缩期左心室和右心室的压差为108mmHg。右心室收缩压可以用血压收缩压减去108得到。

显的分流，那么右心室输出量大于左心室（Qp＞Qs）。通过标准测量VTI和流出道直径，可分别在RVOT和LVOT测量心室的每搏输出量。分流比为2：1时为重度。见图20.12。

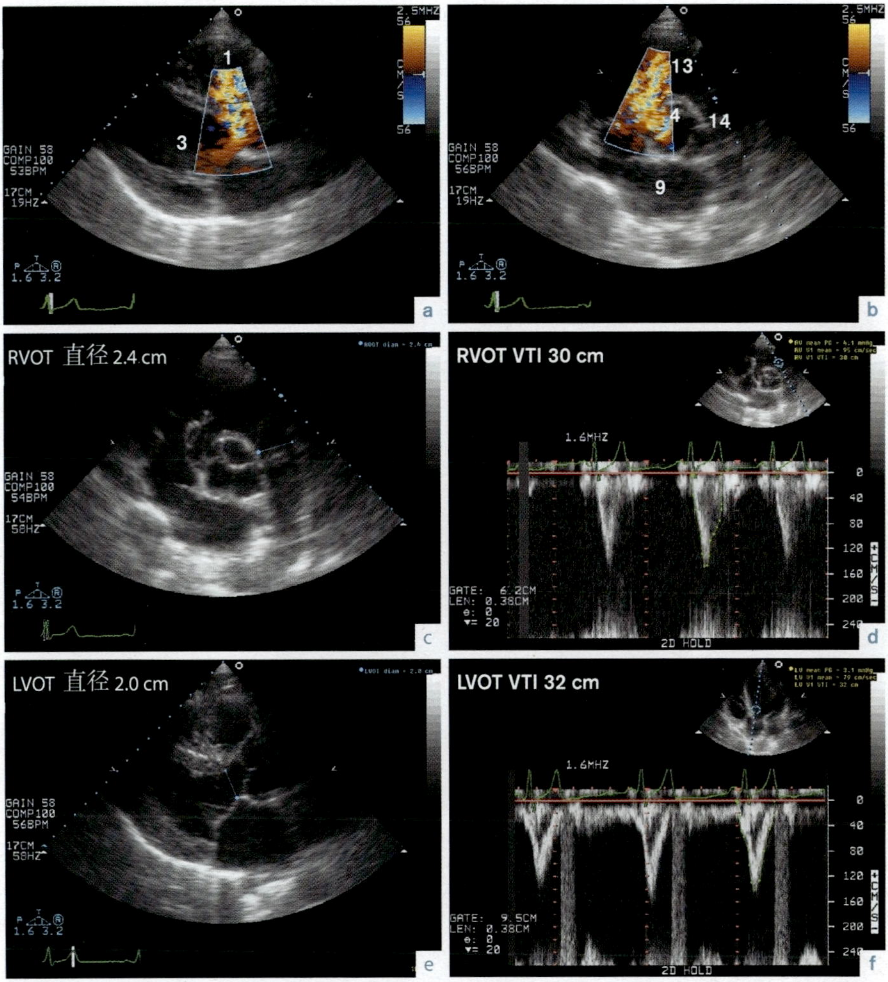

图20.12 心腔间分流的定量评价。(a) PSLAX切面；(b) PSSAX切面；(c) PSSAX切面：RVOT直径2.4cm；(d) RVOT的脉冲多普勒图像：VTI 30cm；(e) PSLAX切面：LVOT直径2.0cm；(f) LVOT的脉冲多普勒图像：VTI 32cm。存在膜周部室间隔缺损，在PSSAX切面的主动脉瓣水平特征性地位于11点位置。左心室每搏输出量=$3.142\times1.0^2\times32$ = 100.5ml。右心室每搏输出量 = $3.142\times1.2^2\times30$ = 135.7ml。因此，Qp:Qs = 135.7/100.5 = 1.35，提示分流量小且维持右心室不会扩张。正常情况下，对少量分流不建议进行封堵。(1) 右心室；(3) 左心室；(4) 主动脉瓣；(9) 左心房；(13) RVOT；(14) 肺动脉瓣。

经皮封堵

经皮封堵缺损间隔是卵圆孔未闭、继发孔型房间隔缺损以及某些室间隔缺损的有效的微创治疗方法。各种含有双伞结构的装置当充分展开后可以夹住缺损边缘（图20.13）。数月后封堵器内皮化后，缺损即可完全封堵。

如前讨论，卵圆孔未闭的封堵器治疗适应证存在争议。如果继发孔型房间隔缺损长度小于4cm，且缺损边缘距离肺动脉瓣和主动脉瓣至少0.5cm时可行经皮封堵术。禁忌证包括肺静脉畸形引流（需要经食管超声心动图排除）、重度肺动脉高压、Eisenmenger综合征和需要外科手术纠正的其他共存的先天性心脏缺损。

类似的封堵器可用于闭合肌部室间隔缺损。由于膜周部室间隔缺损邻近肺动脉瓣和主动脉瓣，所以更难于经皮封堵。

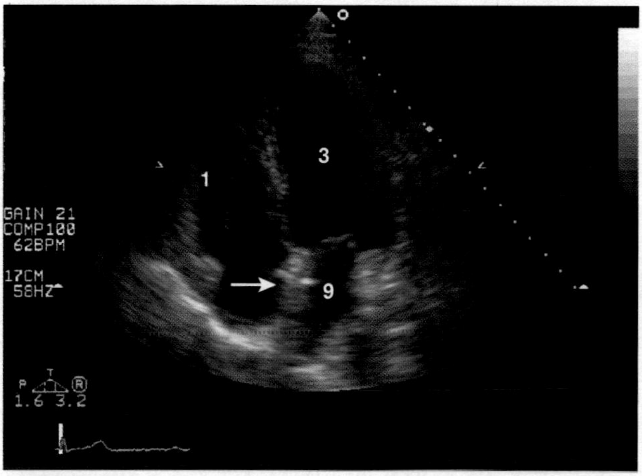

图20.13 继发孔型房间隔缺损封堵器。A4C切面。房间隔内可见到封堵器（箭头），呈纽扣形态。(1) 右心室；(3) 左心室；(9) 左心房。

报告单

房间隔缺损的报告

摘要

- 诊断
- 缺损的大小
- 分流特点
- 相关损伤

定性数据

- 缺损位置
- 分流方向
- 相关损伤，例如肺静脉畸形引流
- 继发性重构，例如右心扩张、三尖瓣反流

定量数据

- 缺损大小
- 分流比例（Qp/Qs）
- 肺动脉压力
- 心房大小
- 右心室大小
- 下腔静脉直径

报告单

室间隔缺损的报告

摘要

- 诊断
- 分流特点
- 相关损伤

定性数据

- 缺损位置和类型
- 分流方向
- 相关损伤，例如房间隔缺损、瓣膜疾病
- 继发性重构，例如右心扩张、三尖瓣反流

定量数据

- 缺损大小
- 分流比例
- 分流压差
- 心室内径
- 肺动脉压力

（郭春燕译　滕一星校）

综合检查

总论

一项全面的超声检查不仅是技术上的问题。在进行检查之前，医生需要掌握相关的专业知识并了解患者的临床信息。需要了解的有用信息包括怀疑的诊断或临床问题、患者的症状、临床检查的结果、既往史、心电图和胸部X线的检查结果。显然，患者有责任提供详细、准确的信息。

掌握这些信息之后，医生应当全面考虑可能的诊断以及应当排除的诊断。例如，对于一个有外周水肿的患者，如果不特别地考虑到缩窄性心包炎，后者是非常容易漏诊的。

医生在进行超声检查时，应精炼并清晰地阐明其发现，以得出一个明确的诊断：例如，如果发现患者有明显的二尖瓣反流时，医生应注意进一步考虑可能的发生机制、继发性改变以及在超声检查中寻找证据。

超声检查

对于什么是全面的超声检查，观点众多。虽然某些超声切面和测量方法更加重要，但医生应在所有的适当的窗口进行观察。总之，最好坚持一项常规方法，以便于采集最多的信息并减少混乱。你也许已经形成自己的一套工作常规，或者可以根据患者的情况、可利用的时间以及技术水平进行选择。

在检查过程中，可以在不同切面上观察同一结构，进一步收集信息并集合已有的观察结果进行综合分析。尽管检查重点应集中在某一表现或结构上，但是仍应坚持系统地、全面地检查，最后综合所有的信息。这可能是最好的检查方法。

以下超声心动图切面是进行全面检查的基础。

PSLAX切面

二维图像

M型超声：主动脉根部内径、左心房内径、左心室内径

彩色血流成像：主动脉瓣、二尖瓣

PSLAX右心室流入/流出切面

二维图像

三尖瓣、肺动脉瓣的彩色血流多普勒成像

PSSAX切面

左心室的心尖、中段乳头肌、二尖瓣、主动脉瓣水平的二维图像

二尖瓣、三尖瓣、主动脉瓣和肺动脉瓣的彩色血流多普勒

三尖瓣的连续多普勒

肺动脉瓣的脉冲多普勒和连续多普勒

A4C切面

二维图像

二尖瓣和三尖瓣的彩色血流多普勒成像

二尖瓣叶尖端的脉冲多普勒成像

右上肺静脉的脉冲多普勒成像

二尖瓣环侧壁的组织多普勒成像

跨三尖瓣连续多普勒成像

A5C切面

二维图像

主动脉瓣的彩色多普勒血流成像

跨主动脉瓣连续多普勒成像 + LVOT脉冲多普勒成像

A2C切面

二维图像

二尖瓣的彩色血流多普勒成像

A3C 切面

二维图像
主动脉瓣和二尖瓣的彩色血流多普勒

肋缘下切面

二维图像
二尖瓣、三尖瓣和房间隔的彩色血流多普勒
下腔静脉内径，包括或不包括肝静脉的脉冲多普勒

胸骨上窝切面

二维图像
降主动脉内连续多普勒

右侧胸骨旁切面

如果有主动脉缩窄，观察跨主动脉瓣连续多普勒

线性测量（M型或二维图像）

左心室内径
左心房内径
主动脉根部内径
右心室内径
下腔静脉内径

多普勒测量

跨主动脉瓣的峰值流速
LVOT和RVOT峰值流速
E峰和A峰的峰值流速
E峰减速时间
Ea峰峰值流速
三尖瓣反流峰值流速

计算

短轴缩短率

左心室容积

双平面法测量左心室射血分数

根据体表面积计算左心室质量指数

左心房容积

E/A比值

E/Ea比值

（赵树梅译　郭春燕校）

22 E 检查和报告的方法

检查重点

概述

在紧急情况下，可能无法进行全面的超声检查，而只需要回答一个或两个具体问题。要知道你需要观察哪些情况，并集中精神在这些情况上，当然也要当心意外情况的发生。在这种情况下，可能有许多患者在等待，而你仅有很少的时间、有限的精力。这时，超声心动图检查不是100%可靠的，也没有绝对把握可以排除特殊的诊断，但你是可以做出诊断以挽救生命的。此外，切记如果你有一些突然的想法，而后者与患者病情恶化的原因不直接相关时，应放弃这些想法。

在外周循环停止的情况下，需要迅速检查：

1．左心室的结构和功能

2．右心室的结构和功能

3．心包积液伴有或不伴有心脏压塞（例如右心房或右心室的舒张功能衰竭）

4．瓣膜的结构和功能：特别是通过二维或彩色多普勒血流显像检查是否有危重的主动脉瓣狭窄或急性重度二尖瓣反流的证据。

5．肺动脉压

6．下腔静脉内径

下列表格列出了对各种临床情况鉴别诊断的超声表现。此处列出的鉴别诊断不是很多，还有很多其他相关的病因。需要指出的是，超声检查可能不是以下临床情况的最佳诊断手段，也不能替代临床检查/观察。然而作为一项便捷的诊断工具，快速的超声检查能够排除急症患者明显的心肺疾病，有助于直接确定可能的病因。

心脏停搏（无脉电活动）

鉴别诊断	超声表现
心脏压塞	心包积液
	心脏破裂
肺动脉栓塞	右心室扩张/运动减弱
低血容量*	下腔静脉塌陷/左心室动力性梗阻
张力性气胸	心脏不能显像

* 绝对或相对。

急性胸痛

鉴别诊断	超声表现
缺血性心脏病	节段性室壁运动异常
肺动脉栓塞	右心室扩张、肺动脉高压、胸腔积液
急性主动脉综合征*	夹层动脉瘤、主动脉瘤、主动脉瓣反流、心包积液
	动脉壁内血肿
	穿透性溃疡
心包炎	正常或心包积液
肺炎	胸腔积液 ± 肺实变
流出道梗阻	严重的主动脉瓣狭窄或肥厚型梗阻性心肌病

* 经食管超声心动图显示最佳。

急性气促

鉴别诊断	超声表现
左心衰竭	左心室功能不全
	严重的瓣膜性心脏病
肺动脉栓塞	右心室扩张、肺动脉高压
肺炎	肺实变基础、胸腔积液
胸腔积液	胸腔积液

低血压

鉴别诊断	超声表现
心源性休克	严重的左心功能不全
	严重的右心功能不全
	瓣膜疾病：
	严重的主动脉瓣狭窄
	急性重度二尖瓣反流
	心肌梗死后的室间隔穿孔（或断裂）
	心脏压塞
肺动脉栓塞	右心室扩张、运动减弱、肺动脉高压
低血容量*	下腔静脉塌陷、左心室高动力

* 绝对或相对。

室性心律失常

鉴别诊断	超声表现
特发性的	正常
缺血性心脏病	左心室功能不全或节段性室壁运动异常
扩张型心肌病*	左心室功能不全
瓣膜性心脏病	严重的瓣膜功能不全（如严重的主动脉瓣狭窄）
肥厚型梗阻性心肌病	左心室肥厚、非对称性室间隔肥厚、二尖瓣收缩期向前运动、LVOT梗阻
致心律失常性右心室心肌病	右心室扩张，发育不良

* 包括任何原因导致的显著的左心功能不全。

系统栓塞

鉴别诊断	超声表现
左心房血栓	左心房血栓*或诱病因素的表现（二尖瓣狭窄）
附壁血栓	左心室血栓（常有局部运动减弱）
矛盾性栓塞	卵圆孔未闭 ± 房间隔瘤
心房黏液瘤	心房黏液瘤
心内膜炎	赘生物
乳头状纤维弹性组织瘤	瓣膜团块影
人工瓣膜血栓	人工瓣功能不全伴或不伴血栓
主动脉粥样硬化	主动脉粥样斑块＞4mm

* 经食管超声心动图显示最佳。

钝性外伤

可能的损伤	超声表现
心肌挫伤	左心室功能不全、节段性室壁运动异常、心包积液
冠状动脉损伤	左心室功能不全、节段性室壁运动异常
心肌破裂	心包积液或压塞
主动脉夹层/破裂*	剥离的活瓣、主动脉瘤、主动脉瓣反流、心包积液
瓣膜功能不全	瓣叶撕裂、腱索或乳头肌断裂

* 经食管超声心动图显示最佳。

（赵树梅译　郭春燕校）

23 超声报告

完成超声检查后，应全面复习所有影像资料，进行必要的测量计算。如果存有既往资料，也应复习那些影像，这样才能进行报告。

报告中应包括所有的重要发现，这是对每位患者进行诊断的依据。如果患者检查完全正常，应当分别报告每个结构情况，包括最小定量数据设置；但不需要报告详细的定性描述。如果存在明显的病理异常，应尽可能详细地报告。

如下信息是报告的基本组成部分：

患者信息

患者姓名
出生日期
性别
唯一的标示号
身高和体重：用于计算体表面积
心率和节律（如心房颤动、左束支传导阻滞）
血压

质量评述

超声检查质量的评述
未能获得的切面或资料的评述

定性描述

描述以下各部结构、功能和相关信息：
左心室
右心室

心房和房间隔
主动脉瓣
二尖瓣
三尖瓣
肺动脉瓣
主动脉
肺动脉
下腔静脉
心包

定量资料

标准测量和计算；如果可能，可使用体表面积进行标化。

检查总结

重要的阳性和阴性表现。如果是适当的，“正常结果”是可接受的。

个人签名和报告结果

超声检查操作者签名，对此报告负责。

（赵树梅译　郭春燕校）

24

F 其他超声技术

超声心动图技术进展

概述

目前已有多种特殊种类的超声心动图，从标准的经胸超声技术，到心脏、冠状血管介入超声（通过特殊的换能器）。本章是介绍一些新技术的基本原理，而不是进行全面的综述。

心肌对比超声心动图

尽管使用了组织谐波成像，仍有相当比例的患者进行标准经胸超声心动图检查的图像效果欠佳。特殊的造影剂的应用使得左、右心室在超声下不透明，提高了心内膜边界的清晰度（图24.1），改善频谱多普勒的质量。这些造影剂可产生微泡，颇类似混合的生理盐水造影剂，但它们的微泡足够小可通过肺循环且很少破裂。

利用造影剂可使用更复杂的超声心动图技术评价心肌灌注情况。这项技术的工作原理为：大功率超声脉冲波可击碎微泡，在心肌灌注损伤的区域，新微泡的再现将慢于心肌灌注正常的区域。设置超声仪参数使造影剂显像最佳，而不是心肌组织。

多巴酚丁胺负荷超声心动图

这项技术在超声心动图检查时需要注射多巴酚丁胺。多巴酚丁胺是一种合成药物，可产生类似的肾上腺素效应，随着注射剂量的增加，心率将逐渐增加。在某种程度上，多巴酚丁胺会产生运动后的效果：心率上升，心肌收缩力和心排出量增加，可导致心肌需氧量增加。此项检查主要有以下三项用途。

冠状动脉疾病

多巴酚丁胺负荷超声心动图是常规用于识别冠状动脉疾病的非侵入性检

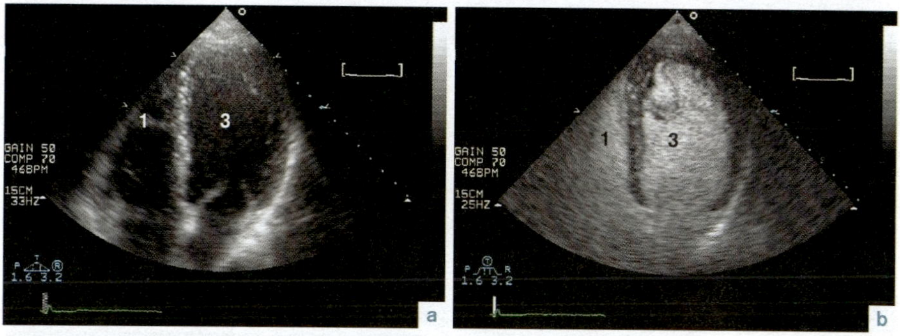

图24.1 对比增强超声心动图。A4C切面。(a) 标准经胸超声心动图：心内膜的边缘欠清晰，特别是在心尖部；(b) 经静脉注入超声造影剂，心内膜边界显示清晰。(1) 右心室；(3) 左心室。

查。在多巴酚丁胺负荷状态下，正常心肌收缩力增强；而冠状动脉狭窄部位血流量受限，出现了节段性室壁运动异常；当停用多巴酚丁胺时，此现象消失（图24.2）。根据第4章中讨论的原理，室壁运动异常区域可能是病变冠状动脉的供血区域。

在基线水平采集PSLAX、A4C、A2C和A3C切面图像；注射低剂量和峰值剂量多巴酚丁胺时，采集上述切面的室壁运动情况。使用特殊的软件，显示不同剂量在同一切面的图像，以提高室壁运动异常的检出率。如果心内膜边界显像欠清晰，可结合使用左心室造影剂，以改善显像效果。多巴酚丁胺负荷超声心动图评估冠状动脉病变需要经过大量的技术培训，并依赖于心肌可逆性功能不全区域的程度和范围、恢复所需要的时间、检查过程中患者的症状以及患者实际上升心率与最大预期心率之间的关系。与传统的运动负荷试验不同，多巴酚丁胺负荷超声心动图检查的血压变化并不重要。

心肌存活研究

心肌梗死常可导致不可逆的心肌损伤，超声表现为心肌变薄、瘢痕、室壁运动减低。然而，在某些情况下，缺血心肌运动低下可能是处于冬眠状态，经血管再通治疗后，其功能可改善。

注射低剂量多巴酚丁胺后，行超声心动图检查可识别存活的冬眠心肌。典型的表现为：注射低剂量多巴酚丁胺后最初可改善冬眠心肌的功能；随着注射剂量的增加，心肌缺血加重，心肌功能恶化。

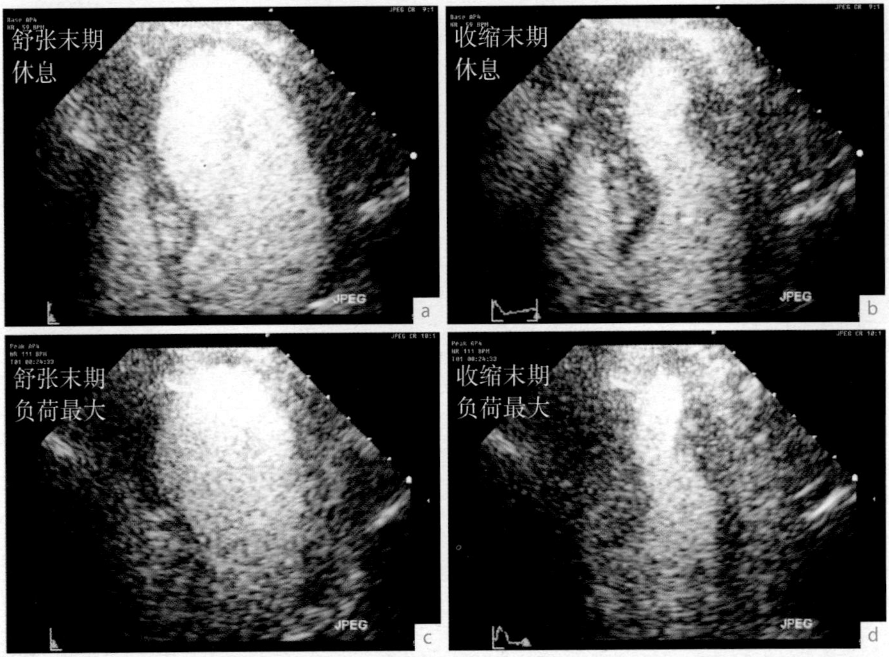

图24.2 对比增强多巴酚丁胺负荷超声心动图效果。A4C切面。静息状态下（a, b），心尖区域收缩正常；但是在多巴酚丁胺负荷（c, d）状态下，室壁运动减低，显示左前降支冠状动脉显著狭窄。休息后可恢复。其他节段对多巴酚丁胺的反应止常。

低输出量的主动脉瓣狭窄

对于心排出量降低的患者，用连续方程的标准方法评估主动脉瓣口面积，可能会错误地显示为重度主动脉瓣狭窄（面积＜1cm^2）伴低压差（＜30mmHg）。同时因为通过主动脉瓣的前向血流量较少，使主动脉瓣尖运动幅度减低，进一步支持主动脉瓣狭窄的诊断。在这种情况下，很难判断是否是真正的严重主动脉瓣狭窄（伴低压差的主动脉瓣狭窄）导致心功能不全（这关系到是否进行主动脉瓣置换），还是因为心肌病合并的轻中度主动脉瓣狭窄。注射多巴酚丁胺可增加心排出量有助于鉴别诊断。峰值流速（＞0.6m/s）和压差增加（＞20mmHg），而主动脉瓣口面积变化很小（＜20%），提示主动脉瓣狭窄很严重。相反，血流速度和压差增加较少，而瓣口增大（＞25%），提示狭窄并不严重。

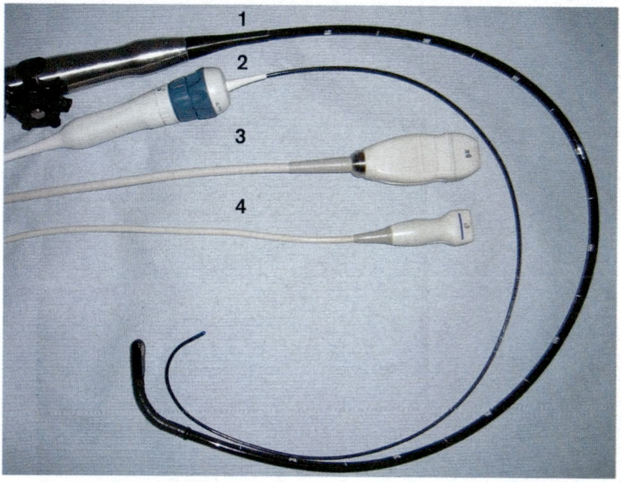

图24.3 特殊超声探头。(1) 经食管超声探头。探头的长柄上有10-cm标记。(2) 心腔内超声探头。(3) 三维超声探头。(4) 标准经胸超声探头。

三维超声心动图

目前，标准超声心动图仪已具备实时三维超声心动图检查的功能。除了多平面相控阵呈扇形或锥形扫描，三维超声探头的工作原理与标准二维探头相似。目前，从心尖切面采集四个连续的心动周期后即可进行一次完整的分析（图24.3）。

三维超声的主要优点是能够完整显示一种结构，因此可避免伪像的干扰。这特别适用于评价左心室功能和二尖瓣功能（例如瓣口面积测量）。与二维超声相比，三维超声对空间与时间的分辨较差（图24.4）。

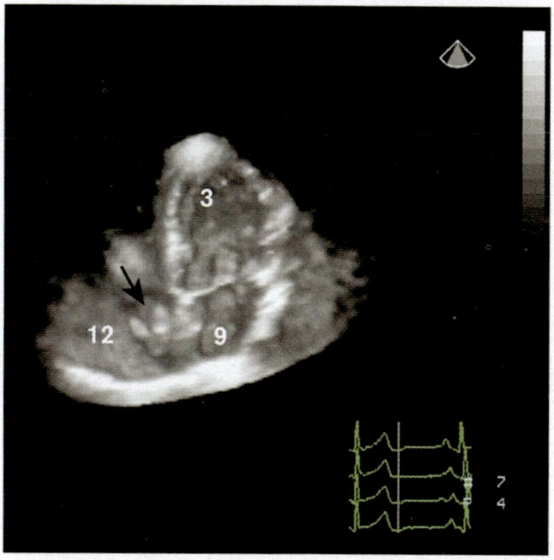

图24.4 三维超声心动图。在房间隔可见一个房间隔封堵器（箭头）。(3) 左心室；(9) 左心房；(12) 右心房。

经食管超声心动图

本书中已多次讲述使用经食管超声心动图检查的例子，特别是有关评价主动脉的疾病。探头需送入食管中段，使之邻近左心房（图24.5）。因为很少有其他组织干扰超声波，经食管超声心动图可提供更清晰的心脏结构图像。也可获得经胃切面图像，但患者常难以忍受，并且图像质量常受到胃气的干扰。同样，因为气管的干扰，降主动脉远端的图像可出现局部模糊不清。

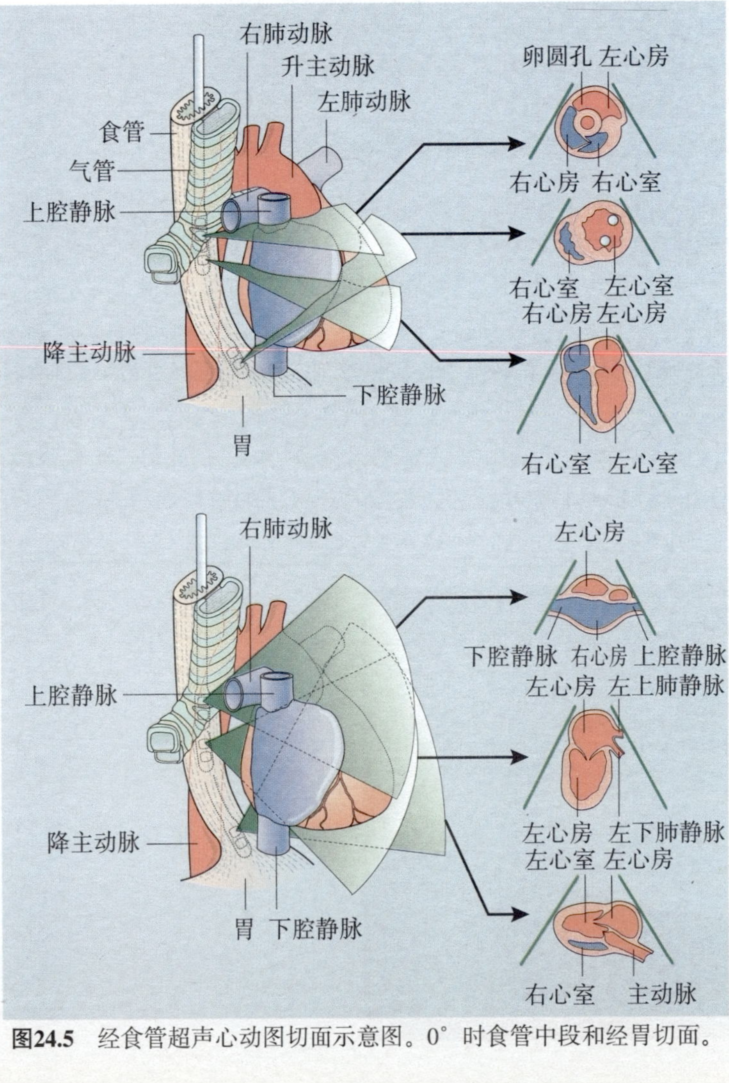

图24.5 经食管超声心动图切面示意图。0° 时食管中段和经胃切面。

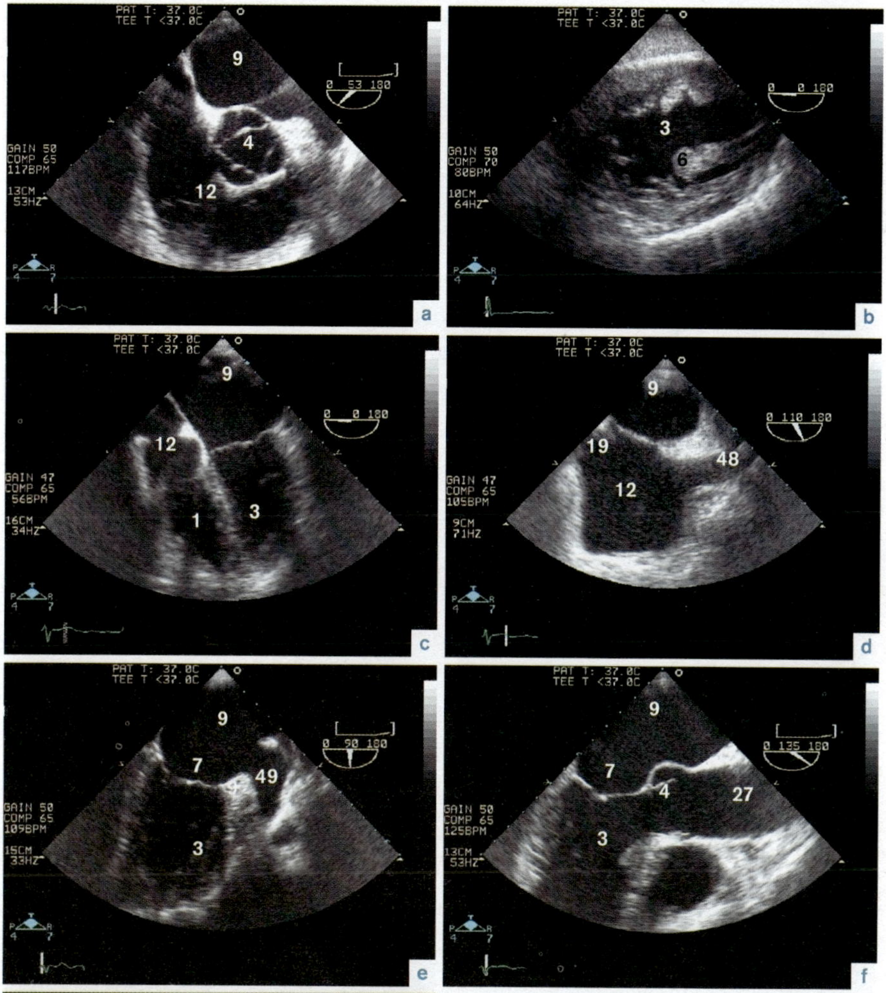

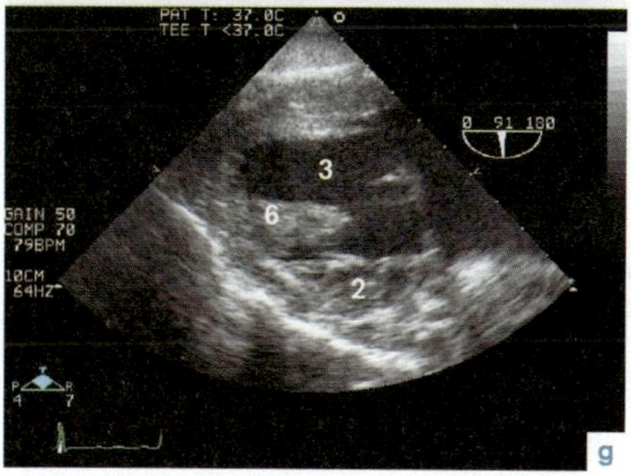

图24.6 经食管超声心动图切面。(a) 食管中段主动脉瓣切面；(b) 经胃PSSAX切面；(c) 食管中段四腔心切面；(d) 食管中段双腔静脉切面；(e) 食管中段二腔心切面（包括左心耳）；(f) 食管中段三腔心切面；(g) 经胃长轴切面。(1) 右心室；(2) 室间隔；(3) 左心室；(4) 主动脉瓣；(6) 乳头肌；(7) 二尖瓣；(9) 左心房；(12) 右心房；(19) 下腔静脉；(27) 升主动脉；(48) 上腔静脉；(49) 左心耳。

探头是多功能的，可进行二维图像、彩色血流成像及频谱多普勒检查。此外，图像平面可旋转180°、与探头轴线相垂直，以利于最小程度地操控探头并获得各标准切面。

置入探头时需要在咽喉部喷麻醉剂，以消除呕吐反射。大多数医生习惯使用镇静剂，在患者未丧失意识时，提高对操作的耐受程度。通过这些措施，患者通常对经食管超声心动图检查具有较好的耐受性。

经食管超声心动图的主要作用为在进行外科手术介入治疗前评价瓣膜疾病的严重程度和机制、检查人工瓣膜的功能（图24.6）以及检查心内膜炎的发生情况。此外，经食管超声心动图的重要性还体现在可以评估主动脉病变情况（如夹层剥离）、排除心源性血栓栓塞以及检测间隔缺损。经食管超声心动图普遍应用于瓣膜手术和间隔缺损修补术。

心腔内超声心动图

心腔内超声的探头很小，可经皮送入大静脉（如股静脉），并送入右心室。探头具有二维超声、彩色血流成像和频谱多普勒的功能。尽管探头很小，由于避开了心外组织，心腔内超声采集的图像质量特别高。此项技术的主要用途是指导经皮介入治疗操作，如间隔封堵器的植入（图24.7）。由于目前的心腔内超声探头较为昂贵且为一次性，限制了此项技术在临床中的广泛应用。

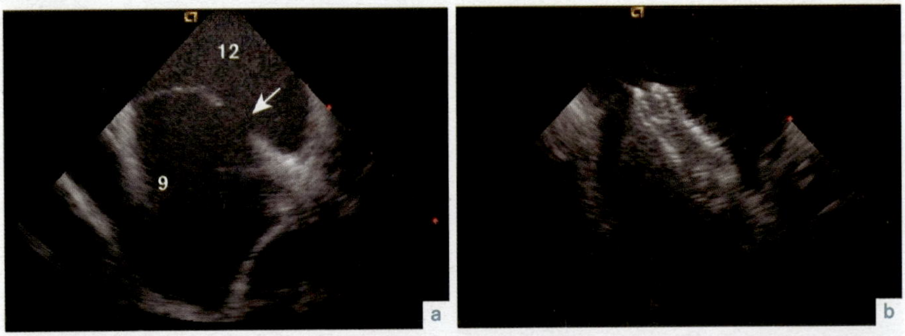

图24.7 心腔内超声心动图。超声探头位于右心房，指向左心房。(a) 可清晰地显示房间隔缺损（箭头处）；(b) 缺损处植入经皮封堵器。(9) 左心房；(12) 右心房。

血管内超声

冠状动脉造影时将微小的超声探头置于血管腔内，评价冠状动脉的病变情况。通过血管内超声可获得冠状动脉横截面的图像，然后缓慢地后撤探头，通过重建横截面可获得冠状动脉纵向切面图像（图24.8）。血管内超声可有效评价造影显示的冠状动脉临界狭窄、支架内再狭窄以及左主干病变。

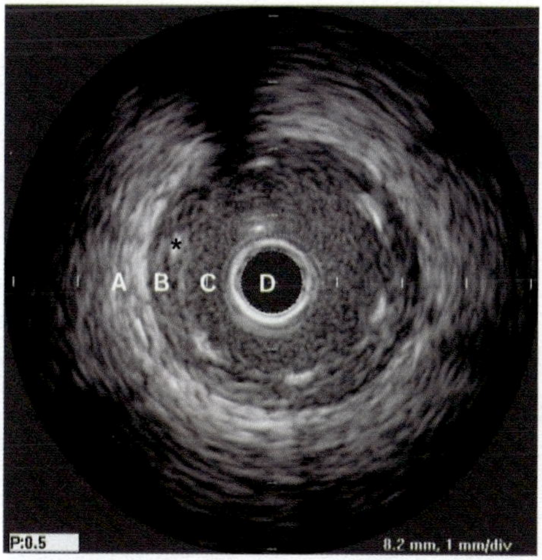

图24.8 血管内超声。冠状动脉支架。(A) 血管内；(B) 内膜；(D) 内腔；(D) 超声探头。* 支架。

（赵树梅译 郭春燕校）

病例

病例1

患者男性，55岁，因短时间内逐渐加重的呼吸困难就诊。体格检查提示该患者存在心力衰竭，心脏超声结果如图所示（图25.1）。左心室舒张末容积是224ml，收缩末容积是169ml。

问题

- 计算左心室射血分数。
- 评价射血分数和左心室容积。

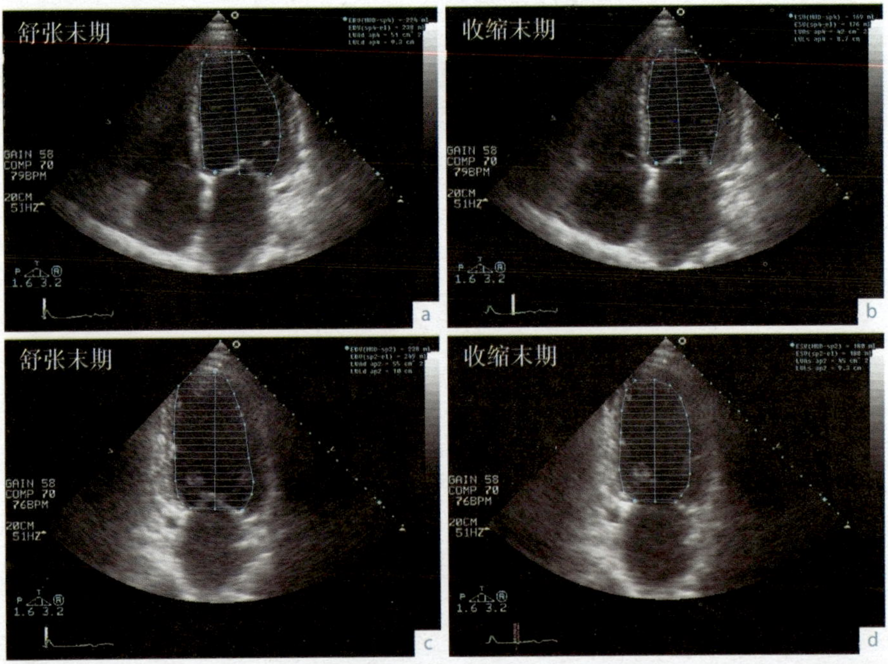

图25.1 (a, b) A4C切面；(c, d) A2C切面。

病例2

患者男性，44岁，心肌梗死后5天行超声心动图检查（图25.2）。

问题

- 评价左心室收缩功能，并描述节段性室壁运动异常。累及哪支血管？
- 超声心动图上还有其他异常表现吗？
- 易患因素都有哪些？有何危险？

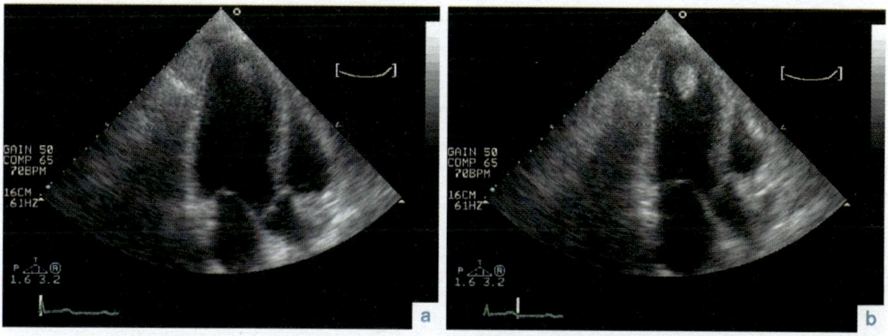

图25.2 A3C切面。(a) 舒张末期；(b) 收缩末期。

病例3

一20岁的马拉松运动员常规心电图显示左心室肥厚，因此接受超声心动图检查（图25.3）。LVOT最大流速是252cm/s，压差为25mmHg，室间隔厚度为2.7cm，左心室后壁厚度为1.4cm。

问题

- 该患者的可能诊断是什么？
- 列出支持诊断的证据。
- 解释图中M型超声和多普勒表现的生理意义。

病例4

患者男性，58岁，因劳累性呼吸困难6个月、呼吸困难加重就诊。13年前行主动脉瓣置换术，近期该患者因上呼吸道感染接受抗生素治疗（图25.4）。

问题

- 可能的诊断是什么？
- 应确定是否存在哪些合并症？

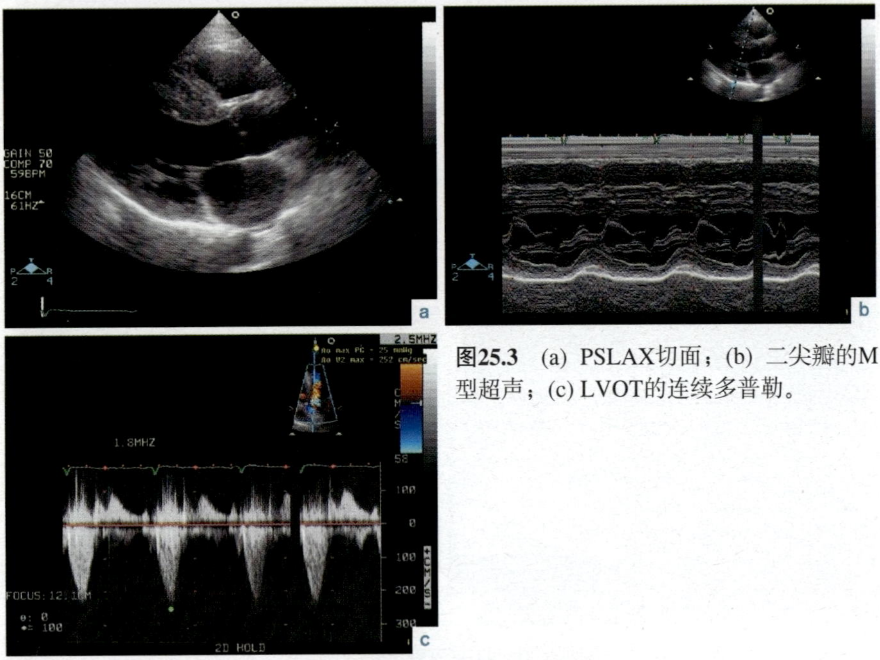

图25.3 (a) PSLAX切面；(b) 二尖瓣的M型超声；(c) LVOT的连续多普勒。

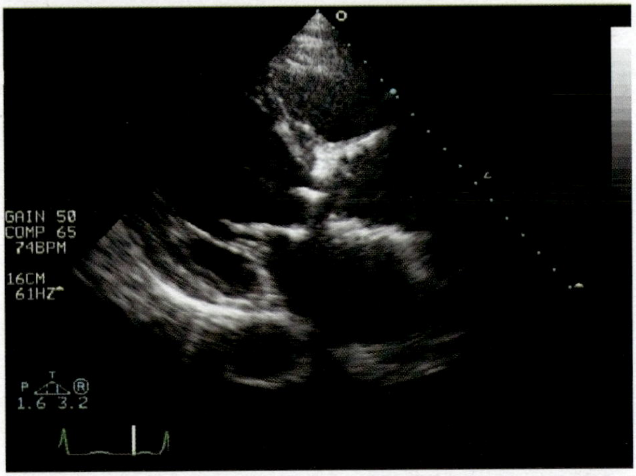

图25.4 PSLAX切面。

病例5

患者女性，26岁，发热几天。就诊不久，出现虚脱症状并且出现低血压。胸片显示心脏增大和肺部阴影（图25.5）。行急诊超声心动图检查。

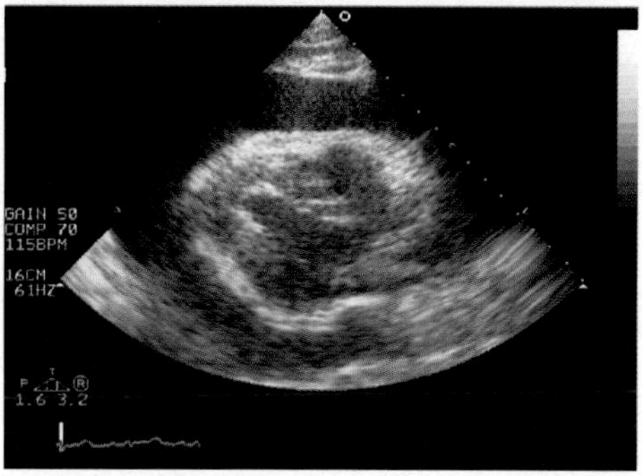

图25.5 PSLAX切面。

问题

- 可能的诊断是什么？
- 哪些血流动力学表现能够支持此诊断？
- 需要进行哪些紧急处理？

病例6

患者男性，60岁，因突发呼吸困难就诊于急诊室。其胸部的瘢痕提示曾接受过心脏手术，临床表现提示存在肺水肿（图25.6）。患者病情恶化并且于重症监护病房行通气治疗。

问题

- 评价左心室的收缩功能。
- 此患者以前接受过什么外科手术？

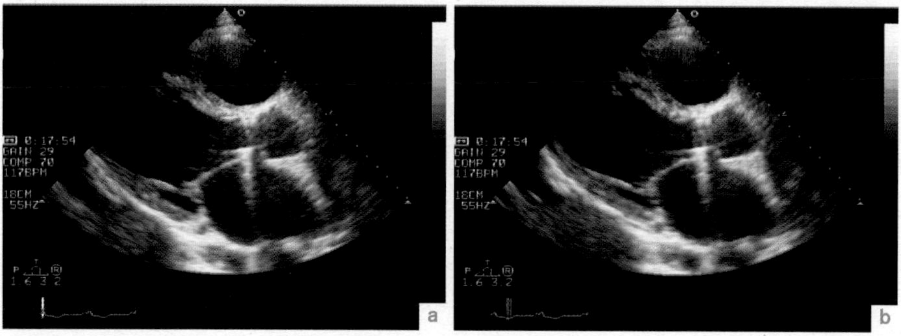

图25.6 PSLAX切面。(a) 舒张末期；(b) 收缩末期。

病例7

患者男性，20岁，车祸后并发安全带伤，引起胸痛。既往体健。心电图表现为电轴右偏和右束支传导阻滞（图25.7)，临床怀疑该患者存在心肌挫裂伤，因此需要行心脏超声检查。

问题

- 描述右心室的表现。
- 彩色多普勒提示什么?
- 是否与撞车有关?
- 诊断是什么?
- 在治疗前需要做哪些检查?

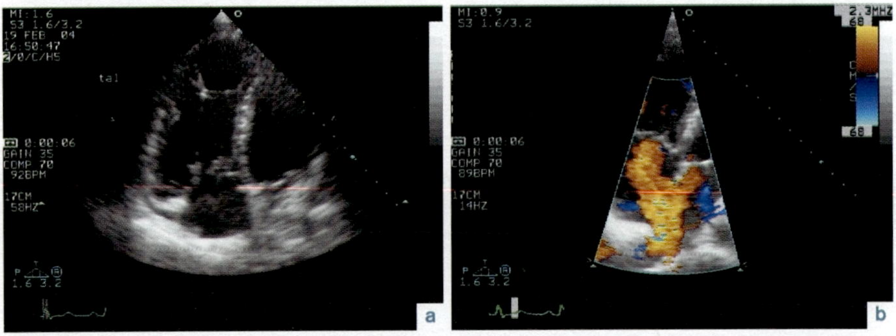

图25.7 (a) A4C切面；(b) 彩色血流多普勒的A4C切面。

病例8

患者男性，80岁，因进行性加重的呼吸困难就诊于诊所，既往有心肌梗死(图25.8)。

问题

- 描述左心室重构的特征。
- 引起呼吸困难的原因是什么?
- 根据心脏超声的表现判断受累的动脉。

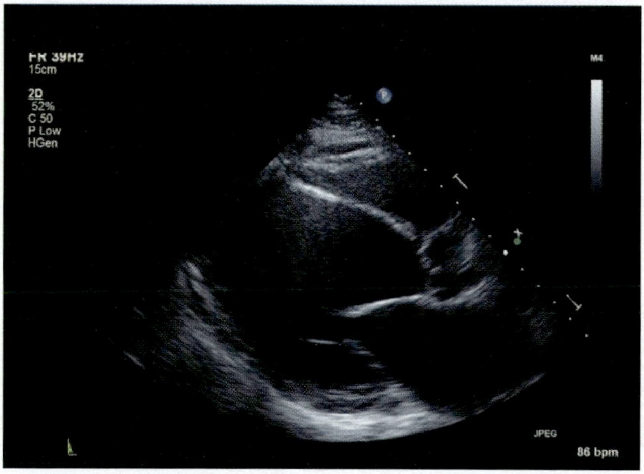

图25.8 PSLAX切面。

病例9

一个体格健壮、身体健康的男性在办理医疗保险体检时，听诊发现有心脏杂音。需要进行进一步检查，故行心脏超声检查（图25.9）。

问题

- 存在哪些异常表现？
- 怎样分析心脏超声所示的异常引起的血流动力学异常？
- 还需要做哪些检查？
- 此病的自然病史表现是什么？

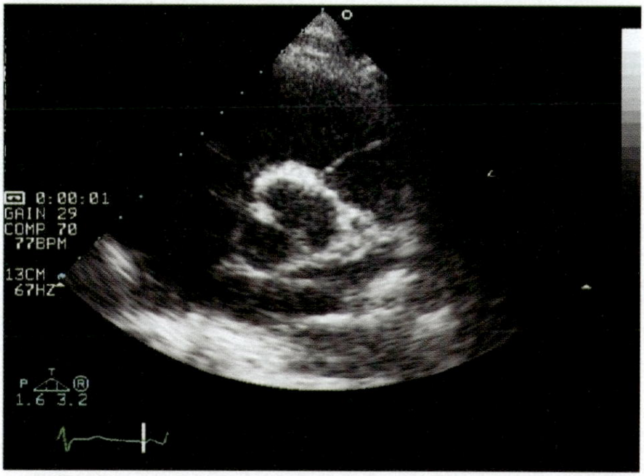

图25.9 主动脉瓣水平的PSSAX切面。

病例10

一年轻男性因呼吸困难就诊于门诊，有猝死家族史。心脏听诊发现响亮的舒张期杂音，因此需要做心脏超声检查（图25.10）。测量结果如下：RVOT内径2.0cm，LVOT内径2.1cm，RVOT的VTI为16cm，LVOT的VTI为38cm。

问题

- 估计主动脉瓣的反流程度。
- 计算主动脉瓣的反流分数。
- 基础疾病是什么？给出可能的诊断。
- 外科手术前需要测量哪些参数？

病例11

女性，70岁，因呼吸困难就诊。既往身体状况良好并且从没有看过病（图25.11）。最大跨瓣压差为84mmHg，LVOT内径2.3cm，LVOT的VTI为19cm，主动脉瓣VTI为103cm。

问题

- 诊断是什么？
- 根据所给数据计算主动脉瓣瓣口面积。
- 患者的预后怎样？

病例12

女性，30年，有高血压史，因逐渐加重的呼吸困难行超声心动图检查（图25.12）。A峰，103 cm/s；E峰，119cm/s；E/A = 1.15；加速时间为230ms；Ea = 6.4cm/s；E/Ea = 18.5；左心室重135g/m^2。

问题

- 评价左心室舒张功能
- 根据图片所示评价收缩功能。
- 可能诊断是什么？

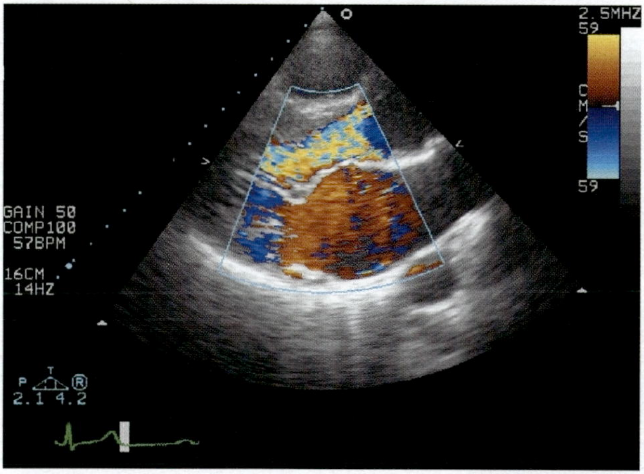

图25.10　PSLAX切面。

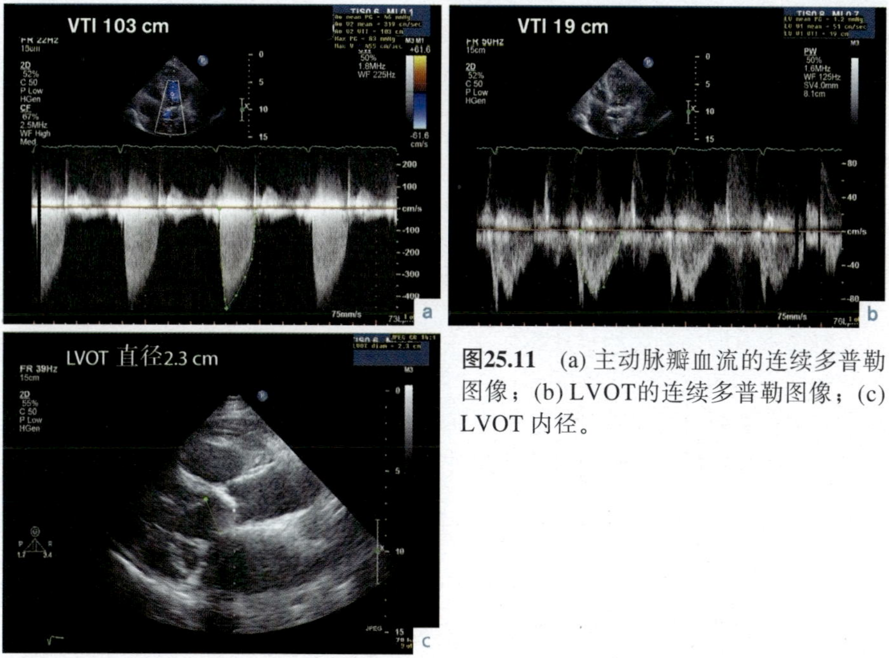

图25.11　(a) 主动脉瓣血流的连续多普勒图像；(b) LVOT的连续多普勒图像；(c) LVOT 内径。

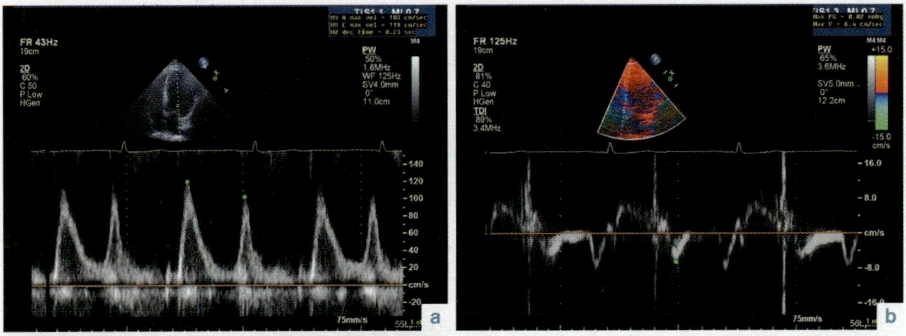

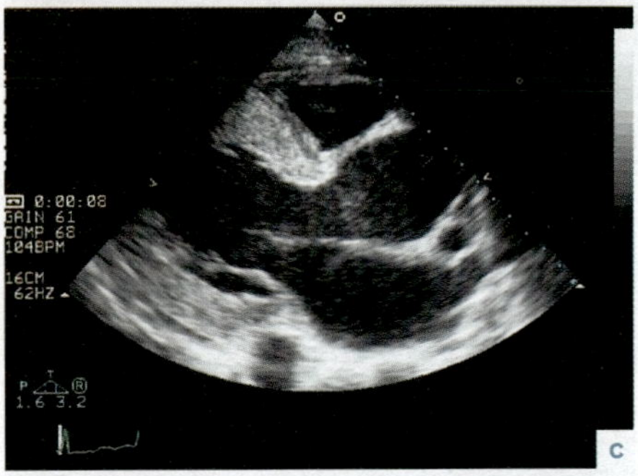

图25.12 (a) 跨二尖瓣的脉冲多普勒图像；(b) 室间隔二尖瓣环的组织多普勒图像；(c) PSLAX 切面。

病例13

患者女性，40岁，出生于非洲，因呼吸困难就诊（图25.13）。压力降半时间200ms；二尖瓣瓣口面积1.4cm^2。

问题

- 该患者的基础疾病是什么？
- 二尖瓣病变的严重程度。
- 哪些因素可以导致测量结果不准确？
- 心脏超声检查需要报告哪些项目？

病例14

男性，79岁，在持续性胸痛后出现休克。体检：血压低并且存在收缩期响亮的杂音。行急诊超声心动图检查（图25.14）。

问题

- 诊断是什么？
- 病因是什么？
- 治疗措施有哪些？

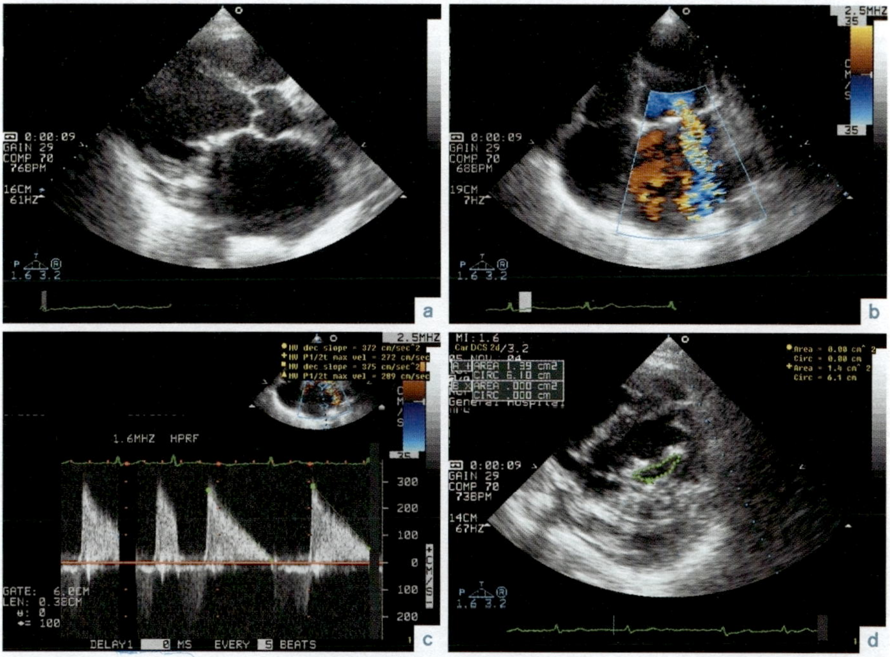

图25.13 (a) PSLAX切面；(b) A4C切面；(c) A4C切面跨二尖瓣血流的脉冲多普勒图像；(d) 二尖瓣尖水平的PSSAX切面。

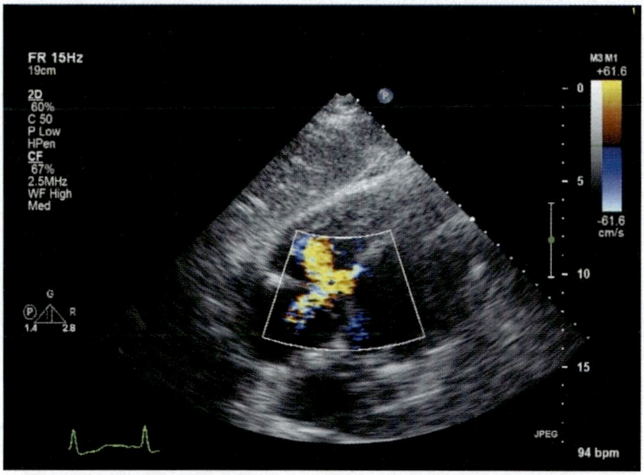

图25.14 剑突下切面。

病例15

女性，52岁，因心悸就诊（图25.15）。

问题

- 诊断是什么?
- 描述支持此诊断的超声表现。
- 列举可能的并发症。
- 建议的治疗措施是什么?

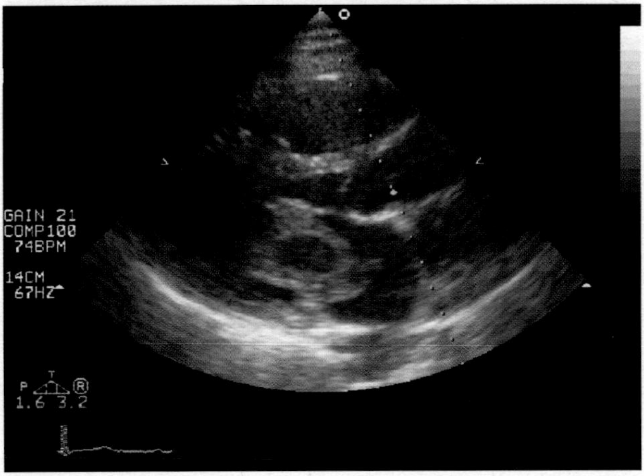

图25.15 PSLAX切面。

病例16

一中年男性因逐渐加重的呼吸困难和四肢水肿就诊。该患者血压正常，无既往史和家族史（图25.16）。

问题

- 描述显著的异常表现。
- 诊断是什么?

病例17

一年轻男性主诉呼吸困难。临床表现提示存在右心衰竭（图25.17）

问题

- 可能诊断是什么?
- 超声心动图的特征是什么?

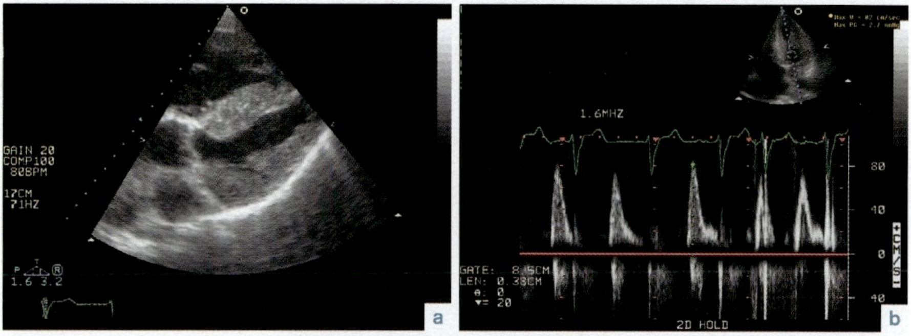

图25.16 (a) 剑突下切面；(b) 跨二尖瓣的脉冲多普勒图像。

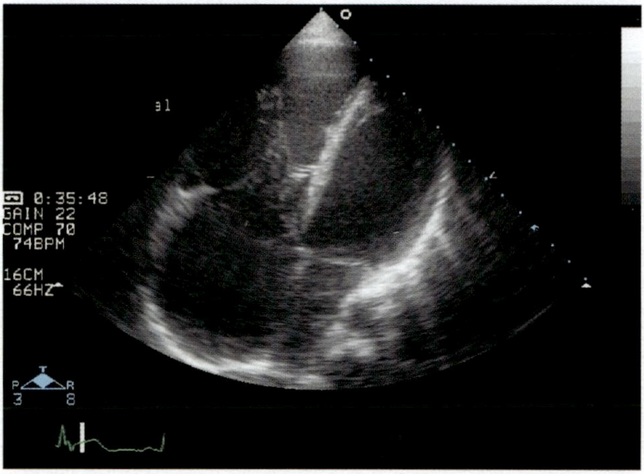

图25.17 胸骨旁A4C切面。

病例18

要求给一个50岁的突发胸痛向两肩胛间放射的男性做经食管超声心动图检查。患者有高血压和高血脂，并且正在接受治疗（图25.18）

问题

- 诊断是什么？
- 最恰当的治疗是什么？

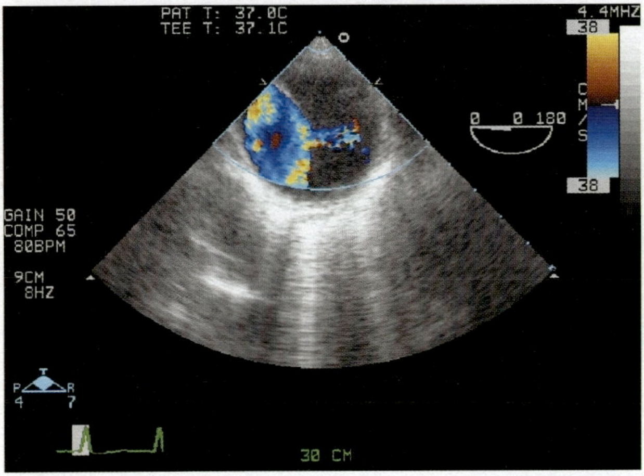

图25.18 经食管超声心动图：降主动脉。

病例19

男性，45岁，因偶然发现存在收缩期杂音行心脏超声检查。患者无症状（图5.19）

问题

- 诊断是什么？
- 测量哪些参数能够帮助估测反流的严重程度？
- 哪些因素可以导致二尖瓣反流测量结果不准确？
- 除了以上参数，还应测量哪些参数？
- 需要进行心脏外科手术吗？

病例20

一老年男性因胸痛就诊于心内科门诊。心脏超声是检查项目之一（图25.20）。

问题

- 异常表现是什么？
- 病因是什么？
- 要确定诊断需要测量哪些指标？

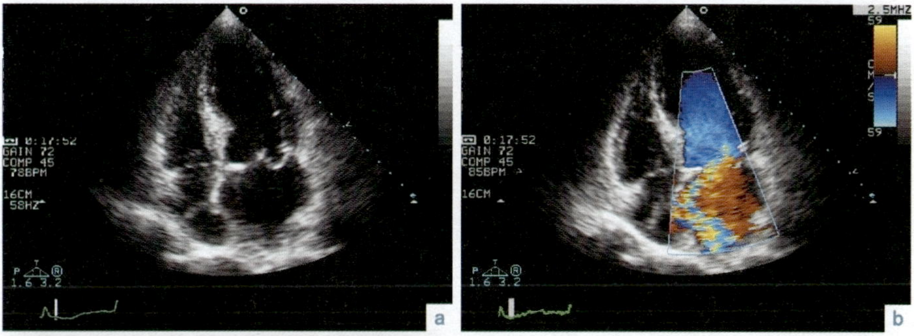

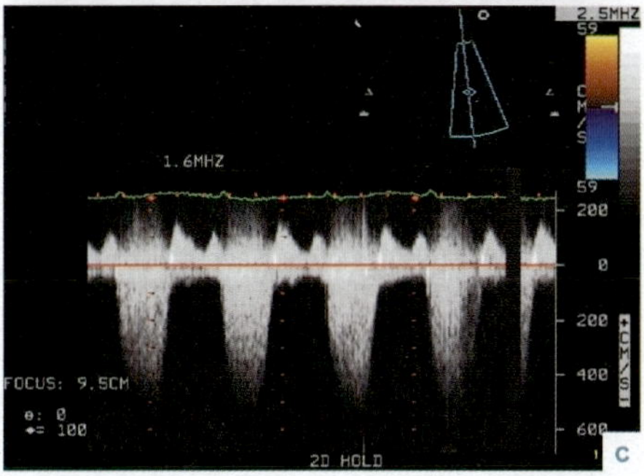

图25.19 (a) A4C切面；(b) 彩色血流成像的A4C切面；(c) 二尖瓣的连续多普勒图像。

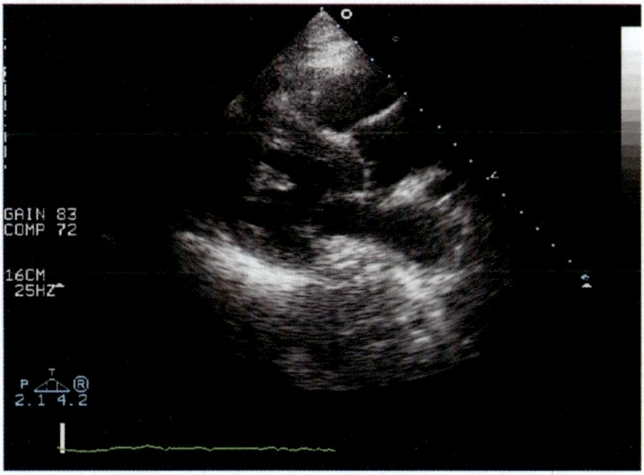

图25.20 PSLAX切面。

答案

病例1

- 射血分数 = [(224 - 169)/224] × 100 = 25%
- 射血分数提示存在严重的左心室收缩功能不全。左心室舒张末期容积极度扩张（正常值65～155ml）。

病例2

- 心尖和大部分前室间隔无运动但室壁厚度正常，提示该患者近期因左前降支阻塞而发生过前壁心肌梗死。
- 在心尖部存在一个带蒂的、可活动的血栓。
- 附壁血栓常发生在血流减慢的、无运动的室壁。心肌梗死后，心内膜发生炎症反应，附壁血栓是常见并发症。附壁血栓脱落形成栓子，而导致脑卒中及其他并发症。

病例3

- 肥厚型梗阻性心肌病
- 超声表现
  - 非对称性室间隔肥厚：比率为1.9
  - LVOT压差25mmHg
  - 二尖瓣收缩期前向运动
- 室间隔肥厚和二尖瓣前叶的异常运动共同参与导致LVOT梗阻，最终导致LVOT压差的形成。血流经过室间隔时，因漏斗效应致流速增加，而出现二尖瓣收缩期前向运动。异常的乳头肌位置和功能也参与了二尖瓣收缩期前向运动的形成。

病例4

- 主动脉置换瓣上存在赘生物，提示该患者诊断为感染性心内膜炎。
- 应行经食管超声心动图检查，以排除主动脉瓣根部脓肿，并且确定瓣膜的受累程度。

病例5

- 大量心包积液

- 血流动力学不稳定提示存在心脏压塞。超声检查无法判断心包积液的原因。根据临床体格检查结果以及心脏超声的表现（心房和右心室舒张功能不全以及异常的心腔内流入和流出血流的呼吸性变化）常可以诊断心脏压塞。
- 心包穿刺。穿刺最好在心脏超声（心尖和胸骨旁切面）引导下进行。

病例6

- 在所有心腔中只有左心室扩张说明左心室功能严重低下。此外，心脏超声表现为左心室和右心室收缩明显不同步，这部分是由于左束支传导阻滞造成的。
- 从主动脉瓣反射的人工瓣膜回声信号提示主动脉瓣是人造的，可能是生物瓣。因为瓣叶的回声信号不是特别强。

病例7

- 右心室极度扩张和肥厚。调节束比较明显。
- 从左向右的跨房间隔血流提示存在房间隔缺损。
- 与撞车无关。
- 继发孔型房间隔缺损。
- 右心室极度扩张提示分流严重。分流量的多少有助于确定肺循环（Qp）和体循环（Qs）的血流量。如果Qp/Qs＞2∶1，提示破口已经闭合。为了证实经胸超声心动图的检查结果，应进行经食管超声心动图检查，并排除异常肺静脉引流的存在。

病例8

- 左心室扩张及前室间隔变薄提示患者曾有心肌梗死。心脏后壁收缩良好。
- 左心室收缩功能不全
- 前室间隔由前降支供血。根据梗死范围判断该患者的前降支近端发生闭塞。

病例9

- 主动脉瓣二叶畸形
- 用标准方法分析主动脉瓣狭窄或关闭不全。
- 主动脉瘤和主动脉缩窄常与主动脉瓣二叶畸形有关。

- 主动脉瓣二叶畸形的患者由于瓣膜钙化进展常出现瓣膜狭窄或关闭不全。此外，这些患者主动脉夹层的发生率也比较高。

病例10

- 主动脉瓣反流流束充斥整个LVOT，提示主动脉瓣严重反流。
- 左心室每搏输出量=$3.142 \times 1.05^2 \times 38$=132ml；右心室每搏输出量= $3.142 \times 1.0^2 \times 16$ = 50ml；反流分数 = [(132-50)/132] × 100 = 62%。以上结果提示主动脉瓣反流很严重。
- 心脏超声显示升主动脉扩张，这可能是造成主动脉瓣关闭不全的原因。结合该患者的家族史，考虑该患者的诊断是马方综合征。
- 急性重度的主动脉瓣关闭不全需要行急诊手术。慢性主动脉瓣关闭不全引起左心室容量超负荷，最终导致不可逆的左心室心功能不全。这些患者必须在出现心功能不全之前进行主动脉瓣置换。瓣膜置换术常可以防止以下患者病情进展：有症状的重度主动脉瓣关闭不全的患者，或者存在左心室容量超负荷（舒张末期左心室内径＞5.5cm或者收缩末期左心室内径＞7.5cm）和/或左心功能不全（射血分数＜55%）、但无症状的患者。

病例11

- 严重的主动脉瓣钙化性狭窄。
- 使用连续方程计算，主动脉瓣瓣口面积为0.77cm^2：此患者为重度主动脉瓣狭窄。
- 主动脉瓣重度狭窄的患者一旦出现症状时，其预后很差（平均生存率是1～3年），除非行主动脉瓣置换术。

病例12

- E/A比值正常、E峰血流减速时间正常但E/Ea比值显著异常，提示存在假性正常化的左心室充盈。
- 左心室收缩功能正常
- 伴有重度左心室肥厚及假性正常化舒张功能不全的高血压性心脏病

病例13

- 超声表现高度提示风湿性心脏瓣膜病。二尖瓣瓣叶对合部、瓣尖及腱索增厚，瓣叶开放受限。二尖瓣前叶瓣呈典型的“鱼嘴”征。

- 使用测面积法测量二尖瓣口面积为1.4cm^2，而根据压力降半时间测得的二尖瓣口面积是1.1cm^2。这些结果说明二尖瓣存在中度狭窄。测面积法测量瓣口面积受很多伪像的影响，压力降半时间法测量瓣口面积可能更准确。此患者的左心房增大且有心房颤动，根据这些表现判断该患者二尖瓣狭窄较明显。
- 对于风湿性心脏病患者，很难根据常规的多普勒方法为二尖瓣反流分级。
- 引起测量误差的原因：
  - 在PSSAX切面，二尖瓣尖位置错误。
  - 多普勒光标在血流上定标错误。
  - 钙化比较严重的病变用测面积法测量的结果可信度低。
  - 显著的血流超负荷或者血容量不足都可以改变二尖瓣的血流速度，从而导致压力降半时间测得的二尖瓣口面积不准确。
  - 引起舒张末期压力增加的因素（收缩性或舒张性左心衰，中、重度主动脉瓣反流）可能使左心房向左心室血液流动的时间缩短，从而导致二尖瓣狭窄的估计程度偏低。
  - 近期的瓣膜成形术是压力降半时间测量错误的原因。
- 心脏超声报告单上应包括的内容：
  - 检查其他瓣膜是否被风湿病累及。
  - 评价肺动脉压和右心功能。
  - 进一步评价二尖瓣的反流程度：测量肺静脉血流、反流狭径宽度以及计算PISA
  - 观察是否适合行二尖瓣成形术或置换术（即瓣膜钙化的程度、反流的严重程度以及是否存在左心房血栓）

病例14

- 左向右分流的室间隔缺损
- 考虑近期胸痛的病史，可能的病因是心肌梗死后室间隔破裂。
- 应考虑行急诊室间隔修补术。

病例15

- 左心房黏液瘤
- 在舒张期，左心房内的一个巨大的肿物经二尖瓣口突入左心室。从此切面看不到该肿物的根部，但可见肿物附着于房间隔。肿物内呈囊性，这是典型的黏液瘤的表现。一个重要的鉴别诊断是左心房内血栓。

- 可能的并发症
  - 心律失常
  - 肺动脉高压
  - 二尖瓣梗阻
  - 血栓栓塞
  - 手术切除

病例16

- 心脏超声表现为显著的左心室向心性肥厚及右心室肥厚。室间隔回声呈斑点状。左心室收缩功能受损。舒张期充盈功能受限。
- 继发于淀粉样变的限制型心肌病

病例17

- Ebstein畸形
- 三尖瓣的隔侧叶瓣向心尖移位并伴有三尖瓣发育不良。继发于以上畸形的右心室和心房扩张常导致三尖瓣关闭不全。

病例18

- 胸主动脉降部夹层
- 如果夹层仅限于胸主动脉降部，可适当加强药物治疗。

病例19

- 二尖瓣后叶脱垂，引起指向前叶的反流
- 二尖瓣反流束呈强偏心性并且冲击左心房壁，这使得按常规方法测量的二尖瓣的反流程度偏低。测量二尖瓣反流程度的最好方法是测量反流狭径的宽度和肺静脉血流宽度。可以应用定量方法计算反流分数和EROA。连续多普勒频谱密度/形状和彩色血流成像流束的长度/测面积法测量的可靠性较低。
- 混淆因素包括反流的相关因素和操作技术：
  - 偏心性反流
  - 多向反流

  - 非圆形口
  - 合并二尖瓣狭窄
  - 急性二尖瓣反流
  - 彩色血流多普勒的增益设置
  - 定标在二尖瓣反流位置放置错误
- 其他测量指标包括：
- 左心室功能（射血分数）及收缩末期/舒张末期直径
- 肺动脉压
- 一般情况下，重度二尖瓣反流但无症状的患者不需要手术，除非患者存在逐渐加重的左心室收缩功能不全及肺动脉高压或者心房颤动。但是，如果存在进行二尖瓣修补的高度可能性，例如二尖瓣后叶脱垂，越来越倾向于推荐施行手术治疗以防止出现并发症。

病例20

- 界限清楚的异物导致左心房受压。此外，在此切面上可见心脏结构正常。
- 鉴别诊断包括食管裂孔疝和纵隔肿瘤。
- 让患者喝碳酸饮料有助于超声诊断食管裂孔疝，因为食管裂孔疝表现为异物内有气泡出现。下一步可进行胸片检查有助于鉴别诊断。

（王萍译　郭春燕校）

正常值

根据美国超声心动图协会（2005）的建议确定超声参数的正常值范围。大多数超声参数的正常值已经确定，如果根据体型进行校正将更加可靠。

有不同的体型评价方法，但目前推荐使用的是体表面积（BSA）。根据体重和身高，BSA的计算公式如下：

$$\text{BSA}（\text{m}^2）=\sqrt{\text{身高}（\text{cm}）\times\text{体重}（\text{kg}）/3600}$$

左心室参数

	女性				男性			
	正常	轻度异常	中度异常	重度异常	正常	轻度异常	中度异常	重度异常
LVIDd	3.9～5.3	5.4～5.7	5.8～6.1	≥6.2	4.2～5.9	6.0～6.3	6.4～6.8	≥6.9
LVIDd/BSA (cm/m^2)	2.4～3.2	3.3～3.4	3.5～3.7	≥3.8	2.2～3.1	3.2～3.4	3.5～3.6	≥3.7
LVd 容积（ml）	56～104	105～117	118～130	≥131	67～155	156～178	179～201	≥201
LVd 容积/BSA (ml/m^2)	35～75	76～86	87～96	≥97	35～75	76～86	87～96	≥97
LVs容积（ml）	19～49	50～59	60～69	≥70	22～58	59～70	71～82	≥83
LVs容积/BSA (ml/m^2)	12～30	31～36	37～42	≥43	12～30	31～36	37～42	≥43
SWTd (cm)	0.6～0.9	1.0～1.2	1.3～1.5	≥1.6	0.6～1.0	1.1～1.3	1.4～1.6	≥1.7
PWTd (cm)	0.6～0.9	1.0～1.2	1.3～1.5	≥1.6	0.6～1.0	1.1～1.3	1.4～1.6	≥1.7
LVOT (cm)	1.8～2.4	1.8～2.4						
左心室质量								
立方法								
左心室质量(g)	67～162	163～186	187～210	≥211	88～224	225～258	259～292	≥293
左心室质量/BSA (g/m^2)	43～95	96～108	109～121	≥122	49～115	116～131	132～148	≥149
面积长度法								
左心室质量(g)	66～150	151～171	172～182	≥183	96～200	201～227	228～254	≥255
左心室质量/BSA (g/m^2)	44～88	89～100	101～112	≥113	50～102	103～116	117～130	≥131
左心室功能								
短轴缩短率（%）	27～45	22～26	17～21	≤16	25～43	20～24	15～19	≤14
射血分数（%）	≤55	45～54	30～44	<30	≥55	45～54	30～44	<30

BSA，体表面积；LVd，左心室舒张；LVIDd，左心室舒张末期内径；LVOT，左心室流出道；LVs，左心室收缩；PWTd，舒张期左心室后壁厚度；SWTd，舒张期室间隔厚度。

右心室参数

	女性				男性			
	正常	轻度异常	中度异常	重度异常	正常	轻度异常	中度异常	重度异常
右心室基础内径（cm）	2.0～2.8	2.9～3.3	3.4～3.8	≥3.9	2.0～2.8	2.9～3.3	3.4～3.8	≥3.9
右心室中期内径（cm）	2.7～3.3	3.4～3.7	3.8～4.1	≥4.2	2.7～3.3	3.4～3.7	3.8～4.1	≥4.2
基底-心尖（cm）	7.1～7.9	8.0～8.5	8.6～9.1	≥9.2	7.1～7.9	8.0～8.5	8.6～9.1	≥9.2
RVOT内径								
肺动脉瓣下的（cm）	1.7～2.3	2.4～2.7	2.8～3.1	≥3.0	1.7～2.3	2.4～2.7	2.8～3.1	≥3.0
主动脉上的（cm）	2.5～2.9	3.0～3.2	3.3～3.5	≥3.6	2.5～2.9	3.0～3.2	3.3～3.5	≥3.6
肺动脉内径(cm)	1.5～2.1	2.2～2.5	2.6～2.9	≥3.0	1.5～2.1	2.2～2.5	2.6～2.9	≥3.0
右心室舒张面积（cm^2）	11～28	29～32	33～37	≥38	11～28	29～32	33～37	≥38
右心室收缩面积（cm^2）	7.5～16	17～19	20～22	≥23	7.5～16	17～19	20～22	≥23
面积变化分数	32～60	25～31	18～24	≤17	32～60	25～31	18～24	≤17
心房参数								
左心房内径（cm, PSLAX）	2.7～3.8	3.9～4.2	4.3～4.6	≥4.7	3.0～4.0	4.1～4.6	4.7～5.2	≥5.2
左心房内径/BSA (cm/m^2)	1.5～2.3	2.4～2.6	2.7～2.9	≥3.0	1.5～2.3	2.4～2.6	2.7～2.9	≥3.0
左心房容积（ml）	22～52	53～62	63～72	≥73	18～58	59～68	69～78	≥79
左心房容积/BSA（ml/m^2）	16～28	29～33	34～39	≥40	16～28	29～33	34～39	≥40
右心房内径（cm）	2.9～4.5	4.6～4.9	5.0～5.4	≥5.5	2.9～4.5	4.6～4.9	5.0～5.4	≥5.5
右心房内径/BSA (cm/m^2)	1.7～2.5	2.6～2.8	2.9～3.1	≥3.2	1.7～2.5	2.6～2.8	2.9～3.1	≥3.2

BSA，体表面积；PSLAX，胸骨旁左心室长轴切面；RVOT，右心室流出道。

瓣膜参数

	正常	轻度异常	中度异常	重度异常
主动脉瓣环（cm）	2.3～2.9			
二尖瓣环（cm）	2.0～3.8			
肺动脉瓣环（cm）	1.8～2.2			
三尖瓣环（cm）	1.3～2.8			
主动脉瓣口面积（cm^2）	3.0～4.0	2.5～1.5	1.5～1.0	＜1.0
二尖瓣口面积（cm^2）	4.0～6.0	2.0～1.6	1.5～1.1	≤1.0
肺动脉瓣口面积（cm^2）	3.0～3.5	2.0～1.0	0.5～1.0	＜0.5
三尖瓣口面积（cm^2）	4.0～6.0	2.0～1.6	1.5～1.1	≤1.0
主动脉参数				
Valsalva窦（cm）*	3.1～3.7			
升主动脉（cm）	＜3.7			
升主动脉（cm/m^2）	1.4～2.1			
降主动脉（cm/m^2）	1.0～1.6			

*主动脉根部内径的范围可根据以下公式来估算：

＜19岁：主动脉根部内径（cm）= 1.02 +（0.98 × BSA）（范围 ±0.18）

20～39岁：主动脉根部内径（cm）= 0.97 +（1.12 × BSA）（范围 ±0.24）

≥40岁：主动脉根部内径（cm）= 1.92 +（0.74 × BSA）（范围 ±0.40）

(adapted from Roman et al., American Journal of Cardiology 1989: 64, 507–12)

正常多普勒数值

	正常	轻度异常	中度异常	重度异常
主动脉瓣峰值流速（m/s）	＜2.0	2.0～2.9	3.0～3.9	≥4.0
肺动脉瓣峰值流速（m/s）	0.6～0.9	1.0～3.5	3.6～4.4	≥4.5
LVOT峰值流速（m/s）	0.7～1.1			
RVOT峰值流速（m/s）	0.6～0.9			
	正常			
二尖瓣	＜50岁	＞50岁		
E峰峰值流速（m/s）	58～86	48～86		
A峰峰值流速（m/s）	30～50	45～73		
E/A比值	1.3～2.5	0.9～1.4		
减速时间（ms）	159～199	174～246		
	正常			
三尖瓣	＜50岁	＞50岁		
E峰峰值流速（m/s）	34～68	33～49		
A峰峰值流速（m/s）	19～35	25～41		
E/A比值	1.5～2.5	0.9～1.7		
减速时间（ms）	166～210	175～221		

LVOT，左心室流出道；RVOT，右心室流出道。

（王萍译　郭春燕校）

常用公式

基础物理公式

超声的特性

$$v = f\lambda$$

公式中，v是超声波的速率，f是超声波的频率，λ是超声波的波长。

多普勒公式

$$\Delta f = (2f_0 v \cos\theta)/c$$

公式中，Δf是多普勒频率转换，f_0是超声探头的频率，θ是超声束与血流方向的夹角，v是血流速率，c是组织中超声的速率（1540m/s）。

尼奎斯特极限

尼奎斯特极限（频率）= 脉搏重复频率/2

左心室功能

短轴缩短率（FS）

$$FS\ (\%) = [(LVIDd - LVISd)/LVIDd] \times 100$$

公式中，LVIDd是左心室舒张末期内径，LVISd是左心室收缩末期内径。

射血分数（EF）

$$EF(\%) = （每搏输出量/舒张末期容积）\times 100$$
$$= （舒张末期容积-收缩末期容积）/舒张末期容积 \times 100$$

双平面Simpson公式

$$左心室容积（ml）= \sum[\pi(ai \times bi) L/4n]$$

公式中，ai和bi是两个正交切面的圆柱形的直径，L/n是截面的高度（cm），n是截面的数目。

左心室肥厚

相对室壁厚度（RWT）

$$RWT = 2 \times PWTd/LVIDd$$

公式中，PWTd是舒张末期左心室后壁厚度，LVIDd是左心室舒张末期内径。

立方公式

$$左心室质量(g) = 0.80 \times [1.04 \times (IVSd + PWTd + LVIDd)^3 - (LVIDd)^3] + 0.6$$

心肌的比重为1.04g/cm^3，IVSd是舒张末期室间隔厚度，LVIDd是左心室舒张末期内径，PWTd是舒张末期左心室后壁厚度。

面积–长度公式

$$左心室质量（g）= 1.05 [(5/6) A_1 (L + T) (5/6) A_2 L]$$

心肌的比重为1.05g/cm^3，A_1和A_2分别是胸骨旁短轴心外膜和心内膜面积（cm^2），L是从心尖到二尖瓣环中点的距离（cm），T是由A_1和A_2计算的室壁的平均厚度。

截椭球

$$左心室质量（g）= 1.05\ [(b+T)^2\ \{2/3\ (a+T) + d - d^3/[3\ (a+T)^2]\} - b^2\ (2/3a + dd^3/3a^2)]$$

心肌的比重为1.05g/cm³，*b* 是在乳头肌尖端水平测量的左心室较小轴的半径（cm），*a* 是从心尖到最大较小轴交点的主轴（cm），*d* 是从这个交点到二尖瓣环水平中点的主轴（cm）。*T* 是由 A_1 和 A_2 计算的室壁的平均厚度。

定量多普勒超声心动图

搏出量（SV）

$$左心室SV（ml）=VTI_{LVOT} \times \pi r_{LVOT}^{2}$$

公式中 VTI_{LVOT} 是左心室流出道（LVOT, cm）的射血期流速时间积分，rLVOT是LVOT的半径（cm）。

$$右心室SV（ml）= VTI_{RVOT} \times \pi r_{RVOT}^{2}$$

公式中 VTI_{RVOT} 是右心室流出道（RVOT, cm）的射血期流速时间积分，r_{RVOT} 是RVOT的半径（cm）。

心排出量

心排出量（ml/min）= 左心室SV × 心率

反流量

反流量 = 总的前向血流 – SV

反流分数

反流分数 = [(总的前向血流 – SV)/总反流量] × 100

分流比率

分流率 = 右心室SV/左心室SV

瓣膜疾病

连续方程

$$面积_{AV} = [(\pi r_{LVOT}^2) \times VTI_{LVOT}]/VTI_{AV}$$

公式中，面积$_{AV}$是主动脉瓣口面积，r_{LVOT}是RVOT的半径（cm），VTI_{AV}和VTI_{LVOT}分别是主动脉瓣和LVOT的流速时间积分（cm）。

近端等速表面积（PISA）

$$EROA(cm^2)=[(2\pi r^2) \times V_a]/V_{max}$$

公式中，EROA是有效反流瓣口面积，r 是PISA的半径，V_a是失真流速，V_{max}是反流的峰值流速。

PISA 简化公式（仅限于二尖瓣反流）

$$EROA = r^2/2$$

公式中，EROA是有效反流瓣口面积，r 是PISA的半径，失真流速设定为40cm/s。

反流量

$$反流量= EROA \times VTI_{max}$$

公式中，VTI_{max}是最大反流流速时间积分。

（王萍译　郭春燕校）